全国高等教育五年制临床医学专业教材同步习题集

医学免疫学

主　编　邹义洲

副主编　王　洁　王芙艳

任碧琼　张　冉

中国健康传媒集团

中国医药科技出版社

内 容 提 要

本书是全国高等教育五年制临床医学专业教材《医学免疫学》的配套同步习题集，分为22章。其紧扣教材的知识点，以全国医学院校教学大纲及国家执业医师考试题型为主体，兼顾各类选拔考试题型，有助于考生自我巩固所学知识和快速测试所学知识的掌握程度。重点知识点试题后详细附注了答案及解析，有利于考生归纳整理掌握所学知识。本书供全国高等教育五年制临床医学专业本科、专科学生和参加医学研究生入学考试的考生使用，也可直接作为医学生准备执业医师考试的模拟练习用书。

图书在版编目（CIP）数据

医学免疫学 / 邹义洲主编. —北京：中国医药科技出版社，2019.5

全国高等教育五年制临床医学专业教材同步习题集

ISBN 978-7-5214-1062-4

Ⅰ. ①医…　Ⅱ. ①邹…　Ⅲ. ①医学–免疫学–高等学校–习题集　Ⅳ. ①R392-44

中国版本图书馆 CIP 数据核字（2019）第 058067 号

美术编辑　陈君杞

版式设计　易维鑫

出版　**中国健康传媒集团**｜中国医药科技出版社

地址　北京市海淀区文慧园北路甲 22 号

邮编　100082

电话　发行：010-62227427　邮购：010-62236938

网址　www.cmstp.com

规格　889×1194mm　$\frac{1}{16}$

印张　10$\frac{1}{4}$

字数　308 千字

版次　2019 年 5 月第 1 版

印次　2021 年 3 月第 3 次印刷

印刷　三河市百盛印装有限公司

经销　全国各地新华书店

书号　ISBN 978-7-5214-1062-4

定价　29.00 元

获取新书信息、投稿、为图书纠错，请扫码联系我们。

《全国高等教育五年制临床医学专业教材精编速览》
《全国高等教育五年制临床医学专业同步习题集》

出 版 说 明

为满足全国高等教育五年制临床医学专业学生学习与复习需要，帮助医学院校学生学习、理解和记忆教材的基本内容和要点，并进行自我测试，我们组织了国内一流医学院校有丰富一线教学经验的教授级教师，以全国统一制订的教学大纲为准则，围绕临床医学教育教材的主体内容，结合他们多年的教学实践编写了《全国高等教育五年制临床医学专业精编速览》与《全国高等教育五年制临床医学专业同步习题集》两套教材辅导用书。

本教材辅导用书满足学生对专业知识结构的需求，在把握教材内容难易程度上与相关教材相呼应，编写的章节顺序安排符合教学规律，按照教案形式归纳总结，内容简洁，方便学生记忆，使学生更易掌握教材内容，更易通过考试测试。在《精编速览》中引入"重点、难点、考点""速览导引图""临床病案分析"，使学生轻松快速学习、理解和记忆教材内容与要点；《同步习题集》是使学生对学习效果进行检测，题型以选择题［A 型题（最佳选择题）、B 型题（共用备选答案题）、X 型题（多项选择题）］、名词解释、填空题、简答题、病例分析题为主。每道题后附有答案与解析，可以自测自查，帮助学生了解命题规律与提高解题能力。

本书可供全国高等教育五年制临床医学专业本科、专科学生和参加医学研究生入学考试的考生使用，也可直接作为医学生准备执业医师考试的模拟练习用书。

中国医药科技出版社
2019 年 3 月

《全国高等教育五年制临床医学专业教材精编速览》
《全国高等教育五年制临床医学专业同步习题集》

建设指导委员会

编 委 会

主　编　邹义洲

副主编　王　洁　王芙艳　任碧琼　张　冉

编　者（以姓氏笔画为序）

王　洁（中南大学基础医学院）

王芙艳（中南大学基础医学院）

方会龙（湘南学院医学部）

任碧琼（湖南中医药大学）

邹义洲（中南大学基础医学院）

张　冉（湖南师范大学医学院）

陈丽丽（南华大学医学院）

陈欲晓（中南大学基础医学院）

罗怀青（长沙医学院）

罗奇志（中南大学基础医学院）

郭　靖（吉首大学医学部）

郭旭丽（河北工程大学医学部）

熊　涛（长沙医学院）

前 言

为方便医学生和相关专业学生更好地学习免疫学知识、快速地掌握学习重点和难点、高效率地理解和把握核心知识，我们编写了全国高等教育五年制临床医学专业教材精编速览《医学免疫学》以及全国高等教育五年制临床医学专业教材同步习题集《医学免疫学》。

同步习题集《医学免疫学》为全国高等教育五年制临床医学专业教材最新版《医学免疫学》配套辅导用书，以全国医学院校教学大纲和执业医师考试大纲为依据，精练教材内容，突出重点，减轻医学生学习负担，供五年制医学生课后复习和期末备考使用，也可作为医学生准备研究生入学考试和执业医师考试的参考用书。

本习题集由中南大学湘雅医学院联合在湖南省的主要医学院从事医学免疫学教学且经验丰富的一线教师编写，也是参加编写精编速览《医学免疫学》一书的全体教师共同编写，保证了所有习题和所考查的知识点与配套教材完全匹配，并有一定程度的知识延伸，力求符合广大医学生边学边练，及时回顾所学内容的需求。

本习题集的编写力求符合现代医学教育的最新理念，帮助学生在较短的时间内掌握医学免疫学的核心知识和基本方法。

由于时间仓促，知识容量有限，虽经多次审核，力求习题质量，但书中难免存在一些疏漏和不足之处，恳请广大师生和读者批评指正。

编　者

2019 年 1 月

目　录

第一章 免疫学概论

【同步习题】

一、选择题

【A/型/题】

1. 免疫监视功能低下的后果是
   A. 易发生肿瘤　B. 易发生超敏反应
   C. 易发生急性感染　D. 易发生自身免疫病
   E. 易发生免疫耐受
2. 第一个用牛痘疫苗接种来预防天花的医师是
   A. Koch　B. Jenner
   C. Pasteur　D. Von Behring
   E. Bordet
3. 机体免疫系统识别和清除突变的细胞的功能称为
   A. 免疫监视　B. 免疫自稳
   C. 免疫耐受　D. 免疫防御
   E. 免疫识别
4. 机体免疫系统抵抗病原微生物感染的功能称为
   A. 免疫监视　B. 免疫自稳
   C. 免疫耐受　D. 免疫防御
   E. 免疫识别
5. 既参与固有免疫应答又参与适应性免疫应答的成分有
   A. 巨噬细胞
   B. B2 细胞
   C. $CD4^+$ 或 $CD8^+$ T 细胞
   D. 中性粒细胞
   E. 浆细胞
6. 最早提出克隆选择学说的科学家是
   A. Burnet　B. Border
   C. Porter　D. Von Behring
   E. Pasteur
7. 长期使用免疫抑制剂的机体最容易发生
   A. 恶性肿瘤　B. 血清病
   C. 移植物抗宿主病　D. 反复感染
   E. 溶血性贫血
8. 最早用人痘接种，以毒攻毒，预防天花的国家是
   A. 中国　B. 美国
   C. 法国　D. 德国
   E. 英国
9. 下列属于适应性免疫应答的是
   A. 巨噬细胞吞噬结核抗原
   B. NK 细胞杀伤肿瘤细胞
   C. 肥大细胞释放生物活性物质
   D. 补体的溶菌作用
   E. CTL 细胞杀伤病毒感染的细胞
10. 下列哪种细胞不参与固有免疫应答
    A. B1 细胞　B. NKT 细胞
    C. γδT 细胞　D. Treg 细胞
    E. NK 细胞
11. 哺乳动物中存在基因座位数量最多，最具有多态性，结构最为复杂的基因群是
    A. BCR 基因　B. TCR 基因
    C. MHC 基因　D. Ig 基因
    E. VDJ 基因
12. 适应性免疫应答的特征不包括
    A. 特异性　B. 耐受性
    C. 记忆性　D. 即时发生
    E. 多样性
13. 从以下免疫器官或组织中，能够分离出 B 淋巴细胞比例最高的是
    A. 外周血单个核细胞（PBMC）
    B. 淋巴结
    C. 肝脏
    D. 脾脏
    E. 肠黏膜淋巴组织
14. 关于固有免疫的特点，不正确的是
    A. 非特异性的
    B. 感染早期天然的免疫防御功能
    C. 对再次感染的免疫作用更强
    D. 先天具有的
    E. 有限的多样性
15. 关于适应性免疫应答，能够特异性识别抗原的细胞是
    A. 单核 – 巨噬细胞　B. 中性粒细胞
    C. 树突状细胞　D. NK 细胞
    E. T、B 淋巴细胞
16. 以下不是外周免疫器官的是
    A. 淋巴结　B. 扁桃体

C. 胸腺　　D. 脾脏
E. 肝脏

【B/型/题】

A. 免疫监视　　B. 免疫防御
C. 免疫耐受　　D. 免疫自稳
E. 免疫调节

17. 清除肺炎链球菌或流感病毒的过程属于
18. 清除衰老或凋亡的自身细胞属于
19. 免疫细胞对自身组织器官不产生应答属于

A. MHC-I　　B. MHC-II
C. 免疫功能相关基因　　D. H-2
E. HLA

20. 人类的主要组织相容性复合体是
21. 小鼠的主要组织相容性复合体是

A. 上皮细胞　　B. T 细胞
C. NK 细胞　　D. Treg 细胞
E. B 细胞

22. 属于固有免疫细胞的是
23. 主要参与机体体液免疫应答的细胞是
24. 主要参与机体细胞免疫应答的细胞是
25. 参与免疫负调节的细胞是

二、名词解释

1. 医学免疫学
2. 免疫防御
3. 免疫监视
4. 免疫自稳
5. 适应性免疫应答

三、简答题

1. 简述免疫学在临床上的应用。
2. 简述免疫应答的种类与特点。

【参考答案及解析】

一、选择题

【A/型/题】

1. A
[解析] 免疫监视功能低下，机体不能及时清除体内突变的恶性细胞，易发生肿瘤，免疫功能低下时，常发生反复的慢性感染，经久不愈。免疫耐受是对特异性抗原无应答或反应低下。发生超敏反应或自身免疫病时，使用免疫抑制制有利于病程的缓解。
2. B
[解析] Jenner 是首创用牛痘预防天花的医生，应用牛身上的天花病毒作为疫苗，因为从牛痘分离培养的活病毒不感染人类，但具有免疫原性，能产生特异性抗体，对人类天花病毒感染具有保护作用。
3. A
[解析] 免疫系统具有多种功能，免疫系统识别和清除体内突变的细胞的功能称为免疫监视。
4. D
[解析] 机体免疫系统抵抗体外的病原微生物感染的功能称为免疫防御，可有效抵御病原体入侵。
5. A
[解析] 巨噬细胞可吞噬并消化病原体，在固有免疫中发挥重要作用；同时巨噬细胞也是专职抗原提呈细胞，将抗原提呈给 T 细胞识别，可触发适应性免疫应答。
6. A
[解析] 1957 年澳大利亚免疫学家 Burnet 提出的克隆选择学说是免疫学发展史中最为重要的理论之一。
7. D
[解析] 免疫功能长期被抑制，机体不能有效抵抗病原体入侵，易发生病原体的反复感染。
8. A
[解析] 中国是最早用人痘接种预防天花的国家。
9. E
[解析] T、B 细胞对抗原的特异性应答属于适应性免疫应答。
10. D
[解析] Treg 细胞参与免疫负调节，不参与固有免疫应答。
11. C
[解析] 主要组织相容性复合体（MHC）基因是哺乳动物基因中基因组数量最多，结构最为复杂的基因群。
12. D
[解析] 适应性免疫在时间上滞后于固有免疫，同时具有特异性、多样性、耐受性、记忆性。
13. D
[解析] 脾脏是成熟淋巴细胞定居的场所，其中 B 细胞占脾淋巴细胞的 60%～70%。

14. C

[解析] 固有免疫是机体先天具有的，非特异性识别病原体并能在感染早期起保护作用，但固有免疫不具有记忆性，对再次感染的免疫应答与首次感染无异。

15. E

[解析] 适应性免疫应答的效应细胞（T、B 淋巴细胞）能特异性识别抗原，其他选项都为固有免疫细胞，非特异性识别抗原。

16. C

[解析] 骨髓和胸腺为中枢免疫器官。

【B/型/题】

17. B　18. A　19. C

[解析] 机体抵抗病原微生物感染的功能称为免疫防御，识别和清除突变、衰老、凋亡的细胞的功能称为免疫监视，免疫细胞对自身组织器官不产生应答称为免疫耐受。

20. E　21. D

[解析] HLA 全称为人类白细胞抗原，即人类的 MHC，小鼠的 MHC 称为 H－2。

22. C　23. E　24. B　25. D

[解析] NK 细胞是固有免疫细胞，体液免疫应答的效应细胞是 B 细胞及其活化后形成的浆细胞，T 细胞参与细胞免疫应答，T 细胞可辅助 B 细胞产生抗体，机体免疫应答中起负调节的细胞是 Treg 细胞。

二、名词解释

1. 研究人体免疫系统结构和功能的科学，阐明免疫系统识别抗原和危险信号后发生免疫应答及清除抗原的规律，探讨免疫功能异常所致病理过程和疾病发生发展的机制，并为诊断、预防和治疗一些免疫相关疾病提供理论和技术。
2. 机体具有防止外界病原体的入侵及清除已入侵的病原体（如细菌、病毒、真菌、寄生虫等）及其他有害物质的能力。
3. 机体具有随时发现和清除体内出现的“非己”成分的能力，如基因突变的肿瘤细胞、衰老及凋亡的细胞等。
4. 即免疫系统具有维持自身状态稳定的能力，这是通过自身免疫耐受和免疫调节两种主要机制来达到免疫系统内环境的稳定。
5. 指体内 T、B 淋巴细胞识别“非己”成分后，自身活化、增殖、分化为效应细胞，产生一系列生物学效应（包括清除抗原等）的全过程，适应性免疫应答具有特异性、耐受性、记忆性。

三、简答题

1.（1）诊断：各种新的免疫学诊断方法被用于临床，并向着微量、快速、自动化方向发展，各种芯片技术（DNA、蛋白和抗体）也被用于免疫学诊断技术中。

（2）预防：人类在与疾病作斗争时研发了许多疫苗，成功预防了诸如天花、乙肝等疾病，目前正在开发更高效的疫苗例如 DNA 疫苗、重组疫苗、亚单位疫苗等；近年来肿瘤疫苗与 AIDS 疫苗的研发得到快速进展。

（3）治疗：免疫学治疗主要包括：① 单克隆抗体治疗肿瘤、自身免疫病、抑制排斥反应等；② 细胞因子广泛用于感染性疾病、肿瘤和血液病的治疗；③ 造血干细胞移植技术的应用成果挽救了许多危重肿瘤患者的生命。

2. 免疫应答分为固有免疫应答和适应性免疫应答，两者相辅相成、密不可分，固有免疫往往是适应性免疫的先决条件和启动因素，适应性免疫也可大大促进固有免疫的发生。固有免疫是机体抵抗病原体的第一道防线，参与固有免疫的细胞有单核－巨噬细胞、树突状细胞、NK 细胞等，可通过模式识别受体识别病原微生物表达的病原相关模式分子结构；适应性免疫是指体内 T、B 淋巴细胞接受“非己”成分刺激后，自身活化、增殖、分化为效应细胞，产生一系列生物学效应（包括清除抗原等）的全过程，适应性免疫应答具有特异性、耐受性、记忆性，多样性。

（邹义洲）

第二章　免疫器官和组织

【同步习题】

一、选择题

【A/型/题】

1. T 细胞分化成熟的场所是
A. 骨髓　B. 胸腺
C. 腔上囊　D. 淋巴结
E. 脾脏

2. 人类的中枢免疫器官是
A. 淋巴结和脾脏
B. 胸腺和骨髓
C. 淋巴结和胸腺
D. 骨髓和黏膜相关淋巴组织
E. 淋巴结和骨髓

3. 实验动物新生期切除胸腺后，淋巴结内
A. 深皮质区缺乏 T 细胞
B. 生发中心生成受影响
C. 胸腺依赖区 T 细胞数目和生发中心均不受影响
D. 深皮质区 T 细胞缺乏，同时生发中心形成也受影响
E. 深皮质区不缺乏 T 细胞

4. 禽类新生期切除腔上囊后，淋巴结内
A. 深皮质区缺乏 T 细胞
B. 浅皮质区生发中心生成不受影响
C. 深皮质区 T 细胞数目正常，浅皮质区生发中心生成受影响
D. 深皮质区 T 细胞缺乏，浅皮质区生发中心生成也受影响
E. 深皮质区缺乏 B 细胞

5. 关于免疫器官叙述正确的是
A. 中枢免疫器官与外周免疫器官相互独立
B. 中枢免疫器官发生较晚
C. 外周免疫器官发生较早
D. 外周免疫器官是成熟淋巴细胞定居的场所
E. 中枢免疫器官是成熟淋巴细胞定居的场所

6. 再次体液免疫应答的主要部位是
A. 骨髓
B. 胸腺
C. 黏膜相关淋巴组织
D. 淋巴结
E. 脾

7. 发生最早的免疫器官是
A. 骨髓　B. 胸腺
C. 腔上囊　D. 淋巴结
E. 脾

8. 胸腺的特征性结构是
A. 被膜　B. 皮质
C. 髓质　D. 胸腺小体
E. 胸腺上皮细胞

9. 人体最大的外周免疫器官是
A. 阑尾　B. 扁桃体
C. 腔上囊　D. 脾
E. 淋巴结

10. 以下哪项不是淋巴结的功能
A. 过滤作用
B. 淋巴细胞分化成熟的场所
C. 成熟淋巴细胞定居的场所
D. 参与淋巴细胞再循环
E. T 细胞分化、成熟的场所

11. 对血源性抗原产生免疫应答的主要场所
A. 阑尾　B. 扁桃体
C. 派氏集合淋巴结　D. 脾
E. 淋巴结

12. 关于 GALT 的叙述，以下错误的是
A. 主要作用是抵御侵入肠道的病原微生物感染
B. M 细胞是一种特殊的抗原提呈细胞
C. IEL 在免疫监视和细胞介导的黏膜免疫中具有重要作用
D. M 细胞可通过吸附、胞饮和内吞等方式摄取肠腔内抗原性异物
E. GALT 肠相关淋巴组织是位于肠黏膜下的淋巴组织

13. 关于 MALT 的功能及其特点不正确的是
A. 在肠道、呼吸道、泌尿生殖道构成一道免疫屏障
B. 是参与局部特异性免疫应答的主要部位
C. MALT 中的 B 细胞多产生血清型 IgA

D. 派氏集合淋巴结含有可产生大量 IL－5 的 Th2 细胞
E. MALT 黏膜相关淋巴组织，也称黏膜免疫系统

14. 黏膜免疫系统中的 B 细胞主要产生
A. IgG　B. IgE
C. IgM　D. SIgA
E. IgA

15. 关于淋巴细胞归巢与再循环的描述，以下错误的是
A. 成熟淋巴细胞进入外周淋巴器官后定向分布于不同的特定区域
B. 不同功能的淋巴细胞亚群可选择性迁移至不同的淋巴组织
C. 淋巴细胞只在血液、淋巴液内反复循环
D. 淋巴细胞在血液、淋巴液、淋巴器官或组织间反复循环
E. 淋巴细胞再循环是维持机体正常免疫应答并发挥免疫功能的必要条件

16. 淋巴结中初始 B 细胞主要存在于
A. 初级淋巴滤泡　B. 次级淋巴滤泡
C. 髓质区　D. 生发中心
E. 深皮质区

17. 造血干细胞发育分化的条件是
A. 骨髓基质细胞
B. 骨髓细胞外基质
C. 骨髓基质细胞及其分泌的细胞因子与细胞外基质构成的造血微环境
D. 造血生长因子
E. 成纤维细胞

18. 诱导红细胞分化成熟的因素是
A. IL－4　B. IL－3
C. TGF－β　D. EPO
E. IFN

19. 淋巴结生发中心内的细胞主要是
A. T 细胞　B. B 细胞
C. DC　D. 巨噬细胞
E. NK 细胞

20. 机体骨髓功能缺陷时
A. 细胞免疫功能正常，体液免疫功能缺陷
B. 细胞免疫功能缺陷，体液免疫功能正常
C. 胸腺发育不良，脾脏淋巴滤泡发育正常
D. 胸腺发育正常，脾脏淋巴滤泡发育不良
E. 细胞免疫功能缺乏，体液免疫功能缺陷

21. 脾脏富含 T 细胞的部位是
A. 中央动脉周围淋巴鞘
B. 淋巴滤泡
C. 髓索
D. 血窦
E. 红髓

22. 人类淋巴细胞产生、发育、分化成熟的场所是
A. 胸腺和淋巴结
B. 胸腺和脾脏
C. 骨髓和黏膜免疫系统
D. 骨髓和胸腺
E. 淋巴结和脾脏

23. 只能由髓样干细胞分化而来的细胞是
A. NK 细胞　B. B 细胞
C. T 细胞　D. DC
E. 中性粒细胞

24. 属于黏膜相关淋巴组织的是
A. 骨髓　B. 胸腺
C. 脾脏　D. 扁桃体
E. 淋巴结

25. T 细胞主要寄居于淋巴结的
A. 髓质区　B. 浅皮质区
C. 深皮质区　D. 初级淋巴滤泡
E. 次级淋巴滤泡

26. 由淋巴样干细胞发育分化而来的细胞是
A. NK 细胞　B. 粒细胞
C. 单核细胞　D. 红细胞
E. 血小板

27. 由髓样干细胞分化而来的细胞是
A. αβT 细胞　B. B 细胞
C. NK 细胞　D. γδT 细胞
E. 肥大细胞

28. 可由髓样干细胞和淋巴样干细胞发育分化而来的免疫细胞是
A. 单核－巨噬细胞　B. DC
C. NK 细胞　D. T 细胞
E. 中性粒细胞

29. 人类造血干细胞表面具有鉴别意义的标志是
A. CD16 和 CD56　B. CD1a 和 CD11c
C. CD3 和 CD4　D. CD34 和 CD117
E. CD3 和 CD8

30. 可作为机体抗感染免疫第一道防线的外周免疫器官是
A. 骨髓　B. 脾脏
C. 淋巴结　D. 胸腺

E. 黏膜相关淋巴组织

31. 脾脏所不具备的作用是
A. 提供T、B细胞寄居的场所
B. 产生分泌型IgA，发挥黏膜免疫作用
C. 提供免疫应答的场所
D. 造血作用
E. 贮血作用

32. B细胞主要位于淋巴结的
A. 被膜下淋巴窦 B. 深皮质区
C. 浅皮质区 D. 中间窦
E. 髓质区

33. 成熟免疫细胞寄居的场所是
A. 胸腺 B. 胰腺
C. 腔上囊 D. 卵黄囊
E. 脾脏

34. 与脾脏不相关的是
A. T、B细胞定居的场所
B. 合成某些生物活性物质
C. 过滤作用
D. 存在M细胞
E. 免疫应答发生的场所

35. 中枢免疫器官的部位是
A. T细胞分化成熟
B. B细胞分化成熟
C. T细胞和B细胞分化成熟
D. B细胞聚集和启动免疫应答
E. 免疫细胞发生、分化、发育和成熟

36. 关于上皮内淋巴细胞（IEL），错误的选项是
A. 是存在于小肠黏膜上皮内的一类独特的细胞群
B. 约40%的IEL为αβT细胞
C. 约60%的IEL为γδT细胞
D. 具有抗原转运功能
E. 对肠道病原体具有免疫防御功能

37. 人类出生后造血干细胞主要产生于
A. 肝脏 B. 脾脏
C. 骨髓 D. 卵黄囊
E. 腔上囊

38. T淋巴细胞主要产生于
A. 肝脏 B. 脾脏
C. 骨髓 D. 卵黄囊
E. 腔上囊

39. 免疫系统的组成包括
A. 中枢免疫器官和外周免疫器官
B. 免疫器官和黏膜免疫系统
C. 胸腺和骨髓
D. 免疫器官、免疫组织、免疫细胞和免疫分子
E. T细胞和B细胞

40. 不参与淋巴细胞再循环的淋巴细胞是
A. 记忆T细胞 B. B细胞
C. Th细胞 D. Th2细胞
E. 中性粒细胞

【X/型/题】

41. B细胞分化成熟的场所是
A. 骨髓 B. 胸腺
C. 腔上囊 D. 淋巴结
E. 脾

42. 免疫系统的组成包括
A. 免疫器官 B. 免疫系统
C. 免疫细胞 D. 免疫分子
E. 以上都不对

43. 初次免疫应答主要发生于以下哪些场所
A. 骨髓 B. 胸腺
C. 腔上囊 D. 淋巴结
E. 脾

44. 淋巴细胞包括哪些细胞
A. 树突状细胞 B. NK细胞
C. 巨噬细胞 D. T细胞
E. B细胞

45. 髓样祖细胞可分化为以下哪些细胞
A. 血小板 B. T细胞
C. 红细胞 D. B细胞
E. 单核细胞

46. 关于骨髓描述正确的是
A. 记忆性B细胞在骨髓内分化成熟为浆细胞
B. 骨髓功能缺陷会严重损害机体的造血功能
C. 骨髓功能缺陷会导致严重的体液免疫功能缺陷
D. 骨髓功能缺陷不影响细胞免疫功能
E. 在骨髓内发生的再次免疫应答速度快、持续时间短

47. 决定T细胞分化、增殖和选择性发育的胸腺微环境组分包括
A. 未成熟T细胞
B. 胸腺上皮细胞
C. 成纤维细胞
D. 树突状细胞
E. 细胞外基质

48. 关于外周免疫器官描述正确的是

A. 又称次级淋巴器官
B. 是成熟B细胞定居的场所
C. 是成熟T细胞定居的场所
D. 是产生免疫应答的部位
E. 包括脾、淋巴结，黏膜免疫系统

49. 关于淋巴结的描述，以下错误的是
A. 浅皮质区是B细胞定居的场所
B. 初级淋巴滤泡主要含静止的初始B细胞
C. 次级淋巴滤泡含大量的记忆B细胞
D. 次级淋巴滤泡含大量的浆细胞
E. 次级淋巴滤泡含大量增殖分化的B淋巴母细胞

50. 脾脏的功能包括
A. 胚胎时期的造血器官
B. T细胞和B细胞定居的场所
C. 免疫应答发生的场所
D. 过滤作用
E. 合成某些生物活性物质

二、名词解释

1. 免疫系统（immune system）
2. 免疫组织（immune tissue）
3. 免疫细胞（immunocyte）
4. 中枢免疫器官（central immune organ）
5. 胸腺微环境（thymic microenvironment）
6. 外周免疫器官（peripheral immune organ）
7. 黏膜相关淋巴组织（mucosal-associated lymphoid tissue，MALT）
8. 淋巴细胞再循环（lymphocyte recirculation）

三、填空题

1. 中枢免疫器官包括____与____。
2. 机体外周免疫器官有__________、____________、和______________。
3. 哺乳类动物的B淋巴细胞发育分化的场所是___，而禽类B淋巴细胞发育分化场所是____，T淋巴细胞发育分化场所为____。
4. 免疫细胞发生、分化、成熟的场所称为________________，成熟的淋巴细胞定居、对抗原应答的场所称为______________。
5. 造血干细胞特有的表面标志是________________。

四、简答题

1. 简述中枢免疫器官和外周免疫器官的组成和功能。
2. 试述黏膜相关淋巴组织的功能及其特点。
3. 简述淋巴细胞再循环的途径及其生物学意义。
4. 简述造血干细胞的细胞分化情况。

五、病例分析题

6岁男孩，自出生后4个月内，经常发热、腹泻，每个月1～2次反复出现上呼吸道感染，每年患3～4次肺炎。经多次检查血液免疫球蛋白，发现患儿的自身免疫系统几乎不能发挥功能。经反复检查，确诊为先天性免疫缺陷病。

思考：
1. 哪些实验室检查可以确诊该病？
2. 哪种免疫器官功能障碍可以导致该病的发生？

【参考答案及解析】

一、选择题

【A/型/题】

1. B
[解析] T细胞分化成熟的场所是胸腺，B细胞分化成熟的场所是骨髓。

2. B
[解析] 人类中枢免疫器官包括胸腺和骨髓，分别是T、B细胞的发育场所。

3. A
[解析] 深皮质区又称副皮质区，是T细胞定居的场所，称为胸腺依赖区。

4. C
[解析] 禽类腔上囊是体液免疫系统B淋巴细胞分化成熟的中枢免疫器官。

5. D
[解析] 成熟淋巴细胞定居的场所是外周免疫器官。

6. A
[解析] 发生再次体液免疫应答和产生抗体的主要部位是骨髓。

7. B
[解析] 胸腺是发生最早的免疫器官。

8. D
[解析] 胸腺的髓质内常见胸腺小体，又称哈索尔小体，由聚集的上皮细胞呈同心圆状包绕排列而成，是胸腺结构的重要特征。

9. D
[解析] 脾是胚胎时期的造血器官，自骨髓开始造血后，

脾演变成人体最大的外周免疫器官。

10. B

[解析] 中枢免疫器官是淋巴细胞分化成熟的场所，淋巴结是外周免疫器官。

11. D

[解析] 脾是对血源性抗原产生免疫应答的主要场所，而淋巴结主要对引流淋巴液而来的抗原产生免疫应答。

12. B

[解析] M 细胞是一种特化的抗原转运细胞。

13. C

14. D

[解析] MALT 中的 B 细胞多产生分泌型 IgA。

15. C

[解析] 淋巴细胞在血液、淋巴液、淋巴器官或组织间反复循环。

16. A

[解析] 皮质浅层淋巴小结又称初级淋巴滤泡，其中 95%的细胞为 B 细胞。

17. C

[解析] 造血微环境由骨髓中邻近造血干细胞的支持细胞构成，参与造血干细胞的维持、自我更新和定向分化。

18. D

[解析] 红细胞生成素是一种激素，一般称为 EPO，红细胞的生成就是由它负责控制。

19. B

[解析]皮质浅层淋巴小结又称初级淋巴滤泡，其中 95%的细胞为 B 细胞，当 B 细胞受抗原刺激后，初级淋巴滤泡中央细胞旺盛增殖的结构特征，称为生发中心。

20. E

[解析] 骨髓是机体的免疫器官和造血器官，当其功能缺陷时不仅会严重影响机体的造血功能也将导致细胞免疫功能缺乏，体液免疫功能缺陷。

21. A

[解析] T 淋巴细胞沿中央小动脉呈鞘状分布，相当于淋巴结的副皮质区，为 T 细胞集中的区域，即胸腺依赖区。

22. D

[解析] 人类淋巴细胞产生、发育、分化成熟的场所是骨髓和胸腺。

23. E

[解析] 髓样干细胞进一步分化成红细胞、单核细胞、粒细胞、血小板和巨噬细胞等。

24. D

[解析] 外周免疫器官是淋巴细胞活化、增殖、分化和定居的场所，也是免疫反应进行的场所。包括脾脏、淋巴结，咽扁桃体、阑尾、肠集合淋巴结以及消化道及呼吸道黏膜的许多分散的淋巴小结和弥散淋巴组织。

25. C

[解析] 皮质的深层或淋巴滤泡与髓质的交界处有许多弥散的淋巴细胞聚集，称为副皮质区，是 T 淋巴细胞聚集的部位。

26. A

[解析] 淋巴样干细胞发育成各种淋巴细胞的前体细胞，一部分分化为祖 T 细胞，一部分分化为 B 细胞的前体细胞和自然杀伤（NK 细胞）。

27. E

[解析] 髓样干细胞进一步分化为红细胞、单核细胞、粒细胞、肥大细胞、血小板和巨噬细胞。

28. B

[解析] 树突状细胞可由髓样干细胞和淋巴样干细胞发育分化而来。

29. D

[解析] CD34 和 CD117 是人类造血干细胞表面主要标志，应用 CD34 单克隆抗体可以从骨髓、胚肝或脐血中分离、富集造血干细胞，CD117 对不同分化阶段造血干细胞的发育分化具有诱导和促进作用。

30. E

[解析] 机体抗感染免疫第一道防线的外周免疫器官是黏膜相关淋巴组织。

31. B

[解析] 脾脏包括以下几个功能：①T 细胞和 B 细胞的定居场所；②免疫应答发生的场所；③储血、滤血、造血。分泌型 IgA，是在肠道黏膜免疫当中起到关键作用的是分泌型免疫球蛋白，由黏膜中活化的 B 细胞产生。

32. C

[解析] 参见第 16 题解析。

33. E

[解析] 外周免疫器官又称二级免疫器官，是成熟淋巴细胞定居的场所，外周免疫器官包括淋巴结、脾脏、黏膜相关淋巴组织。脾脏是 T 淋巴细胞和 B 淋巴细胞定居和增殖的场所，提供特异性细胞免疫及体液免疫；脾脏中 B 淋巴细胞比较大，是产生特异性抗体的主要基地。

34. D

［解析］脾脏具有 4 种功能：①T 细胞和 B 细胞的定居场所；②免疫应答发生的场所；③合成某些生物活性物质；④过滤作用。M 细胞是黏膜免疫系统中一种特化的抗原转运细胞，散布于肠道黏膜上皮细胞间。

35. E

［解析］中枢免疫器官是免疫细胞产生、发育和成熟的场所。

36. D

［解析］有约 40%的 IEL 为胸腺依赖性，约 60%的 IEL 为胸腺非依赖性；IEL 在免疫监视和细胞介导的黏膜免疫中具有重要的作用。

37. C

［解析］人类出生后造血干细胞主要来自于骨髓中的干细胞。

38. C

［解析］T 淋巴细胞产生于骨髓，在胸腺中发育成熟。

39. D

［解析］免疫系统是免疫细胞生长、发育并执行免疫应答功能的场所，由各类免疫器官、免疫组织、免疫细胞、免疫分子组成。

40. E

［解析］除效应 T 细胞、幼浆细胞、K 细胞和 NK 细胞以外，大部分淋巴细胞均参与再循环，尤以记忆 T 细胞和记忆 B 细胞最为活跃。

【X/型/题】

41. AC

［解析］骨髓是人类和哺乳动物 B 细胞发育成熟的场所，腔上囊是禽类 B 细胞发育成熟的场所。

42. ACD

［解析］免疫系统的组成包括免疫器官、免疫细胞和免疫分子。

43. DE

［解析］外周淋巴器官包括淋巴结、脾脏和黏膜相关淋巴组织等，是淋巴细胞对外来抗原产生免疫应答的主要部位。

44. BDE

［解析］淋巴细胞包括 B 淋巴细胞、T 淋巴细胞和 NK 细胞。

45. ACE

［解析］B 细胞和 T 细胞由淋巴样干细胞分化而来。

46. ABC

［解析］骨髓是各类血细胞（包括免疫细胞）的发源地，也是人类和哺乳动物 B 细胞发育成熟的场所，骨髓功能缺陷会严重损害机体的造血功能，导致严重的体液免疫和细胞免疫功能缺陷。记忆 B 细胞在骨髓内分化成熟为浆细胞，持久的产生大量抗体。

47. BE

［解析］胸腺微环境主要由胸腺上皮细胞和细胞外基质及局部活性因子组成，是决定 T 细胞分化、增殖和选择性发育的重要条件。

48. ABCDE

［解析］外周免疫器官又称刺激淋巴器官，是成熟淋巴细胞（T 细胞、B 细胞）定居的场所，也是产生免疫应答的主要部位，包括脾、淋巴结和黏膜免疫系统等。

49. CD

［解析］浅皮质区是 B 细胞定居的场所，初级淋巴滤泡主要含静止的初始 B 细胞，次级淋巴滤泡含大量增殖分化的 B 淋巴母细胞，后者转移至淋巴结中心部髓索，分化为浆细胞产生抗体。

50. ABCDE

［解析］脾脏是胚胎时期的造血器官，是 T 细胞和 B 细胞定居的场所，是免疫应答发生的场所，可合成生物活性物质，具有过滤作用。

二、名词解释

1. 免疫系统是由免疫器官和组织、免疫细胞及免疫分子组成，共同执行免疫功能。
2. 又称为淋巴组织，在人体广泛分布，其中胃肠道、呼吸道、泌尿生殖道等黏膜下含有大量弥散淋巴组织和淋巴小结，在黏膜抗感染免疫中发挥重要作用。
3. 免疫细胞是指参与免疫应答或与免疫应答相关的细胞及前体细胞。包括淋巴细胞、树突状细胞、单核/巨噬细胞、粒细胞、肥大细胞等。
4. 又称初级淋巴器官，是免疫细胞发生、分化、发育和成熟的场所。人或其他哺乳动物的中枢免疫器官包括骨髓和胸腺。
5. 主要由胸腺基质细胞、细胞外基质及局部活性因子组成，是决定 T 细胞分化、增殖和选择性发育的重要条件。
6. 又称次级淋巴器官，是成熟淋巴细胞（T 细胞、B 细胞）定居的场所，也是淋巴细胞对外来抗原产生免疫应答的主要部位。外周免疫器官和组织包括淋巴结、脾和黏膜相关淋巴组织等。
7. 又称黏膜免疫系统，主要指呼吸道、胃肠道及泌尿生殖道黏膜固有层和上皮细胞下散在的淋巴组织，以及含有生发中心的淋巴组织，如扁桃体及阑尾等，是发生黏膜免疫应答的主要部位。
8. 是指定居在外周免疫器官的淋巴细胞，由输出淋巴管经淋巴干、胸导管或右淋巴导管进入血液循环；经血液循环到达外周免疫器官后，穿越 HEV，重新分布于全身淋巴器官和组织的反复循环过程。

三、填空题

1. 骨髓；胸腺
2. 淋巴结；脾；黏膜相关淋巴组织
3. 骨髓；腔上囊；胸腺
4. 中枢免疫器官；外周免疫器官
5. CD34 和 CD117

四、简答题

1. 中枢免疫器官又称初级淋巴器官，是免疫细胞发生、分化、发育和成熟的场所。人或其他哺乳动物的中枢免疫器官包括骨髓和胸腺。

   外周免疫器官又称次级淋巴器官，是成熟淋巴细胞（T 细胞、B 细胞）定居的场所，也是淋巴细胞对外来抗原产生免疫应答的主要部位。外周免疫器官和组织包括淋巴结、脾和黏膜相关淋巴组织等。

2. 黏膜相关淋巴组织（mucosal-associated lymphoid tissue，MALT）又称黏膜免疫系统，主要指呼吸道、胃肠道及泌尿生殖道黏膜固有层和上皮细胞下散在的淋巴组织，以及含有生发中心的淋巴组织，如扁桃体及阑尾等。主要功能是行使黏膜局部免疫应答，产生分泌型 IgA，使肠道免疫成为全身免疫的一部分。

3. 淋巴细胞再循环的途径：在外周免疫器官的淋巴细胞，由输出淋巴管经淋巴干、胸导管或右淋巴导管进入血液循环；经血液循环到达外周免疫器官后，穿越 HEV，重新分布于全身淋巴器官和组织的反复循环过程。

   淋巴细胞再循环的生物学意义：①使淋巴细胞能在外周免疫器官和组织的分布更趋合理，有助于增强整个机体的免疫功能；②增加淋巴细胞与抗原及抗原提呈细胞（APC）接触的机会，有利于适应性免疫应答的产生；③使机体所有免疫细胞和其他免疫细胞，有利于动员各种免疫细胞和效应细胞迁移至病原体、肿瘤或其他抗原性异物所在部位，从而发挥免疫效应。因此，淋巴细胞再循环是维持机体正常免疫应答并发挥免疫功能的必要条件。

4. 造血干细胞的分化如下。

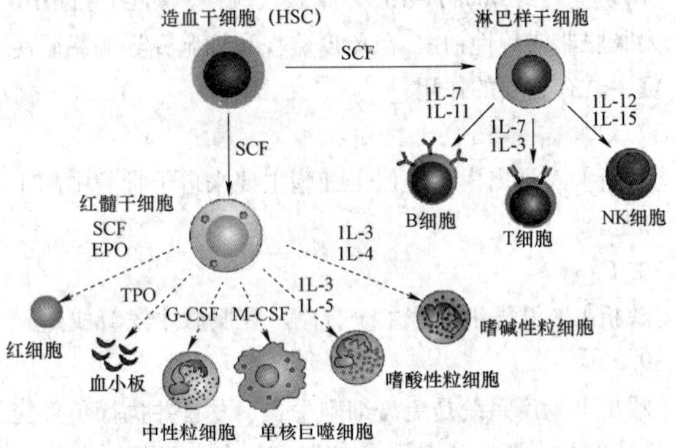

五、病例分析题

1. CT 检查了解胸腺大小。
2. DiGeorge 综合征（DGS，22q11.2 基因缺失综合征）是人类最常见的微缺失综合征，每 4000 个出生婴儿中就有 1 个，这是一个包含多系统发育异常的疾病如心脏发育异常、腭发育异常、甲状旁腺功能减退、面部异常，而发育迟滞和迟发的神经系统异常尤其常见。DGS 患者的一个重要特征是胸腺发育不全。此类患者极易感染病毒和真菌，可见胸腺功能正常对 T 细胞发育的决定性作用。

（方会龙）

第三章　抗　原

【同步习题】

一、选择题

【A/型/题】

1. 从抗原化学性质来讲，免疫原性最强的是
   A. 脂多糖　　B. 多糖类
   C. 蛋白质　　D. DNA
   E. 脂肪
2. 下列物质中没有免疫原性的是
   A. 异嗜性抗原　　B. 抗体
   C. 补体　　D. 半抗原
   E. 细菌多糖
3. 引起同胞兄弟之间移植排斥反应的抗原属于
   A. 异种抗原　　B. 同种异型抗原
   C. 自身抗原　　D. 独特型抗原
   E. 共同抗原
4. 决定抗原特异性的物质基础是
   A. 抗原决定基　　B. 抗原的大小
   C. 抗原的电荷性质　　D. 载体的性质
   E. 抗原的物理性状
5. 动物来源的破伤风抗毒素对人而言是
   A. 半抗原　　B. 抗体
   C. 抗原　　D. 既是抗体又是抗原
   E. 超抗原
6. 不完全抗原（半抗原）
   A. 既有免疫原性，又有免疫反应性，且与蛋白质载体耦联后，才能与相应抗体结合
   B. 只有免疫反应性，而无免疫原性
   C. 只有免疫原性，而无免疫反应性
   D. 既无免疫原性，又无免疫反应性
   E. 与抗原决定基具有相似的含义
7. 有关TD－Ag的描述，下列错误的是
   A. 大多数为蛋白质
   B. 可诱导体液免疫和细胞免疫
   C. 可刺激产生IgG型抗体
   D. 有免疫记忆
   E. 大多数为多糖物质
8. 交叉反应是由于两种不同的抗原分子中具有
   A. 构象决定基　　B. 不同的抗原决定基
   C. 功能性决定基　　D. 共同抗原决定基
   E. 连续性决定基
9. 有的抗原称为TI－Ag，这是因为
   A. 抗原来源于非胸腺组织
   B. 它诱生的抗体是在骨髓中产生的
   C. 它诱生的抗体属于IgG类抗体
   D. 抗原往往具有复杂和不相同的抗原决定基
   E. 它能直接刺激B细胞产生抗体，无须T细胞辅助
10. 下列关于抗原的说法，错误的是
    A. 大分子蛋白质抗原常含有多种不同的抗原决定基
    B. 抗原诱导免疫应答必须有T细胞辅助
    C. 不同的抗原之间可以有相同的抗原决定基
    D. 抗原不一定只诱导正免疫应答
    E. 半抗原虽无免疫原性，但可与相应抗体结合
11. 接种牛痘疫苗后机体产生了对天花病毒的免疫力，反映了这两种抗原分子
    A. 特异性　　B. 交叉反应性
    C. 分子大　　D. 异种性
    E. 化学结构复杂
12. 决定某种物质免疫原性因素不包括
    A. 特异性　　B. 异物性
    C. 大分子性　　D. 化学成分
    E. 结构复杂性
13. 下列属于可溶性抗原的是
    A. IgG　　B. 细菌
    C. 螺旋体　　D. 荚膜
    E. SRBC
14. 下列属于颗粒性抗原的是
    A. 清蛋白　　B. 球蛋白
    C. 脂多糖　　D. DNA
    E. 血小板
15. 具有免疫原性的佐剂是
    A. 脂多糖　　B. 氢氧化铝
    C. 石蜡油　　D. 羊毛脂
    E. 多聚核苷酸
16. 外斐氏试验是利用了
    A. 过量抗原　　B. 共同抗原

C. 过量抗体　　D. 亲和性
E. 可逆反应

17. 用已知抗原或抗体检测相应抗体或抗原，是根据抗原－抗体反应的
A. 特异性　　B. 比例性
C. 可逆性　　D. 亲和性
E. 阶段性

18. 参与 TD－Ag 刺激机体产生抗体的细胞是
A. B 细胞
B. T 细胞和 B 细胞
C. 巨噬细胞、T 细胞、B 细胞
D. 巨噬细胞和 B 细胞
E. 巨噬细胞和 T 细胞

19. 抗原在机体中不可能诱导出现
A. 免疫耐受　　B. 超敏反应
C. 自身免疫性疾病　　D. 免疫缺陷
E. 免疫排斥

20. 下列生物制品中一般对人无免疫原性的物质是
A. 人血浆丙种球蛋白
B. 动物来源的抗毒素
C. 类毒素
D. 苯胺
E. BSA

【B/型/题】

A. B 淋巴细胞决定基
B. T 淋巴细胞决定基
C. BCR
D. TCR
E. CDR

21. 需加工处理后方能被免疫细胞识别
22. 无需经加工处理即能被免疫细胞识别
23. 能识别半抗原决定基
24. 能识别载体决定基

A. 异种抗原　　B. 同种异型抗原
C. 异嗜性抗原　　D. 自身抗原
E. 肿瘤相关抗原

25. AFP 属于
26. HLA－A 抗原属于
27. ABO 血型抗原属于
28. 溶血性链球菌的细胞膜与肾小球基底膜有共同抗原

A. ABO 血型物质
B. 金黄色葡萄球菌的肠毒素
C. 二硝基苯酚
D. 脂多糖
E. 牛血清白蛋白

29. 可用作半抗原载体的是
30. 属于半抗原的是
31. 属于超抗原的是
32. 属于 TI 抗原的是

A. MHC 限制性
B. 需 APC 加工处理
C. 需 APC 加工处理，并受 MHC 限制
D. 无 MHC 限制性，无须 APC 加工处理
E. 需 APC 加工处理，不受 MHC 限制

33. T 淋巴细胞与超抗原相互作用时
34. T 淋巴细胞与普通抗原相互作用时
35. B 淋巴细胞与普通抗原相互作用时

【X/型/题】

36. 关于抗原分子构象决定基的叙述，下列正确的是
A. 是指序列上不相连的多肽
B. 多位于分子内部
C. 又称线性决定基
D. 主要由 BCR 识别
E. 是由多肽的空间构象形成

37. 对人而言，下列哪种物质具有异物性
A. 脑组织　　B. 病原微生物
C. 动物血清　　D. 眼晶体蛋白
E. 血小板

38. 关于抗原分子顺序决定基的叙述，下列正确的是
A. 序列上相连续的氨基酸片段
B. 多位于抗原分子内部
C. 主要是 T 细胞决定基
D. 多位于抗原分子表面
E. 又称线性决定基

39. 关于 TD－Ag 的叙述，下列正确的是
A. 大多为蛋白质类的物质
B. 诱导抗体产生时需 T 细胞辅助
C. 只产生 IgM 类抗体
D. 不能产生免疫记忆
E. 既能诱导体液免疫应答，又能诱导细胞免疫应答

40. 关于 TI－Ag 的叙述，下列正确的是
A. 诱导抗体产生时不需 T 细胞辅助

B. 只产生 IgM 类抗体
C. 不能产生免疫记忆
D. 无 MHC 限制性
E. 既能诱导体液免疫应答，又能诱导细胞免疫应答

41. 关于抗原决定基的叙述，下列正确的是
A. 是抗原分子中特殊的化学基团
B. 是与 BCR 结合的基本单位
C. 是与 TCR 结合的基本单位
D. 又称为表位
E. 是与抗体结合的基本单位

42. 下列哪项是 T 细胞表位的特点
A. 一般为线性表位
B. 存在于抗原分子的任意部位
C. 无 MHC 限制性
D. 其受体为 BCR
E. 为 APC 加工提呈的抗原肽

43. 下列哪项是 B 细胞表位的特点
A. 其受体为 BCR
B. 无 MHC 限制性
C. 一般为构象表位
D. 存在于抗原分子的表面
E. 也可为线性表位

44. 下列哪项是超抗原的特点
A. 可非特异性激活多数 T 细胞克隆
B. 无 MHC 限制性
C. 可特异性激活多数 T 细胞克隆
D. 与某些自身免疫病发病有关
E. 需 APC 加工处理

45. 抗原抗体发生交叉反应的原因是
A. 颗粒性抗原间有相同的分子
B. 可溶性抗原间有相同的决定基
C. 可溶性抗原间有相似的决定基
D. 抗原分子量大
E. 抗原分子含有芳香族氨基酸

46. 使自身成分变为自身抗原的因素，可能有
A. 大面积烧伤　B. 大面积冻伤
C. 电离辐射　D. 药物
E. 感染

47. 来源于马血清的破伤风抗毒素对人而言是
A. 抗原　B. 半抗原
C. 抗体　D. 异嗜性抗原
E. 抗原－抗体复合物

48. 与抗原免疫原性有关的因素包括
A. 抗原的分子大小　B. 抗原的化学组成
C. 抗原的分子构象　D. 抗原的异物性
E. 抗原进入机体的途径

49. 隐蔽抗原包括
A. 神经髓鞘蛋白　B. 眼葡萄膜色素蛋白
C. 甲状腺球蛋白　D. 精子
E. 卵子

50. 决定抗原特异性的因素是
A. 表位的性质　B. 表位的数目
C. 表位与载体结合　D. 表位的空间构象
E. 表位的结合价

二、名词解释

1. 抗原
2. 异嗜性抗原
3. 超抗原
4. 构象表位
5. 顺序表位
6. 交叉反应
7. 抗原结合价
8. TD－Ag
9. TI－Ag
10. 抗原表位（antigenic epitope）
11. 佐剂（adjuvant）
12. 半抗原－载体效应

三、填空题

1. 人类的同种异型抗原主要有________、________和________。
2. 具有________而无________的________物质称为半抗原。
3. ________为免疫原性多肽片段，为连续性决定基，必须经________加工处理为小分子肽，然后与自己的________分子结合后，才可被________识别。
4. ________存在于天然抗原分子表面，又称为构象决定基，不须加工处理即可被________所识别。
5. 刺激机体产生抗体需要 T 细胞辅助的抗原称之为________，绝大多数蛋白质抗原及细胞抗原属于此类抗原；刺激机体产生抗体不需要 T 细胞辅助的抗原称之为________，少数多糖、脂多糖物质属于此类抗原。
6. 抗原免疫原性的本质是________。
7. 载体是赋予________以________的物质。
8. 根据与机体的亲缘关系将抗原分为________、________和________。

四、简答题

1. 试比较 T 细胞表位与 B 细胞表位的特性。

2. 决定抗原免疫原性的因素有哪些？
3. 何谓佐剂？简述其作用机制和用途。
4. 超抗原和普通抗原有何区别？
5. 简述异嗜性抗原，并举例说明其在医学中的实际意义。
6. 简述 TD－Ag 与 TI－Ag 的主要特性比较。

五、病例分析题

患者，男，18 岁，于半个月前着凉后感咽部不适，轻度干咳，无发热，自服感冒药无好转。5 天前发现双眼眼睑水肿，并感双腿发胀，同时尿量减少，尿色较红。疲倦伴睡眠不佳 1 周。体检：血压 160/96mm Hg，眼睑水肿，咽红，扁桃体肿大，双下肢可凹陷性水肿，其他无异常。实验室检查：尿蛋白＋＋（正常无），白红细胞 0～1 个/高倍镜（正常值 0），尿红细胞 20～30 个/高倍镜（正常值 0），偶见颗粒管型，24 小时尿蛋白定量 3.0g；血 ALB 35.5g/L，BUN8.5mmol/L，Cr 140μmol/L，血 IgG、IgA、IgM 均正常，血清补体 30.5g/L（正常值 0.85～1.93），血抗链球菌 O 实验（ASO）为 800IU/L（正常值＜200）；ASO 效价大于 1:400，其余检查正常。

试分析该患者的临床诊断是什么？发病原因是什么？

【参考答案及解析】

一、选择题

【A/型/题】

1. C

［解析］多糖类、脂多糖有一定的免疫原性，脂肪和 DNA 通常无免疫原性，而蛋白质的免疫原性最强，尤其是含有芳香族氨基酸，特别是含酪氨酸的蛋白质。

2. D

［解析］抗体、补体均为蛋白质，具有很强的免疫原性；异嗜性抗原是常见的一种抗原物质，细菌多糖也有一定的免疫原性；而半抗原只有免疫反应性（抗原性），没有免疫原性。

3. B

［解析］引起移植排斥反应的抗原主要是主要组织相容性抗原（HLA），为常见的同种异型抗原。

4. A

［解析］抗原决定基（表位）的性质、位置、空间结构决定抗原的特异性。

5. D

［解析］破伤风抗毒素为异种动物血清，通常是用其类毒素免疫马分离血清而得。这种抗血清用于临床治疗时具有双重效应，一方面含有特异性抗体（抗毒素），可以中和相应的外毒素，发挥防治疾病的作用；另一方面动物血清对人而言是异种蛋白，具有免疫原性，可刺激机体产生针对抗毒素的抗体，反复注射可导致超敏反应，因此，在使用前必须做皮肤过敏试验。

6. B

［解析］半抗原只有免疫反应性（抗原性），而没有免疫原性，但与蛋白质载体结合后可获得免疫原性。

7. E

［解析］TD－Ag 主要为蛋白质。

8. D

［解析］交叉反应是指某种抗原诱生的特异性抗体不仅可与本身抗原表位特异性结合，还可与具有共同抗原表位的其他抗原发生反应。

9. E

［解析］TI－Ag（非胸腺依赖性抗原），亦称 T 细胞非依赖性抗原，指刺激 B 细胞产生抗体时不需要 T 细胞辅助的抗原。

10. B

［解析］TI－Ag（非胸腺依赖性抗原）刺激 B 细胞产生抗体时不需要 T 细胞辅助，为多糖类抗原，如脂多糖、荚膜多糖等。

11. B

［解析］因为这两种抗原间具有共同抗原，引起交叉反应，所以接种牛痘疫苗后机体可产生对天花病毒的免疫力。

12. A

［解析］异物性是抗原免疫原性的本质，另外抗原分子大小、化学成分及结构复杂性均影响抗原的免疫原性，而特异性与免疫原性无关。

13. A

［解析］存在于宿主组织或体液中游离的可溶性抗原物质为可溶性抗原。各种细胞、细菌、寄生虫等皆为颗粒性抗原。

14. E

［解析］颗粒性抗原如各种细胞、细菌、寄生虫等皆为颗粒性抗原。

15. A

[解析] 蛋白质的免疫原性最强，尤其是含有芳香族氨基酸，特别是含酪氨酸的蛋白质。多糖、脂多糖有一定的免疫原性，脂类和核酸通常无免疫原性，但与蛋白质结合形成核蛋白则具有免疫原性。

16. B

[解析] 外斐氏试验是利用变形杆菌某些菌株与立克次体具有共同抗原，从而可利用变形杆菌作为诊断抗原检测可疑患者血清中抗立克次体抗体，从而辅助诊断立克次体病。

17. A

[解析] 抗原-抗体反应的特异性是进行免疫学诊断的依据。

18. C

[解析] TD-Ag 诱导 B 细胞活化需先活化 Th 细胞，而巨噬细胞作为抗原呈递细胞发挥作用。

19. D

[解析] 抗原可能刺激机体产生免疫耐受、超敏反应、自身免疫性疾病和免疫排斥反应；而免疫缺陷一般是由于机体免疫系统功能低下所致。

20. A

[解析] 免疫原性的本质是异物性，主要取决于抗原与宿主的亲缘关系。

【B/型/题】

21. B 22. A 23. C 24. D 25. E 26. B 27. B 28. C 29. E 30. C 31. B 32. D 33. D 34. C 35. B

【X/型/题】

36. ADE

[解析] 构象决定基，即构象表位，亦称非线性表位（nonlinear epitope），是由序列上不相连、但在空间结构上彼此接近形成特定构象的氨基酸残基或多糖组成，一般位于抗原分子表面，B 细胞表位多为构象表位。

37. ABCD

[解析] 抗原的异物性是指物质被机体免疫系统识别为非己抗原异物的特性，包括非机体自身成分或虽为自身的但在胚胎期未与自身免疫系统接触过的物质。

38. ABCE

[解析] 顺序决定基，又称线性决定基，是由一段序列相连的氨基酸残基构成，多存在于抗原分子的内部，也可存在于分子表面。T 细胞决定基主要是线性表位。

39. ABE

[解析] TD-Ag，又称胸腺依赖性抗原，多为蛋白质类的物质，诱导抗体产生时需 T 细胞辅助，主要产生 IgG 类抗体，既能诱导体液免疫应答，又能诱导细胞免疫应答，能产生免疫记忆。

40. ABCD

[解析] TI-Ag，又称非胸腺依赖性抗原，诱导抗体产生时不需 T 细胞辅助，只产生 IgM 类抗体，只能诱导体液免疫应答，无记忆反应，无 MHC 限制性。

41. ABCDE

[解析] 以上均为抗原决定基的特性。

42. ABE

[解析] T 细胞表位，即 T 细胞抗原受体（TCR）所识别的表位，主要是线性表位，可以位于抗原分子的任何部位。需 APC 加工处理，需与 MHC 分子结合，才能被 TCR 所识别。

43. ABCDE

[解析] B 细胞表位，即 B 细胞抗原受体（BCR）或抗体特异性识别的表位，多为构象表位，也可为线性表位，一般位于天然抗原分子表面，无须 APC 加工处理，也无须与 MHC 分子结合，即可直接被 B 细胞抗原受体所识别。

44. ABD

[解析] 超抗原，指只需要极低浓度即可激活总 T 细胞库中多达 2%～20%的 T 细胞克隆，为多克隆激活剂。不涉及抗原表位与 TCR 及 MHC 的识别，无 MHC 限制性，与多种自身免疫病的发病有关。

45. ABC

[解析] 交叉反应是由于不同抗原间有共同表位导致的。

46. ABCDE

[解析] 自身成分变为自身抗原，是因为隐蔽的抗原暴露或自身成分发生变化成为修饰性自身抗原。

47. AC

[解析] 来源于马血清的破伤风抗毒素对人既是抗原又是抗体。马血清对人来说是异种物质，属于抗原；同时利用其含的抗体来中和破伤风毒素以预防破伤风。

48. ABCDE

[解析] 与抗原免疫原性有关的因素包括抗原的异物性、分子大小、化学组成、分子构象及抗原进入机体的途径。

49. ABD

[解析] 隐蔽抗原是指在胚胎期未与免疫系统接触过的物质。

50. ABD

[解析] 抗原特异性的物质基础是表位（抗原决定基）。表位的性质、数目及空间构象决定抗原的特异性。

二、名词解释

1. 是指能与TCR/BCR结合，促使T、B细胞增殖、分化，产生致敏淋巴细胞或抗体，并能与之结合，产生免疫应答效应的物质。
2. 是指一类与种属无关的，存在于人、动物、植物和微生物之间的共同抗原。
3. 某些抗原物质只需要极低浓度即可激活机体 2%～20%T 细胞克隆，产生极强的免疫应答，这类抗原称为超抗原。
4. 是由序列上不相连、但在空间结构上彼此接近形成特定构象的氨基酸残基或多糖组成，一般位于抗原分子表面，也称为非线性表位。
5. 是由一段序列相连的氨基酸残基构成，多存在于抗原分子的内部，也可存在于分子表面，又称为线性表位。
6. 抗体或致敏淋巴细胞可对具有相同和相似表位的不同抗原发生反应，称为交叉反应（cross-reaction）。针对某一抗原表位的抗体可与构型相似的另一抗原表位发生反应，但结合力较弱。
7. 一个抗原分子上能与抗体分子结合的抗原表位的总数称为抗原结合价。
8. 即胸腺依赖性抗原（thymus dependent antigen，TD－Ag），因刺激B细胞产生抗体时依赖于T细胞辅助，故又称T细胞依赖抗原。绝大多数蛋白质抗原如病原微生物、血细胞、血清蛋白等均属于TD－Ag。
9. 即胸腺非依赖性抗原（thymus independent antigen，TI－Ag），指无须T细胞辅助，可直接刺激B细胞产生抗体的抗原。主要有细菌脂多糖、肺炎球菌荚膜多糖和聚合鞭毛素等。TI－Ag通常只能引起体液免疫应答，且只能产生IgM类抗体，无免疫记忆。
10. 即抗原分子中决定抗原特异性的特殊化学基团。它是与TCR、BCR或抗体特异性结合的基本结构与功能单位，通常由5～15个氨基酸残基或5～7个多糖残基组成。
11. 预先或与抗原同时注入体内，可增强机体对该抗原的免疫应答或改变免疫应答类型的非特异性免疫增强物质。
12. 小分子物质不具有免疫原性，不能诱导产生免疫应答，但当它们与大分子物质（载体）连接后，就能诱导机体产生免疫应答，并能与相应的抗体结合。

三、填空题

1. ABO血型抗原；Rh血型抗原；HLA抗原
2. 免疫反应性；免疫原性；小分子
3. T细胞表位；抗原呈递细胞（APC）；MHC；T细胞
4. B细胞表位；B细胞
5. TDAg；TIAg
6. 异物性
7. 半抗原；免疫原性
8. 异种抗原；同种异型抗原；自身抗原

四、简答题

1. T细胞表位与B细胞表位的特性比较

	T细胞表位	B细胞表位
表位受体	TCR	BCR
MHC分子	必需	无须
表位性质	主要是线性短肽	天然多肽、多糖、脂多糖、有机化合物
表位大小	8～10个氨基酸（$CD8^+$ T细胞）或13～17个氨基酸（$CD4^+$ T细胞）	5～15个氨基酸或5～7个单糖、核苷酸
表位类型	线性表位	构象表位；线性表位
表位位置	抗原分子任意部位	通常位于抗原分子表面

2. 影响抗原物质免疫原性的因素包括：①抗原的异物性，一般而言抗原与机体之间的亲缘关系越远，免疫原性越强。②抗原的理化性质，包括抗原的化学性质、分子量大小、结构的复杂性、分子构象与易接近性、物理状态等因素。一般蛋白质是良好的免疫原，其分子量越大，含有的芳香族氨基酸越多，结构越复杂，其免疫原性越强；核酸和多糖的免疫原性弱，脂质一般没有免疫原性。③宿主的遗传因素、年龄、性别与健康状态。机体对抗原应答的强弱受免疫应答基因的调控。④抗原进入机体的剂量、途径、次数以及免疫佐剂的选择都明显影响抗原的免疫原性，免疫途径以皮内、皮下免疫最佳。
3. 预先或与抗原同时注入体内，可增强机体对该抗原的免疫应答或改变免疫应答类型的非特异性免疫增强性物质，称为佐剂。

   佐剂作用的主要机制有：①改变抗原物理性状，延缓抗原的降解和排除，延长抗原在体内潴留时间；②刺激抗原提呈细胞，增强其对抗原的处理和提呈能力；③刺激淋巴细胞的增殖分化，从而增强和扩大免疫应答的能力。

   佐剂的主要用途包括：①增强特异性免疫应答，用于预防接种及制备动物免疫血清；②作为非特异性免疫增强剂，用于抗肿瘤与抗感染的辅助治疗。
4. ①普通抗原仅能激活极少数具有抗原特异性受体的T细胞或B细胞克隆；超抗原只需极低浓度即可激活多个T细胞或B细胞的克隆，产生极强的免疫应答。

②普通抗原与TCR超变区的抗原结合槽结合。超抗原的一端能直接与TCR的Vβ链结合，另一端与MHC－Ⅱ类分子α螺旋外侧结合，不受MHC的限制。

③T细胞识别普通抗原是特异性的；识别超抗原是非特异性的，不需APC的加工和递呈。

④普通抗原诱导的免疫应答产物作用是特异性的，而超抗原所诱导的T细胞应答，其效应并非针对超抗原本身，而是通过多克隆激活T细胞，分泌大量的细胞因子参与某些病理生理过程。

5. 异嗜性抗原（heterophilic antigen）是一类与种属特异性无关的，存在于不同种系生物如动物、植物或微生物间的共同抗原，又名Forssman抗原。①可解释一些疾病的发病机制：如乙型溶血性链球菌与人肾小球基底膜及心肌组织有共同抗原，乙型溶血性链球菌感染后可能导致急性肾小球肾炎和风湿病。②可辅助诊断一些疾病：如斑疹伤寒立克次体与变形杆菌的一些菌株间有共同抗原，临床上可以采用相应变形杆菌为抗原，与斑疹伤寒患者血清做凝集实验（即外斐实验），进行辅助诊断。③可解释生物学假阳性结果：如肥达氏反应结果伤寒沙门菌抗O增高，抗H不高，可能为伤寒沙门菌相同O抗原有共同抗原性的其他沙门菌的感染。

6.

TD－Ag和TI－Ag的比较

	TD－Ag	TI－Ag
表位组成	T细胞表位和B细胞表位	重复B细胞表位
T细胞辅助	需要	不需要
MHC限制性	有	无
应答类型	体液免疫和细胞免疫	体液免疫
抗体类型	多种，以IgG为主	IgM
免疫记忆	有	无

五、病例分析题

临床诊断为：链球菌感染后急性肾小球肾炎。

发病机制：机体感染链球菌后，会刺激机体产生抗链球菌抗体，由于乙型溶血性链球菌与人肾小球基底膜有共同抗原（即异嗜性抗原），与抗链球菌抗体结合形成抗原抗体复合物，通过Ⅱ或Ⅲ型超敏反应机制引起肾小球损伤。

（陈丽丽）

第四章 抗 体

【同步习题】

一、选择题

【A1/型/题】

1. 抗体与抗原特异性结合的部位是
   A. C_H和C_L　　B. V_H和C_L
   C. V_H和C_H　　D. V_L和C_L
   E. V_H和V_L
2. 抗体分子的基本结构是
   A. 一条重链和一条轻链
   B. 一条重链和两条轻链
   C. 两条重链和两条轻链
   D. 两条重链和一条轻链
   E. 一条 Fab 链和一条 Fc 链
3. 下列哪些人的抗体存在亚类
   A. IgM 和 IgD　　B. IgG 和 IgA
   C. IgE 和 IgA　　D. IgM 和 IgE
   E. IgG 和 IgD
4. 脐血中含量增高，提示胎儿有宫内感染的免疫球蛋白是
   A. IgA　　B. IgM
   C. IgG　　D. IgD
   E. IgE
5. 转运到呼吸道和消化道黏膜表面，参与局部黏膜免疫的最主要的抗体是
   A. IgM　　B. IgG
   C. IgD　　D. SIgA
   E. IgE
6. 五类免疫球蛋白中，半衰期最长的免疫球蛋白是
   A. IgG　　B. IgM
   C. IgE　　D. IgD
   E. IgA
7. 抗原结合价为 4 价的免疫球蛋白是
   A. IgG　　B. IgM
   C. SIgA　　D. IgE
   E. IgD
8. 激活补体能力最强的免疫球蛋白是
   A. IgG　　B. IgM
   C. IgE　　D. IgD
   E. IgA
9. 具有亲细胞作用且与抗寄生虫免疫有关的免疫球蛋白是
   A. IgG　　B. IgM
   C. IgE　　D. IgD
   E. SIgA
10. 新生儿通过自然被动免疫可从母体获得的免疫球蛋白为
    A. IgM 和 IgE　　B. IgG 和 IgD
    C. IgG 和 IgE　　D. IgM 和 IgG
    E. IgG 和 SIgA
11. 分子量最大的免疫球蛋白是
    A. IgG　　B. IgM
    C. IgE　　D. IgD
    E. IgA
12. 标志 B 细胞发育成熟的免疫球蛋白是
    A. IgG　　B. mIgM
    C. IgE　　D. mIgD
    E. SIgA
13. 具有 J 链的免疫球蛋白是
    A. IgG　　B. mIgM
    C. IgE　　D. mIgD
    E. SIgA
14. 正常人血清中免疫球蛋白轻链 κ 与 λ 的比值约为
    A. 2:1　　B. 3:1
    C. 10:1　　D. 20:1
    E. 30:1
15. 正常人血清中含量最高的 Ig 是
    A. IgM　　B. IgG
    C. IgA　　D. IgD
    E. IgE
16. 可通过旁路途径激活补体的免疫球蛋白是
    A. IgG1　　B. IgG2
    C. IgG3　　D. IgG4
    E. IgM
17. 再次免疫应答产生的主要抗体是
    A. IgA　　B. IgG

C. IgM D. IgD
E. IgE

18. IgG 的补体结合位点位于哪个区
A. C_H1 B. C_H2
C. C_H3 D. C_L
E. V_H

19. 巨球蛋白血症患者血清中明显增多的免疫球蛋白是
A. IgA B. IgG
C. IgM D. IgD
E. IgE

20. 介导Ⅰ型超敏反应的免疫球蛋白是
A. IgA B. IgD
C. IgE D. IgM
E. IgG

21. 木瓜蛋白酶将抗体水解成的 Fc 是指
A. 补体片段 B. 抗体片段
C. 可变区片段 D. 可结晶片段
E. 恒定区片段

22. 为减少超敏反应和副作用的发生，常用胃蛋白酶处理破伤风抗毒素。经胃蛋白酶处理后，抗体裂解成以下片段
A. Fab+2Fc B. 2Fab+Fc
C. F(ab')+2pFc' D. Fab+pFc'
E. F(ab')2+pFc'

23. 合成 SIgA J 链的细胞是
A. 嗜酸性粒细胞 B. T 细胞
C. B 细胞 D. 浆细胞
E. 肥大细胞

24. 合成 SIgA 分泌片的细胞是
A. 黏膜上皮细胞 B. T 细胞
C. B 细胞 D. 浆细胞
E. 肥大细胞

25. 与肥大细胞表面 FcεRⅠ结合的免疫球蛋白是
A. IgA B. IgD
C. IgE D. IgM
E. IgG

26. 介导 ADCC 作用的主要细胞是
A. 中性粒细胞 B. 巨噬细胞
C. CTL D. NK 细胞
E. NKT 细胞

【A2/型/题】

27. 孕妇李某，Rh^-，第二胎周毛毛，Rh^+。婴儿出生后出现皮肤瘀斑，胸腔积液，腹腔积液，心音低，心率快，呼吸困难，肝脾肿大，诊断为新生儿溶血病。引起该病的 Rh 血型抗体是哪类免疫蛋白
A. IgM B. IgD
C. IgE D. IgG
E. IgA

28. 患者，男，30 岁，早晨去野外散步，路遇刚打过除草剂的麦田，回家后双下肢出现局限性瘙痒，后逐渐向全身应激性弥漫发展。参与该反应的免疫球蛋白是
A. IgG B. IgM
C. IgE D. IgD
E. IgA

29. 口服脊髓灰质炎糖丸后，肠内含量明显升高的免疫球蛋白是
A. SIgA B. IgD
C. IgG D. IgM
E. IgE

30. 用 ELISA 间接法检测人血清中抗乙肝表面抗原的中和抗体 IgG，辣根过氧化物酶标记的抗 IgG 抗体（二抗）与不同患者 IgG 结合的表位是
A. 同种型 B. 同种异型
C. 异种抗原 D. 移植抗原
E. 独特型

【B/型/题】

A. IgM B. IgG
C. IgE D. SIgA
E. mIgD

31. 血清含量最高的是
32. 激活补体能力最强的是
33. 血清含量最低的是
34. 标志 B 细胞分化成熟的是表达

A. 单克隆抗体 B. 人源化抗体
C. 单链抗体 D. 嵌合抗体
E. 改型抗体

35. Ig 可变区的 CDR 部分为鼠源，其余为人源的抗体是
36. 由杂交骨髓瘤细胞分泌的抗体是
37. 仅含可变区的抗体是

A. V_H、V_L B. C_H、C_L
C. C_H2 D. C_H3
E. C_H4

38. IgG 与补体 C1q 结合的部位是
39. Ig 的独特型决定簇存在于

40. IgM 与补体 C1q 结合的部位是

A. 单体　　B. 二聚体
C. 三聚体　　D. 四聚体
E. 五聚体

41. 天然 IgG 分子为
42. 天然 IgM 分子为
43. SIgA 分子为

【X/型/题】

44. 单克隆抗体的特点是
A. 特异性高　　B. 交叉反应少
C. 制备成本低　　D. 纯度高
E. 可识别某一特定抗原表位
45. 分泌片的功能是
A. 结合 SIgA 并转运到黏膜表面
B. 保护 Ig 铰链区
C. 将重链连接形成双体
D. 将单体 Ig 分子连接为多聚体
E. 将轻链和重链耦联
46. 主要以单体形式存在的免疫球蛋白是
A. IgA　　B. IgM
C. IgG　　D. IgD
E. IgE
47. 提倡母乳喂养可以让新生儿接受自然被动免疫机制。通过自然被动免疫，对新生儿抗感染具有重要意义的免疫球蛋白是
A. IgM　　B. IgG
C. IgE　　D. IgD
E. SIgA
48. 关于 IgM 描述正确的是
A. 可固定补体
B. 表达在淋巴细胞表面
C. 初次免疫应答的主要抗体
D. 介导速发型超敏反应
E. 属于糖蛋白
49. 可通过经典途径激活补体的免疫球蛋白是
A. IgG1　　B. IgG2
C. IgG3　　D. IgG4
E. IgM
50. 周毛毛，女，3 周，出生后即出现肤色潮红、烦躁、多汗、突眼、食量大但体重不增加的临床表现。医院诊断为新生儿甲亢。其妈妈是 Graves 病患者。关于该病的发病机制以下正确的是
A. 新生儿产生了抗 TSH 抗体
B. 母体抗 TSH 受体抗体通过胎盘是病因
C. 抗体代谢分解后婴儿恢复正常
D. 大多可自行缓解
E. 抗 TSH 受体抗体是 IgG 类抗体
51. 刘某，男，25 岁，因急性大量失血而输入全血。输血 10 分钟后，出现寒战、心率加快，呼吸急促。医生采取立即停止输血、大量输液及使用肾上腺皮质素等措施。经检查，发现是护士核对血型错误，患者为 A 型血，输入了 AB 型血液，发生了溶血性输血反应。有关溶血性输血反应，正确的是
A. 患者体内存在天然血型抗体
B. 患者的 IgM 发挥 ADCC 作用
C. IgM 激活补体
D. A 型血患者血清有抗 B 抗体
E. AB 型血清中无天然血型抗体
52. 为制备抗人免疫球蛋白，用人血清加弗氏完全佐剂皮下多点注射家兔，3 周后，采取家兔血清。家兔免疫血清中抗人免疫球蛋白抗体的特点是
A. 能中和抗原
B. 有免疫调理作用
C. 可激活补体
D. 易发生交叉反应
E. 不易大量制备
53. 李亮，男，36 岁，因不明原因贫血、发热、多发性骨痛入院。X 线检查发现多部位溶骨性病变。实验室检查：血沉 100mm/60min，血红蛋白为 60g/L，尿本周蛋白阳性。医生诊断为轻链病。以下正确的是
A. 游离轻链能自由通过肾小球滤过膜
B. κ 和 λ 在不同种属动物体内比例不同
C. κ 和 λ 的功能无差异
D. κ 和 λ 比例异常反映免疫系统的异常
E. 一个天然的 Ab 分子两条轻链的型别可以不同

二、名词解释

1. 抗体
2. ADCC
3. 多克隆抗体
4. 单克隆抗体
5. 调理作用

三、填空题

1. 根据 H 链恒定区抗原性的差异，免疫球蛋白分为_____、_____、_____、_____和_____五类。
2. 根据轻链不同，将抗体分为_____和_____两型。

3. 保护 SIgA 的铰链区免受蛋白水解酶降解的抗体辅助成分是______。
4. 抗体本身具有免疫原性，其抗原表位呈现______、______和______三种不同的血清型。
5. 抗体 C 区的功能主要有______、______、______和______。
6. 血清和胞外液中含量最高的 Ig 是______。
7. 初次免疫应答中最早出现的抗体是______。
8. 参与黏膜局部免疫的 Ig 主要是______。
9. B 细胞分化发育成熟的标志是表达______。
10. 与Ⅰ型超敏反应有关的 Ig 是______。

四、简答题

1. 简述免疫球蛋白的基本结构。
2. 简述免疫球蛋白的主要生物学功能。
3. 简述单克隆抗体技术的基本原理。
4. 简述抗体的调理作用及机制。
5. 简述 SIgA 的结构和作用。

五、病例分析题

吕某，女，15 岁，哮喘发作 3 年，无季节性。患者身上反复湿疹近 1 年，用抗过敏药缓解，停用又发作。为明确病因，医院采用 UniCAP 全自动体外诊断系统进行过敏原检测，其原理是过敏原共价结合于 CAP 的纤维素固相载体上，与患者血清样品中的特异性抗体反应。

问题 1. 该实验检测的是患者血清中哪类抗体

A. IgA　B. IgD　C. IgG　D. IgM　E. IgE

问题 2. 下列哪些免疫治疗可能对该病有效

A. 注射人源化抗 IgE 单抗
B. 注射 IL－4
C. 注射 sIL－4R
D. IL－12 与变应原共同使用
E. 变应原基因制成 DNA 疫苗使用

【参考答案及解析】

一、选择题

【A1/型/题】

1. E

［解析］V_H 和 V_L 3 个高变区一起构成抗体分子和抗原表位结合的部位，识别和结合抗原，发挥特异性免疫应答效应。

2. C

［解析］抗体分子是由两条完全相同的重链和两条完全相同的轻链通过二硫键连接的“Y”形单体。

3. B

［解析］根据重链恒定区氨基酸组成的微小差异、二硫键的数目、位置的不同，据此可将免疫球蛋白分为不同亚类。人 IgG 可分为 IgG1－IgG4；IgA 可分为 IgA1 和 IgA2；IgM、IgD 和 IgE 未发现亚类。

4. B

［解析］IgM 是个体发育过程中最早合成和分泌的，胚胎晚期即能产生 IgM，脐带血内 IgM 增高有助于临床诊断宫内感染。

5. D

［解析］抗原特异性 B 细胞分化为浆细胞产生 IgA 二聚体，与黏膜上皮细胞分泌的分泌片结合形成分泌型 IgA（SIgA），分泌至黏膜表面，是黏膜局部免疫的最主要抗体。

6. A

［解析］IgG 是血清中含量最多的免疫球蛋白，是抗感染的主要免疫球蛋白，其半衰期约为 23 天，是五类免疫球蛋白中半衰期最长的抗体。

7. C

［解析］免疫球蛋白结合抗原表位的个数称为抗原结合价。IgG、IgE 和 IgD 分别可结合 2 个抗原表位，为双价。SIgA 是二聚体，为 4 价；五聚体 IgM 理论上为 10 价，但由于空间结构的位阻，一般只能结合 5 个抗原表位，故为 5 价。

8. B

［解析］IgM 以五聚体的形式存在于血液中，因 IgM 上补体结合位点有 10 个，故其更容易激活补体。

9. C

［解析］IgE 为亲细胞抗体，其 Fc 段与肥大细胞和嗜碱性粒细胞表面的受体结合，使其致敏，若相同的抗原再次进入机体与致敏靶细胞表面的特异性 IgE 结合，促使细胞合成和释放生物活性介质，介导Ⅰ型超敏反应的发生。IgE 还参与机体的抗寄生虫免疫。

10. E

［解析］自然免疫主要是指机体感染病原体后建立的适应性免疫，也包括胎儿或新生儿经胎盘或乳汁从母体获得抗体。新生儿从母体获得的抗体主要是 IgG 和

SIgA。

11. B

[解析] IgM 是五聚体，由 5 个单体组成，其分子量是五类免疫球蛋白中最大的。

12. D

[解析] B 细胞表面表达两种免疫球蛋白，mIgM 和 mIgD，幼稚 B 细胞首先表达 mIgM，成熟 B 表达 mIgD。

13. E

[解析] J 链是连接链，将免疫球蛋白单体连接成多聚体，IgG、mIgM、IgE 和 mIgD 都是单体结构，无 J 链存在，而 SIgA 为二聚体，需要 J 链连接。

14. A

[解析] 不同种属生物体内轻链的比例不同，正常人血清中免疫球蛋白轻链 κ:λ 的比值约为 2:1，而小鼠则为 20:1。κ:λ 比例异常可能反映免疫系统的异常。

15. B

[解析] IgG 是血清和胞外液中含量最高的 Ig，约占血清总 Ig 含量的 75%～80%。

16. D

[解析] IgG1、IgG2 和 IgG3 的 CH2 能通过经典途径活化补体，而 IgG4 可通过旁路途径激活补体。IgM 通过经典途径活化补体。

17. B

[解析] IgG 是抗感染的主力军，也是再次免疫应答的主要抗体。而初次免疫应答产生的抗体以 IgM 为主。

18. B

[解析] IgG 与抗原结合后，暴露出补体结合位点，通过经典途径激活补体，其补体结合位点位于 $C_{H}2$。

19. C

[解析] IgM 是分子量最大的免疫球蛋白，也称为巨球蛋白。巨球蛋白血症即血中出现异常增多的 IgM。

20. C

[解析] IgE 是亲细胞抗体，能与嗜碱性粒细胞和肥大细胞表面的 Fc 受体结合，当过敏原与致敏靶细胞表面的 IgE 抗体结合，引起靶细胞脱颗粒，介导 I 型超敏反应。

21. D

[解析] Fc 指 fragment of crystallizable，可结晶片段。木瓜蛋白酶水解 IgG 为 2 个 Fab 和 1 个 Fc。Fc 可形成结晶，其无抗原结合活性。

22. E

[解析] 胃蛋白酶在铰链区的近 C 端水解抗体，分解为 1 个 F（ab'）2 段和一些 pFc'段，pFc'段最终被降解，不发挥生物学作用。

23. D

[解析] J 链是连接链，由浆细胞合成，将单体抗体分子连接成多聚体。

24. A

[解析] 在 IgA 二聚体穿过黏膜上皮细胞的过程中，黏膜上皮细胞合成的分泌片以非共价形式与 IgA 二聚体结合，形成分泌型 IgA。

25. C

[解析] IgE 是亲细胞抗体，与肥大细胞表面 FcεR Ⅰ结合后介导Ⅰ型超敏反应。

26. D

[解析] ADCC 作用是指抗体的 Fab 段结合病毒感染的细胞或肿瘤细胞表面的抗原表位，其 Fc 段与杀伤细胞（NK 细胞、巨噬细胞等）表面的 FcR 结合，介导杀伤细胞直接杀伤靶细胞。NK 细胞是介导 ADCC 作用的主要细胞。

【A2/型/题】

27. D

[解析] 新生儿溶血病一般发生在 Rh^- 的母亲，在第一胎分娩的过程中，胎儿红细胞进入母体后使母亲产生相应的抗体，这些抗体再通过胎盘进入到胎儿体内，导致抗原抗体的免疫反应，发生溶血。能够通过胎盘的免疫球蛋白是 IgG，因而答案为 D。

28. C

[解析] 根据患者表现，为Ⅰ型超敏反应，介导该反应的免疫球蛋白为 IgE。

29. A

[解析] 口服脊髓灰质炎疫苗主要可以诱导黏膜免疫，因而肠内明显升高的是抗病毒的 SIgA。

30. A

[解析] 同种型表位指存在于同一种属不同个体共有的抗原特异性标志，可刺激异种动物产生针对该抗体分子的免疫应答反应。抗 IgG 抗体（二抗）是用 IgG 免疫异种动物后获得的抗体，与不同患者 IgG 结合的表位是同种型。

【B/型/题】

31. B　32. A　33. C　34. E　35. B　36. A　37. E

38. C　39. A　40. D　41. A　42. E　43. B

【X/型/题】

44. ABCDE　45. AB

46. CDE

[解析] IgG、IgE 和 IgD 主要以单体形式存在，IgA 有二聚体，IgM 是五聚体。

47. BE　48. ABCE　49. ABCE　50. BCDE

51. ACDE　52. ABCDE　53. ABCD

二、名词解释

1. 抗体是免疫系统在抗原刺激下，由 B 淋巴细胞或记忆 B 细胞增殖分化成浆细胞所产生的、可与相应抗原发生特异性结合的免疫球蛋白。
2. ADCC（antibody dependent cell mediated cytotoxicity），抗体依赖的细胞介导的细胞毒作用。抗体的 Fab 段结合病毒感染的细胞或肿瘤细胞表面的抗原表位，其 Fc 段与杀伤细胞（NK 细胞、巨噬细胞等）表面的 FcR 结合，介导杀伤细胞直接杀伤靶细胞。
3. 天然抗原分子中常含多种特异性的抗原表位。以该抗原物质刺激机体免疫系统，体内多个 B 细胞克隆被激活，产生的抗体中实际上是针对多种不同抗原表位的抗体的总和，称为多克隆抗体。
4. 仅针对一种抗原表位的特异性抗体，由抗原大蛋白免疫小鼠后的多克隆脾细胞（B 细胞）与永生的骨髓瘤细胞杂交并筛选获得的分泌单一表位特异性抗体的杂交瘤细胞产生。其优点是结构均一、纯度高、特异性强、易于制备。
5. 指细菌特异性的抗体以其 Fab 段与相应细菌的抗原表位结合，以其 Fc 段与巨噬细胞或中性粒细胞表面的 FcR 结合，通过抗体的"桥联"作用，促进吞噬细胞对细菌的吞噬。

三、填空题

1. IgM；IgG；IgA；IgD；IgE
2. κ；λ
3. 分泌片
4. 同种型；同种异型；独特型
5. 激活补体；结合 Fc 受体；穿过胎盘和黏膜；免疫调节
6. IgG
7. IgM
8. SIgA
9. 膜结合型 IgD（mIgD）
10. IgE

四、简答题

1. 免疫球蛋白单体分子是由两条相同的重链和两条相同的轻链通过链间二硫键连接组成的四肽链分子。在重链近 N 端的 1/4 或 1/5 区域以及轻链近 N 端的 1/2 区域内氨基酸多变，称为可变区（V 区），靠近 C 端的氨基酸序列相对恒定的区域称为恒定区（C 区），分别占重链和轻链的 3/4 和 1/2。根据重链恒定区抗原性的差异可将其分为 5 类：μ 链、γ 链、α 链、δ 链和 ε 链，不同的重链与轻链组成完整的抗体分子，分别被称为 IgM、IgG、IgA、IgD 和 IgE。轻链有两种，分别为 κ 链和 λ 链，据此可将 Ab 分为两型，即 κ 型和 λ 型。铰链区位于 C_H1 与 C_H2 之间，含有丰富的脯氨酸，因此易伸展弯曲，能改变"Y"形两个臂之间的距离，有利于两臂同时结合两个相同的抗原表位。
2. 免疫球蛋白的生物学功能主要有：V 区的主要功能是识别并特异性结合抗原，在体内表现为抗菌、抗病毒、抗毒素等免疫效应；在体外可出现抗原抗体反应。C 区的主要功能是：①激活补体：IgG、IgM 类抗体与抗原结合后，可通过经典途径激活补体；IgA 和 IgE 形成聚合物后可通过旁路途径激活补体。②与 Fc 受体结合：Ig 经 Fc 段与各种细胞表面的 Fc 受体结合，发挥调理吞噬、黏附、介导 ADCC 及超敏反应等。③穿过胎盘：IgG 可穿过胎盘进入胎儿体内。④免疫调节：抗体对免疫应答具有正、负两方面的调节作用。
3. 单克隆抗体技术的基本原理为：小鼠骨髓瘤细胞在体内外适当条件下可无限增殖，但不能分泌抗体；抗原免疫后的小鼠脾细胞（B 细胞）能产生特异性抗体，但在体外不能无限增殖。将上述骨髓瘤细胞与免疫脾细胞在体外通过一定方法融合后，在含次黄嘌呤（H）、氨基蝶呤（A）和胸腺嘧啶核苷（T）的 HAT 选择性培养基中培养，未融合的免疫脾细胞（B 细胞）因不能在体外存活而死亡，未融合的骨髓瘤细胞因其 DNA 合成主要途径被氨基蝶呤阻断，同时又因缺乏次黄嘌呤鸟嘌呤磷酸核糖转移酶（HGPRT），不能利用次黄嘌呤完成 DNA 的合成过程而死亡。融合成功的杂交瘤细胞可从免疫脾细胞中获得 HGPRT，具有两个亲代细胞的特性，因此能在 HAT 培养基中存活和增殖。融合的杂交瘤细胞经筛选和克隆化，可获得能够产生某种特异性抗体的杂交瘤细胞，并可制备大量单克隆抗体。
4. 细菌特异性的 IgG（特别是 IgG1 和 IgG3）以其 Fab 段与相应细菌的抗原表位结合，以其 Fc 段与巨噬细胞或中性粒细胞表面的 FcγR 结合，通过 IgG 的"桥联"作用，促进吞噬细胞对细菌的吞噬。这是抗体发挥抗感染的重要机制之一。
5. SIgA 为二聚体，每一个 SIgA 分子含有两个单体 IgA、一条 J 链和一个分泌片。单体 IgA 和 J 链均由呼吸道、胃肠道和泌尿生殖道黏膜固有层的浆细胞产生。而分泌片由黏膜上皮细胞产生，结合分泌片后的 SIgA 不易被酶解，有助于 SIgA 在黏膜表面及外分泌液中保持抗体活性。SIgA 合成和分泌的部位在肠道、呼吸道、乳腺、唾液腺和泪腺，因此主要存在于胃肠道和支气管分泌液、初乳、唾液和泪液中。SIgA 是外分泌液中的主要抗体，参与黏膜局部免疫，通过与相应病原微生物（细菌、病毒等）结合，阻止病原体黏附到细胞表面，从而在局部抗感染中发挥重要作用，是机体抗感染的“边防军”。SIgA 在黏膜表面也有中和毒素的作用。新生儿易患呼吸道、胃肠道感染可能与 IgA 合成不足有关。婴儿可从母亲初乳中获得 SIgA，是重要的自然被动免疫。

五、病例分析题

1. E

[**解析**] 患者为Ⅰ型超敏反应，其血清中检测到的主要为 IgE 增高。

2. ACDE

[**解析**] Ⅰ型超敏反应的发病机制主要是偏向 Th2 型应答，产生过多 IgE 抗体。注射人源化抗 IgE 单抗可以拮抗 IgE 的作用；注射 sIL－4R 阻断 IL－4 的作用，促进 Th1 型应答；IL－12 与变应原共同使用及变应原基因制成 DNA 疫苗使用，都促使免疫应答向 Th1 转化。

（王芙艳）

第五章　补体系统

【同步习题】

一、选择题

【A/型/题】

1. 关于补体系统描述正确的是
A. 属于固有免疫系统成分，不参与特异性免疫应答的一组蛋白质
B. 本身具有酶活性，不需要活化
C. 是一组耐热蛋白质
D. 包括30余种可溶性蛋白和膜结合蛋白
E. 与炎症反应无关

2. 关于补体的叙述错误的是
A. 存在于人或动物血清中
B. 正常生理状态下补体含量相对稳定
C. 有三条激活途径
D. 能溶解细菌
E. 只在初次感染中发挥作用

3. 补体的固有成分不包括
A. C1q和C2　　B. MBL和C3
C. MASP和备解素　　D. B因子和D因子
E. H因子和I因子

4. 补体三条激活途径的共同末端通路是
A. 合成阶段　　B. 识别阶段
C. 活化阶段　　D. 膜攻击阶段
E. 降解阶段

5. 补体经典激活途径的活化顺序是
A. C1-C2-C3-C4-C5-C6-C7-C8-C9
B. C1-C2-C4-C3-C5-C6-C7-C8-C9
C. C2-C1-C3-C4-C5-C6-C7-C8-C9
D. C4-C1-C3-C2-C5-C6-C7-C8-C9
E. C1-C4-C2-C3-C5-C6-C7-C8-C9

6. 参与补体三条激活途径的共同成分是
A. C1　　B. C3
C. C4　　D. B因子
E. MBL

7. 补体系统激活后最终形成的MAC是
A. C56789n　　B. C5a6789n
C. C5b6789n　　D. C6b789n
E. C6789n

8. 补体替代途径的激活从下列哪一成分开始
A. C1　　B. C2
C. C3　　D. C4
E. C5

9. 能抑制补体激活途径中C3转化酶形成的物质是
A. B因子　　B. MAC
C. C8bp　　D. I因子
E. P因子

10. 能抑制MAC形成的补体调节蛋白是
A. C1INH　　B. CR1
C. MCP　　D. I因子
E. CD59

11. 参与免疫黏附作用的补体裂解片段是
A. C2a　　B. C3a
C. C3b　　D. C5a
E. C5b

12. 有关补体介导的细胞毒作用的意义，描述错误的是
A. 参与抗细菌感染
B. 参与抗病毒（有包膜病毒，如流感病毒等）感染
C. 参与抗寄生虫感染
D. 引起机体自身细胞溶解，导致组织损伤
E. 引起癌变

13. 下列哪一种补体裂解产物可固定于细菌或其他颗粒性物质表面
A. C2b　　B. C3a
C. C3b　　D. C4a
E. C5a

14. 被称为过敏毒素的补体裂解片段是
A. C3a和C5a　　B. C3a和C5b
C. C3b和C5a　　D. C3b和C5b
E. C2a和C5a

15. 关于补体的激活描述错误的是
A. 补体的激活途径有经典途径、替代途径和MBL途径
B. 补体经典激活途径由Ag-Ab复合物结合至C1q启动激活

C. 补体替代激活途径由病原微生物直接结合 C1 启动激活

D. 补体 MBL 激活途径由 MBL 结合至细菌表面启动激活

E. 无论补体通过哪条途径激活，其最终的效应是一样的

16. 下列哪种补体成分与 C3 转化酶的形成无关
A. C2　B. C3
C. C4　D. C5
E. B 因子

17. 补体系统激活后可以介导
A. 诱导免疫耐受
B. 抑制变态反应
C. 结合细胞毒性 T 细胞
D. 启动抗体的类别转换
E. 裂解细菌

18. 经典途径中，激活补体能力最强的免疫球蛋白是
A. IgG　B. IgA
C. IgD　D. IgM
E. IgE

19. 补体激活的替代途径与下列哪种作用无关
A. 过敏毒素产生
B. 膜攻击复合物形成
C. C3 裂解为 C3a 和 C3b
D. C4 裂解为 C4a 和 C4b
E. C5 裂解为 C5a 和 C5b

20. 能刺激肥大细胞脱颗粒、释放组胺的补体裂解产物是
A. C3a　B. C3b
C. C5b　D. C4b
E. C2a

21. 通过自行衰变阻断补体级联反应的补体片段是
A. C2b　B. C3a
C. C3d　D. C4b
E. C5a

22. 能抑制 C1r 和 C1s 酶活性的物质是
A. C8bp　B. DAF
C. C1INH　D. S 蛋白
E. C4bp

23. 具有激肽样作用的补体裂解产物是
A. C2b　B. C3b
C. C4b　D. C4a
E. C5a

24. 能介导调理作用的补体裂解片段是
A. C2a　B. C3a
C. C3b　D. C4a
E. C5b

25. 酶解 C4 和 C2 的是
A. $C\overline{3bBb}$　B. $C\overline{1s}$
C. $C\overline{4b2a}$　D. $C\overline{4b2a3b}$
E. $C\overline{567}$

26. 一名 3 岁男童肺炎反复发作数次，每次均分离并鉴定出肺炎链球菌。每次用青霉素治疗后，患者症状均明显改善。分析认为该患者可能存在免疫缺陷。进一步检查发现该患者血清抗体水平正常，但血清中某些补体成分水平偏低。最常见的是下列哪种补体成分的缺失
A. C1　B. C2
C. C3　D. C4
E. C5

27. 一名两岁男孩因黏膜炎症，尤其是嘴唇部位疼痛并反复发作而被其母亲带到儿科就诊。患儿母亲描述其家族前几代人均有类似症状。医生怀疑该患者患有遗传性血管神经性水肿。下列哪项实验室检查结果最能支持该医生的诊断
A. 血清中 C3 含量降低
B. 血清中 C4 含量降低
C. 血清中 C5 含量降低
D. 血清中 C1 含量升高
E. 血清中 C1、C4 和 C2 含量升高

28. 男，41 岁，陕西西安人，10 年前被诊断患有贫血。最近感觉全身乏力，肚子疼，晨起尿液呈酱油色。到陕西省人民医院检查被确诊为阵发性夜间血红蛋白尿（PNH）。请问下列哪一项是其可能病因
A. 患者 IC 过多，C1 过度活化，MAC 形成失控，致细胞溶解加剧
B. 患者因菌血症使补体 MBL 途径激活过度，MAC 形成失控，致细胞溶解加剧
C. 补体调节蛋白缺乏，使 C3 转化酶及 MAC 形成失控，致细胞溶解加剧
D. 患者发生Ⅱ型超敏反应，自身抗体结合自身健康细胞致细胞溶解加剧
E. 患者发生Ⅳ型超敏反应，炎症反应持续时间过久，组织大面积溃烂

29. 一名年轻女性，2008 年 6 月突发上唇水肿，口服西替利嗪约 8 个小时水肿消退。后反复发作，舌根及喉头亦水肿，甚至呼吸吞咽困难，每次急诊输地塞米松治疗几小时后恢复。医生怀疑其患有补体缺

陷病。请问该患者最可能缺乏下列哪项补体成分

A. C1 抑制物　　B. C2

C. C8 结合蛋白　　D. I 因子

E. P 因子

30. 机体对补体系统活化存在着精细的调控机制，补体异常活化可导致炎症及自身免疫病等。因此临床多采用抑制补体异常活化策略治疗相关疾病，下列治疗策略中不合理的是

A. 用补体调节蛋白（如 C1INH、CR1、DAF、MCP 等）控制补体系统激活

B. 用阻断性抗体（如抗 C5、C5a 抗体）抑制补体激活或中和相应补体片段活性

C. 用补体受体拮抗剂（如 C5aR 拮抗剂）阻断相应受体活化

D. 用 MBL 类似物加速补体的消耗

E. 用补体阻断性多肽抑制某些补体成分的功能

31. 近年研究发现，补体激活的产物或肿瘤细胞表面高表达的补体调节蛋白，可通过不同的机制介导肿瘤免疫逃逸，促进肿瘤的生长。以下抗肿瘤干预策略中不合理的是

A. 使用特异性抗体封闭肿瘤细胞表面补体调节蛋白

B. 同时使用抗瘤抗体和针对肿瘤所表达补体调节蛋白的单克隆抗体

C. 将 CD59 基因转入肿瘤细胞，提高 CD59 在肿瘤细胞表面的表达

D. 使用抗肿瘤抗体的同时应用补体调节蛋白模拟分子

E. 应用某些细胞因子下调补体调节蛋白表达

32. 患者，男，23 岁，右足拇趾跌伤化脓数天，畏寒发烧两天，局部疼痛加剧到医院就诊。实验室检查发现感染部位大量中性粒细胞渗入。试问下列哪个补体成分能趋化中性粒细胞至感染部位

A. C1q　　B. C2a

C. C3b　　D. C4b

E. C5a

33. 患者，女，10 岁，不明原因出现流涕、咳嗽、咽痛、发烧，全身不适，查体发现典型的疱疹性咽峡炎，初步诊断为柯萨奇病毒感染。病原体感染后期会产生特异性抗体，触发补体经典激活途径，与旁路激活途径协同作用，形成更为有效的抗感染防御机制。在补体的经典激活途径中，没有被裂解的组分是

A. C2　　B. C3

C. C4　　D. C5

E. C6

34. 患者，女，32 岁，2 年前出现关节疼痛，未予重视，继发出现眼睑水肿、脱发，记忆减退等症状，门诊检查尿蛋白（+），初步诊断为肾炎，入院进一步检查抗 DNA 抗体阳性，狼疮带试验阳性，肾活检阳性，sm 抗体阳性，诊断为狼疮性肾病。狼疮性肾病发病与免疫复合物形成、免疫细胞和细胞因子等免疫异常有关。免疫复合物在激活补体过程中产生多种补体活性片段，可介导多种生物学效应。下列哪项生物学作用是补体活性片断所不具备的

A. 调理作用　　B. 炎症介质作用

C. 中和作用　　D. 免疫调节作用

E. 清除免疫复合物作用

35. 患者，男，55 岁，因反复上腹痛 2 年，加重 4 小时，急诊入院。入院次日晨体温上升至 39℃，血压 80/50mmHg，右上腹压痛明显。医院诊断为重症急性胆囊炎并脓毒性休克，立即在全麻下行胆囊切除术，并积极抗休克治疗。该患者胆汁培养为嗜水气单胞杆菌阳性。补体异常激活参与脓毒性休克的发生和发展，能触发肥大细胞或嗜碱性粒细胞脱颗粒，从而介导炎症反应的补体裂解片段是

A. C3a 和 C5a　　B. C3a 和 C5b

C. C3b 和 C5a　　D. C3b 和 C5b

E. C4a 和 C4 b

36. 患者，男，48 岁，2 个月前无明显诱因出现反复右鼻出血，每次量不多，可自行停止，近 3～4 天，吸鼻有涕中带血，门诊鼻咽纤维喉镜检查发现鼻咽肿物。入院行穿刺活检，病理诊断为鼻咽癌。EB 病毒与鼻咽癌、淋巴瘤的发生有关。EB 病毒相关标志物的检测有助于鼻咽癌的早期诊断。试问 EB 病毒可借助下列哪个补体成分入侵细胞

A. CR1　　B. CR2

C. MCP　　D. DAF

E. MIRL

37. 患者，女，22 岁，1 周前出现发热，咳嗽等呼吸道症状。而后 3 天皮肤出现红色斑丘疹、颊黏膜上有麻疹黏膜斑并出现 40℃高热，入院诊断为麻疹，经治疗 4 天后皮疹开始消退。请问麻疹病毒可借助下列哪个补体成分入侵细胞

A. CR1　　B. CR2

C. MCP　　D. DAF

E. MIRL

38. 柯萨奇病毒是一种肠病毒，分为 A 和 B 两类，A 型病毒感染儿童多见，感染潜伏期 1～3 天，上呼吸道感染，起病急，流涕、咳嗽、咽痛、发烧，全身不适，典型症状为疱疹性咽峡炎。B 型感染引起特征性传染性胸肋痛即所谓 Bornholm’s 病。可合并脑膜脑炎、心肌炎、肝炎、溶血性贫血和肺炎。柯萨奇病毒可借助下列哪个补体成分入侵细胞
A. CR1　　B. CR2
C. MCP　　D. DAF
E. MIRL
39. 患者，女，32 岁，1 周前出现尿频、尿急、尿痛等症状。门诊检查尿常规白细胞升高，为尿路感染。尿路感染常见于大肠埃希菌引起，大肠埃希菌可借助下列哪个补体成分入侵细胞
A. CR1　　B. CR2
C. MCP　　D. DAF
E. MIRL
40. 患者，男，8 岁，玩耍时不慎被尖锐物刺伤手臂，未行处理，2 天后伤口周围肿胀发红，有触痛，中心开始化脓，在炎症灶中产生补体的主要细胞是
A. 中性粒细胞　　B. 巨噬细胞
C. 肥大细胞　　D. 树突状细胞
E. T 细胞
41. 患者，男，25 岁，1 周前因淋雨出现胃寒，发热，咳嗽，咳痰等症状。入院 X 线检查右肺上叶大片均匀致密影，伴有少量胸腔积液，诊断为大叶性肺炎。该患者机体在抗感染过程中，补体被激活发挥作用依次出现的激活途径是
A. 经典途径→MBL 途径→旁路途径
B. 旁路途径→经典途径→MBL 途径
C. 旁路途径→MBL 途径→经典途径
D. 经典途径→旁路途径→MBL 途径
E. MBL 途径→经典途径→旁路途径
42. 大叶性肺炎起病急，表现为突然高热、咳铁锈色痰、胸痛、食欲不振、疲乏、烦躁，病程 1 周后尚可听到湿性啰音。胸部 X 线片典型改变为一个肺叶或肺段的大片阴影，均匀致密，右上叶或左下叶最为多见，可伴有胸腔积液。多种细菌均可引起大叶肺炎，但绝大多数为肺炎链球菌。肺炎球菌感染时，补体活性片段发挥免疫效应的主要机制是
A. 清除免疫复合物　　B. ADCC
C. 调理作用　　D. 溶解细胞作用
E. 引起炎症反应
43. 患者，女，29 岁，怀孕 32 周早产，立即行剖宫产，术中出现大出血，紧急输血治疗，输入少量血液后患者出现寒战、高热、脸色苍白、烦躁不安、呼吸急迫、脉搏细速，立即停止输血，考虑发生溶血反应。血型不符输血后的溶血反应主要与补体的哪项生物功能有关
A. 免疫黏附作用　　B. ADCC
C. 调理作用　　D. 细胞毒作用
E. 炎症介质反应
44. 患者，女，60 岁，因声音嘶哑 1 天来医院就诊。患者约 30 年前起反复声音嘶哑、咽部异物感，偶伴呼吸困难及身体其他部位水肿，每年发作 6～7 次，每次持续 3～5 天。先后多家医院就诊，按喉部过敏性炎症给予激素治疗好转。询问病史，患者诉三代共 6 人有类似病情。根据病史考虑为遗传性血管神经性水肿，下列哪项能合理解释该患者的发病机制
A. C3b 产生过多　　B. C5b 产生过多
C. C2b 产生过多　　D. C3a 产生过多
E. MAC 产生过多
45. 患者，女，35 岁，反复发作四肢局限性皮下水肿。局部不痛、不痒，亦无明显潮红，一般持续 48～72 小时后自然缓解。偶有呼吸困难、声嘶、窒息，以及腹痛、腹泻、恶心、呕吐等症状。实验室检查 C1 抑制物（C1INH）缺陷，考虑诊断为
A. 遗传性血管神经性水肿
B. 阵发性夜间血红蛋白尿
C. 系统性红斑狼疮
D. 血清病
E. 毒性弥漫性甲状腺肿

【B/型/题】

A. 经典途径　　B. MBL 途径
C. 替代途径　　D. 经典途径和 MBL 途径
E. MBL 途径和替代途径
46. 不依赖抗体就能激活的补体激活途径是
47. 从 C3 开始的补体激活途径是

A. 经典途径　　B. MBL 途径
C. 替代途径　　D. 经典途径和 MBL 途径
E. MBL 途径和替代途径
48. 感染早期可被病原微生物直接激活的补体激活途径是
49. 在感染后期才能发挥作用的补体激活途径是

A. 经典途径
B. MBL 途径
C. 替代途径
D. 经典途径和 MBL 途径
E. MBL 途径和替代途径

50. 可形成$\overline{C4b2a}$型 C3 转化酶的补体激活途径是
51. 可形成$\overline{C3bBb}$型 C3 转化酶的补体激活途径是

A. C5aR　　B. CR4
C. CR3　　D. CR2
E. CR1

52. 在中性粒细胞和肥大细胞上均表达的补体受体是
53. 可在红细胞表面表达的补体受体是

A. B 因子　　B. H 因子
C. I 因子　　D. P 因子
E. CR1

54. 不属于补体调节蛋白的是
55. 对补体激活具有正调节作用的是

A. CR1　　B. CR2
C. MCP　　D. C1INH
E. DAF

56. 大肠埃希菌的受体是
57. 麻疹病毒的受体是
58. 柯萨奇病毒的受体是
59. EB 病毒的受体是

【X/型/题】

60. 关于补体系统的叙述，下列正确的是
A. 补体成分大多数以非活性的酶前体存在于血清中
B. 补体系统激活的三条途径均是酶的级联反应
C. 补体系统的激活具有放大效应
D. 补体系统在固有免疫和适应性免疫中均发挥作用
E. 激活的补体具有生理作用和病理作用

61. 补体系统激活过程的调节包括
A. 自行衰变的调节
B. C4bp 抑制 C4b 与 C2 结合
C. C8bp 抑制 MAC 形成
D. 正反馈途径的扩大效应
E. I 因子、H 因子在替代途径中起到重要的调节作用

62. 能通过替代途径激活补体的物质包括
A. 细菌脂多糖　　B. 酵母多糖
C. MBL　　D. 凝聚的 IgA
E. IgM

63. 能裂解 C3 的复合物包括
A. C5b～9　　B. MAC
C. $\overline{C3bBbP}$　　D. $\overline{C3bBb3b}$
E. $\overline{C4b2a}$

64. 能裂解 C5 的复合物包括
A. $\overline{C4b2a}$　　B. $\overline{C4b2a3b}$
C. $\overline{C3bBb}$　　D. $\overline{C3bBb3b}$
E. MAC

65. 可溶性补体调节蛋白包括
A. DAF　　B. CR1
C. C4bp　　D. H 因子
E. I 因子

66. C3b 的生物学效应包括
A. 细胞毒作用　　B. 激肽样作用
C. 免疫黏附作用　　D. 调理作用
E. 过敏毒素样作用

67. 补体系统的组成包括
A. 参与经典途径的 C1～C9
B. 参与替代途径的 B 因子、D 因子和 P 因子
C. 参与 MBL 途径的 MBL、丝氨酸蛋白酶
D. 补体调节蛋白 I 因子、H 因子和 C4bp 等
E. CR1、CR2、CR3 等补体受体

68. 补体的生物学作用包括
A. 溶细胞效应　　B. 调理作用
C. 炎症介质作用　　D. 免疫黏附作用
E. ADCC

69. 抑制 MAC 形成的补体调节因子包括
A. C4bp　　B. CD59
C. HRF　　D. C8bp
E. H 因子

70. 补体调节蛋白包括
A. I 因子　　B. D 因子
C. B 因子　　D. H 因子
E. 促衰变因子（DAF）

71. 能保护机体正常组织细胞免遭补体介导的损伤的分子是
A. B 因子　　B. MCP
C. CR1　　D. C8bp
E. CD59

72. C5b～9 的生物学活性包括
A. 细胞毒作用　　D. 调理作用
C. 免疫黏附作用　　D. 溶菌作用
E. 溶病毒作用

73. 关于补体替代激活途径的叙述，下列正确的是
 A. 激活物质是细菌的内毒素
 B. 可以识别自己与非己
 C. 替代激活途径在固有免疫中发挥作用
 D. 替代激活途径发挥效应比经典途径晚
 E. 是补体系统重要的放大机制
74. 关于膜攻击复合物的叙述，下列正确的是
 A. 是三种补体激活途径共同的末端效应
 B. S蛋白具有阻碍MAC形成的作用
 C. 其作用机制是使细胞膜穿孔
 D. HRF和CD59能保护正常组织细胞不受MAC攻击
 E. MAC由C5b～9组成
75. 补体激肽包括
 A. C2b B. C3a
 C. C4b D. C4a
 E. C5a
76. 被称为过敏毒素的补体裂解片段包括
 A. C2a B. C3a
 C. C3b D. C4a
 E. C5a
77. 能趋化中性粒细胞至炎症部位的补体裂解片段是
 A. C2a B. C3a
 C. C3b D. C4a
 E. C5a
78. C3a的生物学效应包括
 A. 细胞毒作用 B. 激肽样作用
 C. 免疫黏附作用 D. 趋化作用
 E. 过敏毒素样作用

二、名词解释

1. 补体系统（complement system）
2. 免疫黏附
3. 过敏毒素
4. 同源限制因子（homologous restriction factor，HRF）
5. 膜攻击复合物（membrane attack complex，MAC）
6. 甘露糖结合凝集素（mannose-binding lectin，MBL）

三、填空题

1. 补体系统由________、________和________三部分组成。
2. 补体系统的激活有________、________和________三条途径。
3. 参与经典激活途径的补体固有成分包括________、________、________、________和C5～C9。
4. 参与替代途径的补体固有成分包括______、______、______ 和C5～C9。
5. 参与MBL途径的补体固有成分包括______、______和C2～C9。
6. 具有激肽样作用的补体活性片段有______和______。
7. 被称为过敏毒素的补体活性片段有______、______和______。
8. 能趋化中性粒细胞至炎症部位的补体活性片段有______和______。

四、简答题

1. 试述补体系统的组成。
2. 试比较三条补体激活途径的主要差异。
3. 试述补体系统激活后发挥的生物学作用。
4. 列举体液中可溶性补体调节蛋白的名称及其功能。
5. 举例说明细胞表面有哪些补体调节蛋白能保护自身正常组织细胞免遭补体激活介导的损伤？并简述其作用机制。
6. 简述MAC的形成过程及其效应机制。

五、病例分析题

男，26岁，4天前无明显诱因出现手、脚和脸部水肿，并伴有声音嘶哑、吸气性呼吸困难而来到医院就诊。无发热，皮肤无瘙痒。既往无过敏史，最近无传染病感染情况。患者近15年来反复出现类似病情，有时伴发腹痛、恶心、呕吐，每次持续36小时左右，每年发作6～7次。患者自述其父亲和姐姐有类似反复发作病史。

体格检查：发育正常，营养良好，全身浅表淋巴结无肿大，心肺肝肾检查未见异常。眼睑、口唇和手背轻度水肿，压之无凹陷。间接喉镜检查显示喉部水肿。

实验室检查：血细胞计数正常，血浆C4为0.076g/L（参考值为0.2～0.5g/L），C1INH为29%（参考值为70%～130%）。尿液分析及肝肾功能均正常。

问题1. 考虑什么诊断？

问题2. 该疾病的发生机制是什么？其主要临床特征是什么？

问题3. 为何患者血浆C4减少？

问题4. 补体系统有哪些成分可引起血管扩张而导致局部非凹陷水肿？

【参考答案及解析】

一、选择题

【A/型/题】

1. D

[解析] 补体系统包括 30 余种组分，其广泛存在于血清、组织液和细胞膜表面。补体不耐热，56℃持续 30 分钟即失去活性，血浆中的补体成分在被激活前无生物学功能，激活后所形成的活化产物具有调理吞噬、溶解细胞、介导炎症、和清除免疫复合物等生物学功能，补体不仅是机体固有免疫防御的重要部分，也是适应性免疫中抗体发挥免疫效应的主要机制之一。

2. E

[解析] 补体经典激活途径的启动有赖于特异性抗体产生，故该途径在感染后期（或恢复期）才能发挥作用，并参与抵御相同病原体再次感染机体。

3. E

[解析] 补体固有成分存在于血浆、组织液等体液中，参与补体级联酶促反应，包括：①经典激活途径的 Clq、C1r、Cls、C2、C4；②替代激活途径的 B 因子、D 因子、备解素；③甘露糖结合凝集素激活途径的 MBL、MBL 相关丝氨酸蛋白酶（MASP）；④三条补体激活途径共有的成分 C3、C5～C9。H 因子和 I 因子属于补体调节蛋白，不属于补体固有成分。

4. D

[解析] 补体三条激活途径的起始激活物和激活过程各不相同，但三条激活途径有共同末端通路，即最终均形成膜攻击复合物，介导靶细胞破裂死亡。

5. E

[解析] 补体经典激活途径是指激活物与 C1q 结合，顺序活化 C1r、C1s、C4、C2、C3，形成 C3 转化酶与 C5 转化酶的级联酶促反应过程，并最终形成膜攻击复合物（MAC）。

6. B

[解析] C3 是补体三条激活途径的共同成分，C1 和 C4 参与补体激活的经典途径，B 因子参与补体激活的替代途径，MBL 参与补体激活的 MBL 途径。

7. C

[解析] 补体通过三条激活途径激活，最终都会形成 C5 转化酶，后者可将 C5 裂解成 C5a 和 C5b。C5b 结合于细胞表面，依次与 C6、C7 结合为 C5b67 复合物并插入脂质双层膜中，然后与 C8 结合为 C5b678，继而与 12～18 个 C9 分子结合为 C5b6789n 巨分子复合体，即膜攻击复合物（MAC）。

8. C

[解析] 补体替代途径的激活从 C3 分子开始，具体过程为：血清 C3 受蛋白酶等作用可发生缓慢而持久的水解，产生低水平 C3b。自发产生的 C3b 绝大多数在液相中快速灭活，少数可与附近的膜表面结构共价结合，膜表面结构不同，产生不同的结果。结合于“激活物”表面的 C3b，可与 B 因子结合，B 因子被 D 因子裂解为 Ba 和 Bb，Bb 与 C3b 结合为 $\overline{C3bBb}$（即替代途径的 C3 转化酶），导致补体系统通过替代途径活化。

9. D

[解析] I 因子是一种血浆蛋白，可在其他因子的辅助下裂解 C3b 和 C4b，从而抑制 C3 转化酶或阻断 C3 转化酶的形成。

10. E

[解析] C1INH（C1 抑制物）、CR1（补体受体 1）、MCP（膜辅因子蛋白）、I 因子四种蛋白主要调控 C3 转化酶和 C5 转化酶的形成。CD59（膜反应溶解抑制物 MIRL）可抑制 MAC 的形成。

11. C

[解析] C3b 与免疫复合物结合，同时与红细胞、血小板表面的 CR1 结合，从而将免疫复合物运送至肝脏和脾脏被巨噬细胞吞噬、清除，此作用被称为免疫黏附。

12. E

[解析] 补体介导的细胞毒作用是指补体系统激活后，最终在靶细胞表面形成 MAC，从而使细胞内外渗透压失衡，导致细胞溶破的现象。该效应的意义为：参与宿主抗细菌（主要是 G^- 细菌）、抗病毒及抗寄生虫感染等防御机制；参与机体抗肿瘤免疫效应机制；某些病理情况下引起机体自身细胞破坏，导致组织损伤与疾病（如血型不符输血后的溶血反应以及自身免疫病）；但不引起细胞癌变。

13. C

[解析] 补体激活过程中产生的 C3b、C4b 和 iC3b 等片段可直接结合于细菌或其他颗粒性物质表面，通过与吞噬细胞表面补体受体结合而促进吞噬细胞的吞噬作

用，从而发挥补体的调理作用。

14. A

[解析] C3a、C4a 和 C5a 被称为过敏毒素，它们可与肥大细胞或嗜碱性粒细胞表面相应补体受体结合，使其脱颗粒，释放组胺和其他血管活性介质，引起血管扩张、毛细血管通透性增强、支气管痉挛和平滑肌收缩等过敏体征。

15. C

[解析] 补体替代激活途径不依赖于抗体，而由微生物或外源异物直接激活 C3，在 B 因子、D 因子和备解素参与下，形成 C3 转化酶和 C5 转化酶，启动级联酶促反应过程。

16. D

[解析]C5 主要参与 MAC（C5b6789n 复合物）的形成，与 C3 转化酶（$\overline{C4b2a}$及 $\overline{C3bBb}$复合物）的形成无关。

17. E

[解析] 补体系统激活后在细菌和靶细胞膜上形成 MAC，可使细菌及病原微生物等各种靶细胞裂解。

18. D

[解析] 经典途径的激活条件为 C1q 与免疫复合物中 IgG 和 IgM 分子暴露的 2 个或 2 个以上的补体 C1q 结合位点发生结合，方能被变构激活。分泌型 IgM 为五聚体，一个 IgM 分子含有 5 个与补体结合的位点，比其他类别 Ig 更易激活补体，是激活补体能力最强的免疫球蛋白。

19. D

[解析] 补体激活的替代途径由微生物或外源异物直接激活 C3，由 B 因子、D 因子和备解素 P 参与，形成 C3 转化酶和 C5 转化酶，最终形成膜攻击复合物 MAC；在活化过程中可以形成裂解片段 C3a 和 C5a，被称为过敏毒素。C4 裂解为 C4a 和 C4b 是经典途径的作用，与替代途径无关。

20. A

[解析] 参见第 14 题解析。

21. D

[解析] 某些补体成分及其中间产物极不稳定，易自发衰变，这成为补体酶促反应中的重要自限因素之一。C4b 和 C2a 自行衰变使 C3 转化酶（$\overline{C4b2a}$）合成受阻，进而无法有效裂解 C3 并抑制其后续一系列酶促反应的进程。

22. C

[解析] C1INH 即 C1 抑制物，可与 C1 或 MASP 结合，使其失去裂解 C4 和 C2 的活性，从而抑制 C3 转化酶（$\overline{C4b2a}$）的形成。

23. A

[解析] C2b、C3a 具有激肽样作用，可增强血管壁通透性，造成炎性渗出和水肿。

24. C

[解析] 参见第 13 题解析。

25. B

[解析] 补体经典激活途径中，当 Clq 与免疫复合物中 2 个或 2 个以上抗体分子 Fc 段结合后，构型即发生改变，导致 Clr 被裂解活化，活化的 Clr 可激活 Cls 的丝氨酸蛋白酶活性，可依次裂解 C4 和 C2。

26. C

[解析] C3 是含量最高的补体成分，也是三条补体激活途径共同的关键成分。C3 缺陷导致补体活化异常，因而 C3 缺陷患者对化脓性有荚膜细菌（如金黄色葡萄球菌、肺炎球菌及奈瑟球菌）易感，常反复发生肺炎、菌血症和脑膜炎。

27. B

[解析] 遗传性血管神经性水肿主要由 C1INH 缺陷所致。ClINH 缺陷导致 C1 活化失控，C4 和 C2 裂解增多，因而血清中 C2 和 C4 均降低。

28. C

[解析] 阵发性夜间血红蛋白尿（PNH）是由于一种或多种 GPI 锚连蛋白（如补体调节蛋白 DAF 或 CD59）缺乏，使 C3 转化酶及 MAC 形成失控，导致细胞膜失去保护，易遭补体攻击而破坏。

29. A

[解析] 该患者很可能患有遗传性血管神经性水肿（HAE），该疾病由 C1 抑制物（C1INH）缺陷所致。ClINH 缺乏时，导致 C2 被过度活化，机体血液中 C2b 异常增高，C2b 为补体激肽，增强了血管通透性；凝血、激肽和纤溶系统亦失控，凝血因子Ⅻ和纤溶系统异常激活，激肽系统活化，产生激肽，使小血管扩张、毛细血管和微静脉通透性增高，导致水肿。临床特征为反复发作的局限性皮肤和黏膜水肿，可累及全身各部位，常见皮下水肿和胃肠道水肿所致消化道症状，若喉头水肿可引起窒息死亡。

30. D

[解析] 抑制补体异常活化以治疗相关疾病的基本策略为：①用补体调节蛋白（如 C1INH、CR1、DAF、MCP、CD59）控制补体系统激活；②用阻断性抗体（如抗 C5、C5a 抗体）抑制补体激活或中和相应补体片段的活性；③用补体受体拮抗剂（如 C5aR 拮抗剂）阻断相应受体活化；④用补体阻断性多肽抑制某些补体成分的功

能。MBL 即甘露聚糖结合凝集素，它的类似物不能加速补体的消耗。

31. C

[解析] 补体调节蛋白相关的抗肿瘤干预策略有：①使用特异性抗体封闭肿瘤细胞表面补体调节蛋白，提高肿瘤对补体攻击的敏感性；②同时使用抗瘤抗体和针对肿瘤所表达补体调节蛋白的单克隆抗体，有效抑制肿瘤生长；③抗 CD20 抗体（Rituximab ）用于治疗非霍奇金淋巴瘤，联合应用抗 DAF 或 CD59 抗体可增强肿瘤细胞对 Rituximab 的反应性；④使用抗肿瘤抗体的同时应用补体调节蛋白模拟分子（如 DAF 独特型抗体），可诱导抗补体调节蛋白抗体生成，使肿瘤细胞表面补体调节蛋白表达降低甚至消失，从而提高肿瘤对补体攻击的敏感性；⑤应用某些细胞因子下调补体调节蛋白表达。

32. E

[解析] C5a 对中性粒细胞有很强的趋化活性，并可刺激中性粒细胞产生氧自由基、前列腺素和花生四烯酸等。

33. E

[解析] C6 在补体激活的经典途径中没有被裂解。

34. C

[解析] 抗体的可变区与抗原结合后具有中和作用，补体活性片段不能发挥中和作用。

35. A

[解析] C3a 和 C5a 被称为过敏毒素，它们可与肥大细胞或嗜碱粒细胞表面 C3aR 和 C5aR 结合，触发靶细胞脱颗粒，释放组胺和其他血管活性介质，介导局部炎症反应，从而直接、间接导致组织损伤。补体的异常激活与多种炎症性疾病相关，如肾炎、全身炎症、严重创伤和烧伤等。

36. B

[解析] EB 病毒以 CR2（CD21）为受体入侵细胞。

37. C

[解析] 麻疹病毒以 MCP 为受体入侵细胞。

38. D

[解析] 柯萨奇病毒以 DAF 为受体入侵细胞。

39. D

[解析] 大肠埃希菌以 DAF 为受体入侵细胞。

40. B

[解析] 在组织中，尤其是炎症灶中，巨噬细胞是补体的主要来源。

41. C

[解析] 在抗感染过程中，补体发挥作用依次出现的途径是：旁路途径→MBL 途径→经典途径。

42. C

[解析] 肺炎球菌感染时，补体激活产生的 C3b、C4b、iC3b 等片段直接结合于细菌表面，通过与吞噬细胞表面相应补体受体结合而促进吞噬细胞对其吞噬，即补体的调理作用。

43. D

[解析] 血型不符输血后的溶血反应主要是由于补体通过经典途径激活后在红细胞膜上形成 MAC 使红细胞裂解所致，即补体的细胞毒作用。

44. C　45. A

[解析] 当机体先天缺乏 C1INH 时，C2 被过度活化，机体血液中 C2b 异常增高，C2b 为补体激肽，增强了血管通透性，继而出现以黏膜下水肿为主要表现的遗传性血管神经性水肿病症。

【B/型/题】

46. E　47. C

[解析] 经典途径的激活物主要是与抗原结合的 IgG、IgM 分子。替代途径激活不依赖于抗体，而由微生物或外源异物直接激活 C3 启动。MBL 途径是血浆中甘露糖结合凝集素等直接识别病原体表面糖结构而启动的补体激活途径。

48. E　49. A

[解析] 替代激活途径是由病原微生物直接激活 C3 启动的级联酶促反应过程，MBL 途径是血浆中甘露聚糖结合的凝集素或纤维胶原素等直接识别病原体表面糖结构而启动的级联酶促反应过程，这两条补体激活途径均在感染早期可被病原微生物直接激活。经典途径的激活物主要是与抗原结合的 IgG、IgM 分子，故主要在感染中晚期或二次感染中发挥作用。

50. D　51. E

[解析] 经典途径和 MBL 途径均可形成 $\overline{C4b2a}$型 C3 转化酶，MBL 途径和替代途径均可形成 $\overline{C3bBb}$型 C3 转化酶。

52. A　53. E

[解析] 中性粒细胞和肥大细胞上均表达 C5aR，与 C5a 结合后，能趋化中性粒细胞至炎症部位，或介导肥大细胞脱颗粒，诱发Ⅰ型超敏反应。红细胞表面表达的补体受体主要是 CR1，与 C3b 结合，介导免疫黏附作用。

54. A　55. D

[解析] B 因子是补体激活替代途径的固有成分，不属于补体调节蛋白。P 因子与 C3b、Bb 结合可稳定替代途经中 C3 转化酶，防止其被降解，故对替代途经具有

正调节作用。

56. E 57. C 58. E 59. B

［解析］大肠埃希菌和柯萨奇病毒以 DAF 为受体；麻疹病毒以 MCP 为受体；EB 病毒以 CR2 为受体。

【X/型/题】

60. ABCDE

［解析］人和脊椎动物的补体系统是由分布在血清、组织液和细胞膜表面的 30 余种蛋白质组分组成。生理状态下，多数补体呈非活化状态，一旦激活物发挥作用，补体系统会有序地被激活（级联酶促反应）。

61. ABCDE

［解析］补体系统具备精准的自我调节机制，包括补体自行衰变调节，及可溶性或膜结合补体调节蛋白的调节等。

62. ABD

［解析］替代途径的激活物质是由细菌、脂多糖、酵母多糖和凝聚的 IgG4 和 IgA 等，为补体替代途径的激活提供了保护性接触表面。

63. CE

［解析］$\overline{C3bBbP}$是替代途径的 C3 转化酶，$\overline{C4b2a}$是经典途径的 C3 转化酶，它们均可以裂解 C3 为 C3a 和 C3b。

64. BD

［解析］$\overline{C3bBb3b}$是替代途径的 C5 转化酶，$\overline{C4b2a3b}$是经典途径的 C5 转化酶，它们均可以裂解 C5 为 C5a 和 C5b。

65. CDE

［解析］C4bp、H 因子和 I 因子是可溶性补体调节蛋白，DAF 和 CR1 是膜结合补体调节蛋白。

66. CD

［解析］C3b 在抗原和吞噬细胞或红细胞之间起到桥梁作用。免疫复合物与 C3b 结合，C3b 再与吞噬细胞表面相应补体受体结合，从而促进吞噬细胞吞噬清除抗原，即调理作用；免疫复合物也能通过 C3b 与红细胞表面 CR1 结合，形成较大聚合物，有利于机体及时清除免疫复合物，此即免疫黏附作用。

67. ABCDE

［解析］补体系统包括：①补体固有成分，如经典激活途径的 Clq、C1r、Cls、C2、C4；替代激活途径的 B 因子、D 因子、备解素；甘露糖结合凝集素激活途径的 MBL、MBL 相关丝氨酸蛋白酶（MASP）；三条补体激活途径共有的成分 C3、C5～C9。②补体调节蛋白，如 H 因子、I 因子和 C4bp 等。③补体受体，如 CR1、CR2、CR3 等。

68. ABCD

［解析］补体系统的生物学作用主要有溶菌、溶病毒的细胞毒作用、免疫黏附作用、调理作用以及炎症介质作用。抗体分子能介导 ADCC 效应。

69. BCD

［解析］膜反应溶解抑制物（CD59）和 C8bp（又称 HRF，即同种限制因子）能抑制 MAC 的形成。

70. ADE

［解析］I 因子、H 因子和促衰变因子（DAF）属于补体调节蛋白，D 因子和 B 因子属于补体固有成分。

71. BCDE

［解析］膜辅因子蛋白（MCP）、补体受体 1（CR1）、C8 结合蛋白（C8bp）和膜反应溶解抑制物（CD59）均是膜结合补体调节蛋白，它们在血细胞和组织细胞分布广泛，主要防止机体在抗感染免疫进程中对自身正常组织细胞造成损伤。

72. ADE

［解析］C5b～9 是补体激活后在细菌和靶细胞膜上形成的终末产物，即膜攻击复合物，介导细胞溶解反应，发挥溶菌、溶病毒的细胞毒作用。

73. ABCE

［解析］替代途径激活物主要是某些细菌、脂多糖、酵母多糖和凝集的 IgG4 和 IgA 等，一旦替代途径的激活物出现时（也就是出现了“非己”），即为 C3b 提供了保护性接触面，使其免遭 H 因子和 I 因子的灭活，从而启动补体活化的替代途径，因而该途径可以识别自己与非己。替代途径补体激活过程中形成的 C3 转化酶 $\overline{C3bBb}$裂解 C3，新生的 C3b 结合至“激活物”表面，继之 B 因子与之结合并被 D 因子裂解，产生新的 $\overline{C3bBb}$，从而形成正反馈放大环路。替代途径是最早出现并发挥作用的激活途径，主要参与固有免疫应答。

74. ABCDE

［解析］膜攻击复合物三种补体激活途径共同的末端效应，由 C5b6789n 组成，能在靶细胞膜上形成穿通包膜的亲水性通道，并导致细胞溶破。HRF 和 CD59 是膜结合补体调节蛋白，能抑制 MAC 的形成，保护正常组织细胞不受 MAC 攻击。S 蛋白是可溶性补体调节蛋白，能干扰 C5b67 与细胞膜结合，从而阻碍 MAC 的形成。

75. AB

［解析］C2b、C3a 具有激肽样作用，即补体激肽，可增强血管壁通透性，造成炎性渗出和水肿。

76. BDE

［解析］C3a、C4a 和 C5a 被称为过敏毒素，它们可与肥大细胞或嗜碱性粒细胞表面相应补体受体结合，使

其脱颗粒，释放组胺和其他血管活性介质，引起血管扩张、毛细血管通透性增强、支气管痉挛和平滑肌收缩等过敏体征。

77. BE

［解析］C3a 和 C5a 能趋化吞噬细胞至炎症部位。

78. BDE

［解析］C3a 具有激肽样作用，增强血管壁通透性；还有过敏毒素样作用，使肥大细胞和嗜碱性粒细胞释放组胺等活性物质，引起过敏反应；C3a 还对中性粒细胞有趋化作用。

二、名词解释

1. 补体系统（complement system）包括分布在血清、组织液和细胞膜表面的 30 余种蛋白组分，是一个高度复杂、精密调控的生物反应系统。补体系统受激活物作用后，会有序地被激活（级联酶促反应），活化产物具有溶解细胞、调理吞噬、清除免疫复合物和介导炎症反应等生物学功能。
2. C3b 与免疫复合物（抗原抗体复合物）结合，再与红细胞表面的 CR 结合。这种免疫复合物黏附到细胞表面，形成较大聚合物的现象称为免疫黏附，这有利于机体及时清除免疫复合物，避免对机体造成损害。
3. C3a、C4a、和 C5a 能与肥大细胞、嗜碱性粒细胞表面相应受体结合，使其释放组胺等活性物质，引起血管扩张、毛细血管通透性增加、支气管痉挛和平滑肌收缩等过敏体征，故又称过敏毒素。
4. C8 结合蛋白（C8 binding protein，C8bp）表达于不同类型细胞表面，能与 C8 结合，抑制 C9 分子对 C8 的聚合，阻止膜攻击复合物（C5b6789）的形成，以维护周围正常自身组织细胞在补体激活时不被无辜溶解破坏。由于 C8bp 与 C8 分子的结合受种属特异性的限制，因此，也称其为同源限制因子。
5. 三条补体激活途径均形成了 C5 转化酶，裂解 C5，所产生的 C5b 附着于靶细胞或颗粒固相表面，并依次与 C6、C7、C8 结合，形成 C5b678 复合物牢固地嵌入靶细胞膜中，并与 12～18 个 C9 分子聚合为大分子复合体，此即膜攻击复合物（membrane attack complex，MAC）。MAC 在靶细胞膜上形成穿通胞膜的亲水性通道，可容许水、离子及可溶性小分子等此孔道自由流动，最终致细胞死亡。
6. 甘露糖结合凝集素（mannose-binding lectin，MBL）是一种存在于脊椎动物血清中的钙依赖性凝集素分子，可特异性与病原微生物表面的甘露糖结合，继而发生构象改变，致使与其相连的 MBL 相关丝氨酸蛋白酶（MASP）被激活，进而启动补体活化的 MBL 途径。

三、填空题

1. 补体固有成分；补体调节蛋白；补体受体
2. 经典途径；MBL 途径；替代途经
3. C1；C4；C2；C3
4. B 因子；D 因子；C3
5. MBL；MBL 相关丝氨酸蛋白酶
6. C2b；C3a
7. C3a；C4a；C5a
8. C3a；C5a

四、简答题

1. 补体系统由三部分组成：

（1）补体固有成分　存在于血浆、组织液等体液中，参与补体级联酶促反应，包括：①经典激活途径的 Clq、C1r、Cls、C2、C3、C4、C5、C6、C7、C8、C9；②旁路激活途径的 B 因子、D 因子、备解素 C3、C5、C6、C7、C8、C9；③甘露糖结合凝集素激活途径的 MBL、MBL 相关丝氨酸蛋白酶（MASP）、C2、C3、C4、C5、C6、C7、C8、C9。

（2）补体调节蛋白　存在于血浆中和细胞膜表面，参与补体调节、控制补体活化的强度和范围的可溶性或膜结合分子。如血浆中的 C1 抑制物（C1INH）、I 因子、H 因子、C4 结合蛋白（C4bp）、S 蛋白、过敏毒素灭活剂；存在于细胞膜表面的促衰变因子（DAF）、膜辅因子蛋白（MCP）、C8 结合蛋白（C8bp）、膜反应溶解抑制物（CD59）等。

（3）补体受体　存在于细胞膜表面、能与补体激活后的活性片段或补体调节蛋白相结合，进而发挥免疫学作用的受体分子。包括 CR1～CR5、C3aR、C4aR、C5aR 等。

2. 三条补体激活途径的主要差异如表所示：

	替代途径	MBL 途径	经典途径
激活物	微生物颗粒或异物	病原微生物表面的特殊糖结构	IC
初始补体成分	C3	MBL	C1q
参与成分	C3、C5～C9、B 因子、D 因子、P 因子	MBL、MASP1、MASP2、C2～C9	C1～C9
离子条件	Mg^{2+}	Ca^{2+}、Mg^{2+}	Ca^{2+}、Mg^{2+}
C3 转化酶	C $\overline{3bBb}$	C $\overline{4b2a}$	C $\overline{4b2a}$
C5 转化酶	C $\overline{3bBb3b}$	C $\overline{4b2a3b}$	C $\overline{4b2a3b}$
作用	参与固有免疫	参与固有免疫	参与特异性体液免疫
意义	早期抗感染	早期抗感染	感染中晚期或二次感染

3.（1）溶菌、溶病毒的细胞毒作用　补体系统激活后，最终在靶细胞表面形成 MAC，从而使细胞内外渗透压失衡，导致细胞裂解。

（2）免疫黏附作用　C3b 与免疫复合物（抗原抗体复合物）结合，再与红细胞表面的 CR 结合，这有利于机体及时清除免疫复合物，避免对机体造成损害。

（3）调理作用　C3b 与免疫复合物结合或直接结合于细菌或其他颗粒物质表面，通过与吞噬细胞表面相应补体受体结合而促进吞噬细胞识别清除抗原。

（4）炎症介质作用　补体活化过程中的裂解片段 C2b、C3a、C4a 和 C5a 有炎症介质作用，可调动机体免疫防御机制消灭病原微生物。其中 C2b、C3a 具有激肽样作用，可增强血管壁通透性，造成炎性渗出和水肿。当机体先天缺乏 C1INH 时，机体血液中 C2b 异常增高，出现以黏膜下水肿为主要表现的遗传性血管神经性水肿病症；C3a、C4a 和 C5a 具有过敏毒素作用，能与肥大细胞、嗜碱性粒细胞表面相应受体结合，使其释放组胺等活性物质，引起血管扩张、毛细血管通透性增加、支气管痉挛和平滑肌收缩等过敏体征；C3a 和 C5a 具有趋化作用，能趋化吞噬细胞至炎症部位，从而更高效吞噬并处理病原微生物。

4.（1）C1 抑制物（C1 inhibitor，C1INH）可与 C1 或 MASP 结合，使其失去裂解 C4 和 C2 的活性，从而抑制 C3 转化酶（$\overline{C4b2a}$）的形成。

（2）C4 结合蛋白（C4 binding protein，C4bp）能抢先与 C4b 结合，竞争性地抑制 C2 与 C4b 结合，进而阻止 C3 转化酶（$\overline{C4b2a}$）的形成。

（3）I 因子　裂解 C3b，因而阻止 C3 转化酶（$\overline{C3bBb}$）及 C5 转化酶（$\overline{C4b2a3b}$及 $\overline{C3bBb3b}$）的形成。

（4）H 因子　协助 I 因子裂解 C3b，并能竞争性的抑制 B 因子与 C3b 结合，还能阻止替代途径 C3 转化酶和 C5 转化酶的形成。

（5）S 蛋白　能干扰 C5b67 与细胞膜结合，从而阻止 MAC 的形成。

（6）过敏毒素灭活剂（anaphylatoxin inactivator，AI）可裂解游离的 C3a、C4a 和 C5a，使其过敏毒素的活性丧失。

5. 膜辅因子蛋白（membrane cofactor protein，MCP，CD46）能协助 I 因子裂解并灭活细胞表面的 C4b/C3b。

促衰变因子（decay-accelerating factor，DAF）能竞争性结合细胞膜上的 C4b/C3b，阻止 C3 转化酶（$\overline{C4b2a}$ 和 $\overline{C3bBb}$）的形成，并可促进已形成的 C3 转化酶解离。

补体受体 1（complement receptor 1，CR1）可阻止 C3 转化酶（$\overline{C4b2a}$ 和 $\overline{C3bBb}$）的形成，同时协助 I 因子裂解并灭活细胞表面的 C4b/C3b。

C8 结合蛋白（C8 binding protein，C8bp）又称同源限制因子（homologous restriction factor，HRF），能与 C8 结合，抑制 C9 分子对 C8 的聚合，阻止膜攻击复合物（C5b6789）的形成。

膜反应溶解抑制物（membrane inhibitor of reactive lysis，MIRL，CD59）可抑制膜攻击复合物在组织细胞表面的形成。

6. 三条补体激活途径均形成了 C5 转化酶，裂解 C5，所产生的 C5b 附着于靶细胞或颗粒固相表面，并依次与 C6、C7、C8 结合，形成 C5b678 复合物牢固地嵌入靶细胞膜中，并与 12～18 个 C9 分子聚合为大分子复合体，此即膜攻击复合物（membrane attack complex，MAC）。MAC 在靶细胞膜上形成穿通胞膜的亲水性通道，可容许水、离子及可溶性小分子等经此孔道自由流动。由于胞内胶体渗透压较胞外高，故大量水分内流，导致胞内渗透压降低、细胞逐渐肿胀并最终破裂；与此同时，致死性 Ca^{2+} 被动向细胞内渗入，最终致细胞死亡。

五、病例分析题

问题 1：考虑诊断为遗传性血管神经性水肿。

问题 2：该疾病是由于 C1 INH 缺陷所导致的。由于 C1 活化不受抑制，与 C4、C2 作用后产生的 C2b 具有激肽样作用，增强了血管通透性继而发生血管性炎性水肿。主要表现为皮肤和黏膜出现反复水肿，并常以消化道或呼吸道黏膜的血管性水肿为特征，严重者可因喉头水肿窒息而危及生命。

问题 3：C1 INH 缺陷而导致 C1 过度活化，因而导致 C4 被裂解，所以往往患者血浆中 C4 的水平降低。

问题 4：C2b、C3a 具有激肽样作用，可增强血管壁通透性，造成炎性渗出和水肿。

（王　洁）

第六章　细胞因子及其受体

【同步习题】

一、选择题

【A/型/题】

1. 关于细胞因子的叙述，错误的是
   A. 为小分子可溶性蛋白质
   B. 仅少量的细胞因子即可发挥显著的生物学作用
   C. 主要以内分泌方式发挥作用
   D. 相互调控呈网络性
   E. 半衰期较短
2. 诱导 Th0 细胞分化为 Th2 细胞的细胞因子是
   A. IL－1　　B. IL－2
   C. IL－3　　D. IL－4
   E. IL－5
3. IL－2、IL－4 和 IL－15 等细胞因子受体的共用亚单位是
   A. γ 链　　B. α 链
   C. β 链　　D. ξ 链
   E. δ 链
4. 下列哪组细胞因子具有趋化作用
   A. IL－1、IL－6　　B. IL－8、MCP－1
   C. IFN、MCP－1　　D. IL－2、IL－8
   E. TNF、IL－4
5. 类风湿关节炎患者体内可检测到高水平的细胞因子是
   A. IL－2　　B. CSF
   C. TNF－α　　D. TGF－β
   E. IFN－γ
6. Th1 细胞通过产生哪种细胞因子抑制 Th2 细胞的活性
   A. IL－4　　B. IL－5
   C. IL－12　　D. IFN－γ
   E. TNF－α
7. Th2 细胞通过产生哪种细胞因子抑制 Th1 细胞的活性
   A. IL－4　　B. IFN－γ
   C. TNF－α　　D. IL－12
   E. IL－2
8. 具有免疫抑制作用，能抑制多种免疫细胞的生长和功能活性的细胞因子是
   A. SCF　　B. IL－8
   C. IFN－γ　　D. TGF－β
   E. TNF－α
9. 在 Ig 类别转换中，诱导产生 IgE 的细胞因子是
   A. IL－1　　B. IL－2
   C. IL－4　　D. IL－6
   E. TNF－α
10. 单核巨噬细胞产生的细胞因子不包括
   A. TNF－α　　B. IL－6
   C. IL－1　　D. IL－2
   E. IL－8
11. 能活化巨噬细胞的细胞因子是
   A. IL－4　　B. IFN－γ
   C. IL－10　　D. IL－5
   E. IL－7
12. 能上调巨噬细胞 MHC 分子表达的细胞因子是
   A. IL－4　　B. IFN－γ
   C. IL－10　　D. IL－5
   E. IL－7
13. 可刺激机体细胞产生抗病毒蛋白，干扰并抑制病毒的复制和感染扩散的细胞因子是
   A. Ⅰ型干扰素　　B. Ⅱ型干扰素
   C. 肿瘤坏死因子　　D. 白细胞介素
   E. 趋化因子
14. 能直接杀伤病毒感染细胞的细胞因子是
   A. IFN－α　　B. IFN－β
   C. IFN－γ　　D. TGF－β
   E. TNF－α
15. 肿瘤细胞通过分泌下列哪种细胞因子而实现免疫逃逸
   A. IL－2　　B. IL－1
   C. TNF－α　　D. IFN－γ
   E. TGF－β
16. 细胞因子的功能特点不包括
   A. 多效性　　B. 重叠性
   C. 协同性　　D. 拮抗性

E. 特异性

17. 能促进中性粒细胞增殖、分化和活化的细胞因子是

A. IL-4　　B. IL-7
C. IL-12　　D. G-CSF
E. EPO

18. 天然的特异性细胞因子抑制物是

A. IL-1Ra　　B. IL-2R
C. IL-4R　　D. IL-6R
E. IL-8R

19. 能促进单核/巨噬细胞分化和活化的细胞因子是

A. IL-4　　B. IL-7
C. IL-12　　D. G-CSF
E. M-CSF

20. 能刺激骨髓产生更多白细胞的是

A. IL-1 和 IL-2
B. IL-3 和 GM-CSF
C. IL-5 和 GM-CSF
D. IL-5 和 IL-11
E. IL-10 和 IL-13

21. DC 通过分泌哪种细胞因子诱导 Th0 细胞分化为 Th1 细胞

A. IL-2　　B. Il-3
C. IL-4　　D. IL-10
E. IL-12

22. IL-2Rγ链基因突变，会导致

A. 细胞免疫缺陷　　B. 补体功能缺陷
C. 体液免疫缺陷　　D. 吞噬功能缺陷
E. 细胞免疫和体液免疫均缺陷

23. 抗 TNF-α单抗（Gertolizumab，Adalimumab，Golimumab）可用于治疗

A. 类风湿关节炎　　B. 重症联合免疫缺陷病
C. 失血后贫血　　D. 哮喘
E. 皮肤溃疡

24. 能产生 IL-4、IL-5、IL-6 和 IL-10 的细胞是

A. Th1 细胞　　B. Th2 细胞
C. 巨噬细胞　　D. NK 细胞
E. B 细胞

25. 能产生 IL-2、IFN-γ 和 TNF-α的细胞是

A. Th1 细胞　　B. Th2 细胞
C. 巨噬细胞　　D. NK 细胞
E. B 细胞

26. 能产生 IL-2、IL-3 和 GM-CSF 的细胞是

A. Th1 细胞　　B. Th2 细胞
C. 巨噬细胞　　D. NK 细胞
E. B 细胞

27. 下列哪种细胞因子的单克隆抗体可以用于治疗Ⅰ型超敏反应

A. IL-1　　B. IL-2
C. IL-4　　D. IFN-γ
E. TNF-α

28. 一名年轻女性，为急性髓系白血病患者，经密集化疗后，症状得到缓解。因其复发风险较高，故在其症状第一次缓解时进行骨髓移植。下列哪个细胞因子与骨髓细胞一起移植，能有利于刺激移植干细胞向淋巴细胞分化

A. IL-1　　B. IL-2
C. IL-3　　D. IL-6
E. IL-7

29. 动物实验表明，给动物接种抗原后，在接种局部所产生的非特异性炎症有利于诱生针对该免疫原的保护性免疫。下列哪种物质与疫苗同时注射能趋化中性粒细胞浸润至抗原接种部位

A. C3b　　B. IgG
C. IL-8　　D. IL-2
E. TNF-α

30. 研究表明，麻风分枝杆菌感染机体后将发展为哪一型麻风病的免疫学机制取决于最初的抗原提呈方式以及机体免疫应答的个体差异。如果抗原识别初期诱生了 IL-4、IL-5、IL-6 和 IL-10 等细胞因子，则不能诱生保护性细胞免疫应答，很可能导致瘤型麻风。请问下列哪项特征能预测瘤型麻风的形成

A. 自身免疫
B. 肉芽肿
C. 高丙种球蛋白血症
D. 速发型超敏反应
E. 免疫缺陷

31. 女，50 岁，患严重类风湿关节炎，现用英夫利昔单抗（抗 TNF-α单克隆抗体）进行治疗。已有研究发现这种疗法能增加 $CD25^+$T 细胞的产生。据此请问该患者体内以下哪个指标含量会升高

A. IFN-γ　　B. IL-1
C. IL-2　　D. IL-4
E. IL-10

32. 一位 62 岁会计患实体瘤，化疗效果不佳。决定选用一项实验性治疗方法刺激患者自身免疫效应细胞以实现对肿瘤细胞的识别和杀伤。经进一步检查发现该肿瘤细胞没有 MHC Ⅰ类分子表达。请问该

肿瘤细胞在体外用下列哪种细胞因子处理后，再回输到患者体内可以刺激产生最有效的免疫反应

A. IFN－γ　　B. IL－2
C. IL－8　　D. IL－10
E. TNF－β

33. 一名 HIV 感染患者，在发病早期便出现 Th2 免疫应答偏移。当患者体内 $CD4^+T$ 细胞数为 $500/mm^3$ 时，下列哪种细胞因子在血清中的含量可能会增加

A. IFN－γ　　B. IL－1
C. IL－2　　D. IL－10
E. G－CSF

34. 一名 36 岁农民在几个不同的场合接触到了毒葛，发生了非常严重的皮肤损伤。一家制药公司正在通过重组 DNA 技术研发容易通过皮肤吸收的细胞因子制剂治疗这种皮肤损伤。下列哪种细胞因子通过局部给药能缓解该患者的皮肤损伤

A. IFN－γ　　B. IL－2
C. IL－3　　D. IL－8
E. IL－10

35. 一名来自津巴布韦的 6 岁男孩，因患晚期 Burkitt 淋巴瘤而被美国肿瘤中心接收治疗。经检测发现该患者肿瘤细胞表面缺乏 MHC Ⅰ抗原，注射下列哪种细胞因子的重组 DNA 到实体瘤中，可以增加瘤细胞对 CD8＋T 细胞介导的细胞毒效应的敏感性

A. IFN－γ　　B. IL－1
C. IL－17　　D. IL－10
E. TNF－α

36. 一位 8 岁男童患有急性淋巴细胞白血病，经化疗后出现发热且合并肺部感染。进一步检查发现该患者外周血中性粒细胞减少。请问可用下列哪组重组细胞因子药物结合抗生素进行有效治疗

A. G－CSF、GM－CSF　　B. TNF－α、IL－6
C. IFN－γ、LT　　D. IL－2、IL－6
E. TGF－β、IL－10

37. 一中年男性，近期发现其肛周出现菜花状赘生物。初步诊断为尖锐湿疣。进一步检查发现该患者有人乳头瘤病毒（HPV）感染。请问该患者可用下列哪种细胞因子进行辅助治疗

A. IL－1　　B. IL－6
C. IFN－γ　　D. IFN－α
E. IL－4

38. 小雅近三个月食欲不振、头晕，脸色差。经检查，最后医生诊断小雅患有慢性肾衰竭并导致了严重贫血。请问可用以下哪种重组细胞因子辅助治疗小雅的贫血

A. EPO　　B. TPO
C. EGF　　D. G－CSF
E. GM－CSF

39. 患者，女，45 岁，江苏泰州人，2011 年开始出现晨僵，怕风怕冷，遇冷则关节疼痛，并且双手关节肿胀。被诊断为类风湿关节炎。请问该患者体内下列哪组细胞因子水平可能会升高

A. LT 和 IFN－γ　　B. TNF－α和 IL－1
C. IL－6 和 IL－10　　D. IL－2 和 TGF－β
E. IL－4 和 IFN－α

40. 50 岁女患者，手指多个关节疼痛，关节肿胀，累及严重的关节已变形，有晨僵。患者实验室检测 RF－IgM 阳性，临床发现有原发性肾小球及肾小管间质性肾炎。患者治疗采用下列哪种单抗有利于病情缓解

A. 抗 IFN－γ　　B. 抗 IL－10
C. 抗 IL－2　　D. 抗 TNF－α
E. 抗 TGF－β

41. 一位 30 岁男性患者，反复发作口腔溃疡，自行使用药物后稍有缓解，但仍然反复发作，下列哪种细胞因子可用于治疗口腔溃疡

A. IL－2　　B. IL－7
C. CSF　　D. EGF
E. IFN－γ

42. 35 岁女性，双手 2、3、5 近端指间关节、双腕和双肘关节疼痛 1 年，伴晨僵 1 小时，双手 X 线片：双手骨质疏松，第 2 近端指间关节可见骨质破坏，考虑类风湿关节炎，患者体内可检测到高水平的细胞因子是

A. IL－2　　B. TNF－α
C. CSF　　D. EPO
E. IFN－γ

43. 男，40 岁，慢性肾衰竭患者，近一个月出现头晕、乏力，查体：贫血貌，考虑肾性贫血，可用于治疗慢性肾衰竭引起的贫血的细胞因子是

A. CSF　　B. EGF
C. TNF－α　　D. EPO
E. TPO

44. 女性，26 岁，患非髓性白血病，经过化疗后发现全身皮肤有出血点，伴牙龈出血，化验 plt 35×10^9，考虑为化疗后引起的血小板减少症，可用哪种重组细胞因子治疗

A. IL－2　　B. IFN－γ

C. IL－5　　D. IL－9
E. IL－11

45. 一位中年男性，最近半年出现乏力、食欲减退、恶心、厌油等症状，入院检查：肝大，肝功能异常，乙型肝炎表面抗原、e 抗原、核心抗体阳性，诊断为乙肝，下列哪种细胞因子可用于辅助治疗乙型病毒性肝炎
A. IL－1　　B. IL－6
C. IFN－γ　　D. IFN－α
E. IL－4

46. 中年女性，肿瘤患者，化疗后出现发热和口腔及肛周的疼痛，血生化检查白细胞及粒细胞减少，考虑为化疗导致粒细胞减少症，可用下列哪组重组细胞因子药物进行治疗
A. G－CSF、GM－CSF
B. TNF－α、IL－6
C. IFN－γ、LT
D. IL－3、IL－6
E. TGF－β、IL－10

47. 男，45 岁，为肺结核患者，抗结核治疗期间发现慢性肉芽肿，可用于治疗慢性肉芽肿的重组细胞因子药物是
A. IL－3　　B. IL－4
C. IL－6　　D. LT
E. IFN－γ

【B/型/题】

A. TNF－α　　B. IFN－γ
C. TGF－β　　D. CSF
E. EPO

48. 能诱导肿瘤细胞表达 MHC Ⅰ类分子，增强机体对肿瘤细胞免疫应答的细胞因子是
49. 多种肿瘤细胞分泌的可抑制机体免疫功能，与肿瘤逃逸有关的细胞因子是

A. IL－1　　B. IL－3
C. IL－4　　D. IL－5
E. IFN－γ

50. 促使 Ig 类别转换，合成 IgE 抗体的细胞因子是
51. 促使 Ig 类别转换，合成 IgA 抗体的细胞因子是

A. IL－3　　B. IL－4
C. IL－7　　D. IL－15
E. IFN－γ

52. 可诱导淋巴样祖细胞分化为 T、B 细胞的是
53. 可诱导单核细胞分化为树突状细胞的是

A. IL－1　　B. IL－8
C. IL－10　　D. IL－6
E. IFN－γ

54. 能上调抗原提呈细胞 MHC Ⅰ/Ⅱ类分子表达的细胞因子是
55. 可增强 NK 细胞杀伤病毒感染细胞的细胞因子是

A. IL－8　　B. FKN
C. LTN　　D. IL－11
E. MCP－1

56. 属于 CC 亚家族，对单核巨噬细胞有趋化作用的细胞因子是
57. 属于 CXC 亚家族，可趋化中性粒细胞到达炎症部位的细胞因子是

A. IL－8　　B. FKN
C. LTN　　D. IL－11
E. MCP－1

58. 属于 C 亚家族，可趋化 T/B 细胞和 NK 细胞的细胞因子是
59. 属于 CXXXC 亚家族，可趋化 T 细胞和 NK 细胞的细胞因子是

A. IL－2　　B. IL－3
C. EPO　　D. IL－11
E. IFN－γ

60. 可用于治疗慢性肾衰竭所致贫血的细胞因子是
61. 可用于治疗放、化疗所致血小板减少症的细胞因子是

【X/型/题】

62. 细胞因子分泌的特点是
A. 多细胞来源，一种细胞因子可由不同类型细胞产生
B. 短暂的自限性分泌
C. 以自分泌方式作用于产生细胞本身
D. 以旁分泌方式作用于邻近细胞
E. 以内分泌方式作用于远处靶细胞

63. 具有 IL－2R γ链结构的细胞因子受体是
A. IL－4R　　B. IL－7R

C. IL－9R　D. IL－11R
E. IL－15R

64. 具有下调免疫功能作用的细胞因子是
A. IL－10　B. TGF－β
C. IL－2　D. IFN－γ
E. TNF－α

65. 细胞因子的作用特点是
A. 不同种的细胞因子可有相同的生物学活性
B. 绝大多数细胞因子仅在局部发挥生物学作用
C. 与 CKR 结合后才发挥作用
D. 具有高效性
E. 以网络形式发挥作用

66. 可促进肝细胞生成急性期蛋白的细胞因子包括
A. IL－1　B. IL－2
C. IL－6　D. IFN－α
E. TNF－α

67. 细胞因子及其相关制剂对下述哪些疾病有治疗或预防价值
A. 感染性疾病　B. 肿瘤
C. 血小板减少症　D. 超敏反应
E. 自身免疫性疾病

68. IL－6R 可以归类于
A. 免疫球蛋白超家族
B. Ⅰ型细胞因子受体家族
C. Ⅱ型细胞因子受体家族
D. Ⅲ型细胞因子受体家族
E. 趋化因子受体家族

69. sCKR 的生物学功能是
A. 作为 CK 的运载体，增加局部 CK 的浓度
B. 作为膜受体的清除形式之一，使细胞对 CK 的反应性下降
C. sCKR 可与 mCKR 竞争性结合 CK，下调 CK 的效应
D. sCKR 与相应 CK 结合后，可以将细胞内信号传导至胞内
E. sCKR 可以是由细胞分泌而产生

70. 在类风湿关节炎（RA）患者的关节腔滑膜液中表达水平显著高于正常人的细胞因子是
A. IL－1　B. IL－6
C. IL－8　D. TNF－α
E. IL－10

71. 内毒素休克患者的病死率与其体内高水平 IL－1 有关，可能用于降低内毒素休克病死率的生物制剂包括
A. IL－10　B. 抗 IL－1 抗体
C. TGF－β　D. IL－1Ra
E. sIL－1R

72. 可增强 NK 细胞杀伤病毒感染细胞能力的 CK 是
A. IL－2　B. IL－12
C. IFN－γ　D. IL－15
E. CSF

73. 能有助于机体的早期抗细菌或抗病毒感染效应的细胞因子包括
A. IL－1　B. IL－4
C. IL－6　D. IFN－γ
E. TNF－α

74.. 下列有关 TNF－α的描述正确的是
A. 可直接杀伤肿瘤细胞
B. 可促进肝细胞生成急性期蛋白
C. 肿瘤细胞可分泌 TNF－α以帮助其抵抗凋亡
D. 能促进炎症反应
E. 脓毒症患者血样中 TNF－α水平明显升高

75. 有关细胞因子与肿瘤的描述，正确的是
A. 细胞因子总是有利于机体清除肿瘤细胞
B. TNF－α可直接杀伤肿瘤细胞
C. 骨髓瘤细胞能分泌 IL－6 并促进其自身的生长
D. IL－2 可增强 CTL 和 NK 细胞的杀瘤活性
E. IFN－γ可增强机体对肿瘤细胞的识别能力

76. 能促进 B 细胞分化增殖的细胞因子包括
A. IL－4　B. IL－5
C. IL－6　D. IL－10
E. IL－13

77. 下列有关 IFN－γ的描述正确的是
A. 可直接杀伤肿瘤细胞
B. 可上调抗原提呈细胞提呈抗原的能力
C. 可增强巨噬细胞的吞噬杀伤功能
D. 对 Th2 细胞的功能有抑制作用
E. 是 Th1 细胞重要的效应分子

二、名词解释

1. 细胞因子（cytokine）
2. 白细胞介素（interleukin，IL）
3. 肿瘤坏死因子（tumor necrosis factor ，TNF）
4. 干扰素（interferon，IFN）
5. 集落刺激因子（colony stimulating factor，CSF）

三、填空题

1. 根据结构与功能的不同，细胞因子可被分为__________、__________、__________、__________、__________、__________六类。

2. Ⅰ型干扰素包括________和________，以________功能为主，Ⅱ型干扰素包括________，其生物学功能主要是________。
3. TNF 分为 TNF-α和 TNF-β两型，前者主要由________细胞产生；后者主要由________细胞产生。
4. 根据趋化因子 N 端半胱氨酸排列顺序，可将该族成员分为________、________、________和________四个亚族。
5. 根据细胞因子受体胞外区氨基酸序列的特性，通常将其分为________、________、________、________和________五个家族。
6. 细胞因子通常以________或________形式作用于产生细胞因子的细胞本身或邻近细胞，也可通过________方式作用于远处的细胞。

四、简答题

1. 细胞因子生物学作用有哪些共同特性？
2. 试述细胞因子的分类及生物学功能？
3. 试述趋化因子的分类，每一类各举一例并说明其主要生物学活性。
4. 试述细胞因子是如何参与和调节适应性免疫的？
5. 试举出细胞因子及其相关制剂对其有治疗或预防价值的六类疾病。

五、病例分析题

男，32 岁，因最近半年出现乏力、食欲减退、恶心、厌油、肝区不适而到医院就诊。体格检查发现肝肿大于肋下 1.2cm 大、压痛，左肋下可触及脾脏。实验室检查发现患者谷丙转氨酶升高，乙型肝炎表面抗原、e 抗原、核心抗体均为阳性，诊断为急性乙型肝炎。

问题 1. 哪种细胞因子可用于辅助治疗乙型病毒性肝炎？

问题 2. 该细胞因子又分为哪几类？其主要生物学功能是什么？

问题 3. 根据结构和功能不同，细胞因子还有哪几类？各类细胞因子有何共同特点？

【参考答案及解析】

一、选择题

【A/型/题】

1. C

［解析］细胞因子主要以自分泌、旁分泌方式在局部发挥其生物学作用，少数通过内分泌方式发挥作用。

2. D

［解析］在 IL-4 的作用下，Th0 细胞可分化为 Th2 细胞。

3. A

［解析］IL-2、IL-4、IL-7、IL-9、IL-15 和 IL-21 受体中有相同的信号转导亚单位 γ 链。

4. B

［解析］IL-8 是典型的 CXC 亚家族的趋化因子，可趋化中性粒细胞到达炎症部位；MCP-1 是 CC 亚家族的趋化因子，对单核巨噬细胞有趋化作用。

5. C

［解析］在类风湿关节炎（RA）患者的关节腔滑膜液中 IL-1、IL-6、IL-8 和 TNF-α水平明显高于正常人，这些细胞因子均可促进炎症过程，使病情加重。

6. D

［解析］Th1 细胞能产生 IFN-γ，促进 Th0 向 Th1 细胞分化，同时抑制 Th2 细胞的功能。

7. A

［解析］Th2 细胞能产生 IL-4，促进 Th0 向 Th2 细胞分化，同时抑制 Th1 细胞的功能。

8. D

［解析］TGF-β具有免疫抑制作用，能抑制多种免疫细胞的生长和功能活性。

9. C

［解析］多种细胞因子调控 B 细胞分泌 Ig 的类别转换，如 IL-4 促使 B 细胞分泌 IgG1 和 IgE。

10. D

［解析］单核巨噬细胞产生的细胞因子统称单核因子（monokine），如 IL-1、IL-6、IL-8，TNF-α、IFN-α 等。IL-2 主要由活化的 T 细胞产生。

11. B

［解析］IFN-γ的生物学功能以免疫调节为主，可增强巨噬细胞、NK 细胞和 CTL 的活性；上调 MHC 分子的表达；促进 Th1 细胞分化和抑制 Th2 细胞分化，已有抗病毒抗肿瘤作用。

12. B

［解析］IFN-γ的生物学功能以免疫调节为主，可增强巨噬细胞、NK 细胞和 CTL 的活性；上调 MHC 分子的表达；促进 Th1 细胞分化和抑制 Th2 细胞分化，已有抗病毒抗肿瘤作用。

13. A

［解析］Ⅰ型干扰素包括 IFN-α和 IFN-β，可刺激机体细

胞产生抗病毒蛋白，干扰并抑制病毒的复制和感染扩散。

14. E

[解析] TNF-α可直接杀伤肿瘤细胞和被病毒感染的靶细胞。

15. E

[解析] TGF-β具有免疫抑制作用，能抑制多种免疫细胞的生长和功能活性。一些肿瘤细胞可通过分泌大量TGF-β而避免被免疫系统攻击，从而实现免疫逃逸。

16. E

[解析] 细胞因子生物学作用的发挥是通过激活其相应的细胞因子受体，诱导细胞的增殖与分化，或进一步分泌后续的细胞因子。细胞因子的功能特点有：高效性、多样性、重叠性、协同和拮抗性、短暂性、双向性和网络性，而没有特异性。

17. D

[解析] 粒细胞集落刺激因子（G-CSF）能促进中性粒细胞增殖、分化和活化。

18. A

[解析] 一些细胞因子的受体存在天然拮抗剂，如IL-1Ra是IL-1R的拮抗剂，分泌型IL-1Ra通过阻止IL-1与靶细胞膜表面IL-1R结合，从而抑制IL-1的生物学活性。

19. E

[解析] M-CSF能促进单核-巨噬细胞增殖分化和活化。

20. B

[解析] Th1细胞产生的IL-3、GM-CSF可刺激骨髓产生更多的白细胞。

21. E

[解析] DC可通过分泌IL-12诱导Th0细胞分化为Th1细胞。

22. E

[解析] IL-2、IL-4、IL-7、IL-9、IL-15和IL-21受体中有相同的信号转导亚单位γ链。γ链基因突变，会导致这些细胞因子的受体发生缺陷，进而后续生物学功能不能正常发挥，阻碍了T、B细胞的成熟，患者多表现为细胞免疫和体液免疫均低下的重症联合免疫缺陷。

23. A

[解析] TNF-α是一个重要的促炎细胞因子，其在类风湿关节炎患者的关节腔滑膜液中明显升高，抗TNF-α单克隆抗体可以用于治疗类风湿关节炎，以减轻TNF-α所引起的炎症损伤。

24. B

[解析] Th2细胞分泌的IL-4、IL-5、IL-6、IL-10和IL-13能促进B细胞的分化增殖。

25. A

[解析] Th1细胞产生IL-2、IFN-γ、TNF-α促进细胞毒性T细胞（CTL）增殖分化、杀伤感染突变细胞。

26. A

[解析] Th1细胞产生IL-2、IFN-γ、TNF-α促进细胞毒性T细胞（CTL）增殖分化、杀伤感染突变细胞，Th1细胞产生IL-3和GM-CSF促进更多白细胞的产生。

27. C

[解析] IgE是参与Ⅰ型超敏反应的关键分子，IL-4正向促进IgE的生成，IFN-γ抑制IL-4促进IgE生成的作用，因此，IL-4过高和IFN-γ不足可能是诱发Ⅰ型超敏反应的主要因素，抗IL-4单克隆抗体可拮抗IL-4的作用，因而可用于治疗Ⅰ型超敏反应。

28. E

[解析] IL-7是T细胞和B细胞发育过程中的早期促分化因子，所以IL-7与骨髓细胞一起移植，有利于刺激移植干细胞向淋巴细胞分化。

29. C

[解析]IL-8趋化中性粒细胞和活化的T细胞进入感染部位，最终清除病原体感染细胞或病原体。

30. C

[解析] 由于瘤型麻风患者体内以体液免疫应答为主，所以瘤型麻风会导致免疫球蛋白产生过多，故高丙种球蛋白血症是瘤型麻风的一个特征。

31. E

[解析] 英夫利昔单抗能增加$CD25^+$调节性T细胞的产生，后者可以通过分泌IL-10实现免疫抑制作用。所以$CD25^+$T细胞的产生增加，IL-10的量也会增加。

32. A

[解析] IFN-γ可诱导肿瘤细胞表达MHCⅠ类和Ⅱ类分子，增强机体对肿瘤细胞的免疫应答，该患者没有MHC Ⅰ类分子的表达，故体外用IFN-γ作用于肿瘤细胞再回输到患者体内可刺激产生最有效的免疫反应。

33. D

[解析] $CD4^+$T细胞数量减少是HIV感染者免疫功能发生缺陷的重要原因，表现为对抗原诱导的记忆T细胞应答、CTL应答和体液免疫应答的缺陷，可能机制是抑制Th1细胞因子的转录，导致Th1/Th2细胞失衡，使Th1细胞因子（IL-2、IFN-γ）生成减少，Th2细胞因子（IL-4、IL-10）生成增加。

34. E

[解析] IL-10可拮抗炎性介质，通过控制炎症反应而避免组织过度损伤。

35. A

[解析]IFN-γ可诱导肿瘤细胞表达MHCⅠ类和Ⅱ类分

子，增强机体对肿瘤细胞的免疫应答。该患者肿瘤细胞表面缺乏 MHC Ⅰ抗原，故注射 IFN-γ 的重组 DNA 到实体瘤中，上调肿瘤细胞表达 MHC Ⅰ的水平，增加 CD8 + T 细胞对肿瘤细胞的识别和杀伤效应。

36. A

[解析] GM-CSF 可作用于髓样细胞前体以及多种髓样谱系细胞；G-CSF 主要促进中性粒细胞分化和吞噬功能。该患者外周中性粒细胞减少，故可使用 G-CSF、GM-CSF 结合抗生素治疗。

37. D

[解析] IFN-α诱导病毒感染细胞和其邻近的未感染细胞产生抗病毒蛋白酶而发挥抗病毒作用。

38. A

[解析] EPO 促进红细胞生成，故补充 EPO 可辅助治疗由慢性肾衰竭导致的贫血。

39. B

[解析] 在类风湿关节炎患者体内均可检测到过高水平的 TNF-α和 IL-1。

40. D

[解析] 在类风湿关节炎患者体内可检测到过高水平的 TNF-α。TNF-α主要由类风湿关节炎患者滑膜炎性组织的巨噬细胞产生，应用抗 TNF-α单抗治疗有利于缓解病情。

41. D

[解析] EGF 能促进上皮细胞、成纤维细胞和内皮细胞的增殖，促进皮肤溃疡和创口的愈合。所以 EGF 可用于治疗烧伤、口腔溃疡。

42. B

[解析] 在类风湿关节炎、强直性脊柱炎、银屑病关节炎和银屑病患者体内均可检测到过高水平的 TNF-α。

43. D

[解析] EPO 能促进红细胞生成，故补充 EPO 可辅助治疗由慢性肾衰竭导致的贫血。

44. E

[解析] 重组 IL-11 临床上主要用于血小板减少症的治疗，包括实体瘤、非髓性白血病化疗后引起的血小板减少症和骨髓造血功能障碍引起的血小板减少症，可缩短血小板减少的持续时间。

45. D

[解析] IFN-α诱导病毒感染细胞和其邻近的未感染细胞产生抗病毒蛋白酶而发挥抗病毒作用。

46. A

[解析] GM-CSF 可作用于髓样细胞前体以及多种髓样谱系细胞；G-CSF 主要促进中性粒细胞生成，促进中性粒细胞吞噬功能和 ADCC 活性，所以 G-CSF、GM-CSF 重组细胞因子可用于治疗粒细胞减少症。

47. E

[解析] 慢性肉芽肿病为一种原发性吞噬细胞功能缺陷病，IFN-γ可以活化巨噬细胞，增强巨噬细胞的杀伤活性，故可用于治疗慢性肉芽肿、生殖器疣、过敏性皮炎、类风湿关节炎等疾病。

【B/型/题】

48. B　49. C

[解析] IFN-γ可诱导肿瘤细胞表达 MHC Ⅰ类分子，增强机体对肿瘤细胞的免疫应答；多种肿瘤细胞分泌的 TGF-β、IL-10 可抑制机体的免疫功能，从而有助于肿瘤逃逸免疫系统的监控。

50. C　51. D

[解析] 多种细胞因子调控 B 细胞分泌 Ig 的类别转换，如 IL-4 可诱导 IgG1 和 IgE 的产生；TGF-β和 IL-5 可诱导 IgA 的产生。

52. C　53. B

[解析]IL-7 可诱导淋巴样祖细胞分化为 T、B 细胞系；IL-4 可诱导单核细胞分化为树突状细胞。

54. E　55. E

[解析] IFN-γ促进 MHC Ⅰ/Ⅱ类分子在抗原提呈细胞的表达，从而上调其提呈抗原的效力；IFN-γ可增强 NK 细胞对肿瘤细胞和病毒感染细胞的杀伤。

56. E　57. A

[解析] MCP-1，即单核细胞趋化蛋白-1，是趋化因子 CC 亚家族的代表成员，对单核巨噬细胞有趋化作用；IL-8 是趋化因子 CXC 亚家族的代表成员，可趋化中性粒细胞到达炎症部位。

58. C　59. B

[解析] LTN，即淋巴细胞趋化蛋白，是趋化因子 C 亚家族的代表成员，可趋化 T/B 细胞和 NK 细胞；FKN，即分形素，是趋化因子 CXXXC 亚家族的代表成员，可趋化单核细胞、T 细胞和 NK 细胞。

60. C　61. D

[解析] EPO 可诱导前体红细胞的增殖和分化，故可用于治疗慢性肾衰竭所致贫血；IL-11 和 TPO 均可诱导血小板前体细胞增殖与分化，故 IL-11 可用于治疗放、化疗所致血小板减少症

【X/型/题】

62. ABCDE

[解析] 一种细胞可以产生多种不同细胞因子，一种细胞因子可以由多种不同细胞产生；细胞因子可以自分泌、旁分泌和内分泌形式作用于产生细胞因子的细胞

本身或附近或远端细胞；通常机体细胞内并无细胞因子的预先合成、分泌和储备，只有当刺激因子作用于细胞，细胞因子基因才能进行转录和翻译后合成等过程，一旦刺激消失，细胞因子的合成即停止，而且细胞因子半衰期较短。

63. ABCE

［解析］IL－2、IL－4、IL－7、IL－9、IL－15 和 IL－21 受体中有相同的信号转导亚单位γ链。

64. AB

［解析］IL－10 可抑制巨噬细胞和 T 细胞；TGF－β具有免疫抑制作用，能抑制多种免疫细胞的生长和功能活性。

65. ABCDE

［解析］绝大多数细胞因子以自分泌和旁分泌形式在局部发挥生物学作用，细胞因子与其相应受体高亲和力结合，极微量的细胞因子（pmol 水平）即有明显的生物学效应，即高效性。细胞因子的作用特点还有多样性、重叠性、协同和拮抗性、短暂性、双向性和网络性，每种细胞因子可作用于多种细胞，每种细胞可受多种细胞因子的调节，不同细胞因子之间相互协同或制约，形成复杂而又有序的细胞因子网络，对免疫应答进行调节，维持免疫系统的稳态平衡。

66. ACE

［解析］IL－1、IL－6 和 TNF－α可促进肝细胞生成急性期蛋白。

67. ABCDE

［解析］细胞因子及其相关制剂可用于感染性疾病、肿瘤、血小板减少症、超敏反应和自身免疫性疾病的预防或治疗。

68. AB

［解析］IL－6R 可以归类于免疫球蛋白超家族和Ⅰ型细胞因子受体家族。

69. ABCE

［解析］多数 CKR 均有游离态的可溶性细胞因子受体，其产生有两种方式：膜受体脱落型与分泌型，以前者居多。一些 sCKR 可作为 CK 的运载体，而大多数 sCKR 是细胞膜表面 CKR 的拮抗抑制物，通过与相应 CK 结合，竞争性抑制了该 CK 与其膜受体的结合，从而干扰、中和了该 CK 的作用。

70. ABCD

［解析］在类风湿关节炎（RA）患者的关节腔滑膜液中可发现 IL－1、IL－6、IL－8 和 TNF－α水平明显高于正常人，这些细胞因子均可促进炎症过程，使病情加重。

71. ABCDE

［解析］IL－10 和 TGF－β是两种重要的免疫负调节细胞因子，抗 IL－1 抗体、IL－1Ra 和 sIL－1R 均能拮抗 IL－1 的生物学作用，以上生物制剂均可减轻 IL－1 所导致的炎症反应。

72. ABCD

［解析］IL－2、IL－12、IL－15 和 IFN－γ可增强 NK 细胞杀伤病毒感染细胞的能力。

73. ACDE

［解析］IL－1、IFN－γ和 TNF－α可增强单核/巨噬细胞的吞噬杀伤功能，IL－1、IL－6 和 TNF－α可促进肝细胞生成急性期蛋白，这些细胞因子均有助于机体的早期抗细菌或抗病毒感染效应。IL－4 可促进 Th0 细胞分化为 Th2 细胞，并刺激 B 细胞分化增殖，分泌抗体，因此能上调体液免疫，体液免疫在机体抗感染免疫的中晚期发挥效应。

74. ABCDE

［解析］TNF－α可产生双向生物学作用，其可作用于肿瘤细胞，发挥直接的杀伤作用，但来源于肿瘤细胞的 TNF－α却能帮助其抵抗凋亡。TNF－α可促进肝细胞生成急性期蛋白，有助于机体的早期抗细菌或抗病毒感染效应。TNF－α是重要的促炎细胞因子，参与了机体很多的病理生理过程，如脓毒症患者血样中 TNF－α水平明显升高，且与病死率呈正相关。

75. BCDE

［解析］细胞因子对肿瘤细胞具有双向作用；TNF－α可直接杀伤肿瘤细胞；IL－2 可增强 CTL 和 NK 细胞的杀瘤活性；IFN－γ可促进肿瘤细胞表达 MHC Ⅰ类分子，增强机体对肿瘤细胞的识别能力；骨髓瘤细胞能分泌 IL－6 并促进其自身的生长。

76. ABCDE

［解析］Th2 细胞分泌的 IL－4、IL－5、IL－6、IL－10 和 IL－13 能促进 B 细胞的分化增殖。

77. BCDE

［解析］Th1 细胞可产生 IFN－γ，抑制 Th2 细胞的分化与功能，并可上调抗原提呈细胞 MHCⅠ/Ⅱ类分子的表达从而增强抗原提呈细胞提呈抗原的能力，IFN－γ还能增强巨噬细胞的吞噬杀伤功能等。

二、名词解释

1. 细胞因子（cytokine，CK）是指细胞经刺激活化后分泌的一类具有高活性的小分子蛋白质。细胞因子是介导细胞间信息传递，参与免疫细胞分化发育、免疫应答、免疫调节及炎症反应的重要免疫分子。此外，细胞因子还广泛参与伤口愈合、造血干细胞再生等生理病理过程的发生发展。

2. 白细胞介素是最初被发现由白细胞分泌，并参与白细胞或免疫细胞间相互作用的细胞因子，在传递信息、激活与调节免疫细胞，介导多种细胞活化、增殖与分化，并在炎症反应中起重要作用。
3. 肿瘤坏死因子是血清中一种能导致多种肿瘤出血坏死的细胞因子，分为TNF-α和TNF-β两型，TNF-α主要来源于单核/巨噬细胞，TNF-β主要由淋巴细胞和NK细胞产生。二者生物学功能相似，可参与机体抗感染和抗肿瘤作用、介导炎症反应、免疫调节、参与致热和形成恶病质。
4. 干扰素（interferon，IFN）是1957年被发现的第一个细胞因子，能干扰病毒感染和复制，因而称为干扰素。分为Ⅰ型干扰素和Ⅱ型干扰素。Ⅰ型干扰素包括IFN-α和IFN-β，以抗病毒功能为主，IFN-α来源于单核/巨噬细胞，IFN-β来源于成纤维细胞；Ⅱ型干扰素即IFN-γ，来自活化T细胞和NK细胞，其生物学功能主要以免疫调节为主。
5. 集落刺激因子（colony stimulating factor，CSF）是能选择性刺激造血干细胞或处于不同阶段的造血前体细胞的生长与分化的细胞因子。

三、填空题

1. 白细胞介素；干扰素；肿瘤坏死因子；集落刺激因子；生长因子；趋化因子
2. IFN-α；IFN-β；抗病毒；IFN-γ；免疫调节
3. 单核/巨噬细胞；淋巴细胞
4. CXC；CC；C；CXXXC
5. Ⅰ型细胞因子受体家族；Ⅱ型细胞因子受体家族；Ⅲ型细胞因子受体家族；趋化因子受体家族；免疫球蛋白超家族
6. 自分泌；旁分泌；内分泌

四、简答题

1. 细胞因子生物学作用的共同特性包括：高效性、多样性、重叠性、协同和拮抗性、短暂性、双向性、网络性。
2. 根据结构与功能的不同，细胞因子可被分为六类：白细胞介素、干扰素、肿瘤坏死因子、集落刺激因子、生长因子和趋化因子。细胞因子的生物学功能有：①参与免疫细胞分化发育；②参与调节免疫应答；③促进创伤修复；④其他，如参与造血、致热、致疼等效应。
3. 根据其N端半胱氨酸排列顺序，可将趋化因子分为四个亚族。①CXC亚族，又称α亚族，代表成员是中性粒细胞激活蛋白（neutrophil activating protein-1，NAP-1），即IL-8，能趋化中性粒细胞、嗜酸或嗜碱性粒细胞。②CC亚族，又称β亚族，代表成员是单核细胞趋化蛋白-1（monocyte chemotactic protein-1，MCP-1），能趋化单核/巨噬细胞。③C亚族，又称γ亚族，代表成员是淋巴细胞趋化蛋白（lymphotactin，LTN），可趋化T/B淋巴细胞和NK细胞。④CXXXC亚族，代表成员是分形素（fractalkine，FKN），可趋化单核细胞、T淋巴细胞和NK细胞。
4. 细胞因子参与适应性免疫应答的全过程，包括抗原提呈、淋巴细胞活化、增殖和分化以及效应阶段，从而调节免疫应答的强度，甚至决定免疫应答的类型。①IFN-γ促进抗原提呈细胞表面MHCⅠ/Ⅱ类分子的表达，从而上调其提呈抗原的效力；②IL-2、IL-7、IL-18等促进T细胞活化、增殖；③IFN-γ、IL-12能促进Th0细胞向Th1细胞分化；④IL-4、IL-5、IL-6和IL-13等促进B细胞的活化、增殖、分化；⑤IL-5、TGF-β可调控B细胞分泌IgA；⑥IL-4可促使B细胞分泌IgG1和IgE；⑦TNF-α可直接杀伤肿瘤细胞和被病毒感染的靶细胞。
5. 感染性疾病；肿瘤；移植物的排斥；血细胞减少症；超敏反应；自身免疫性疾病。

五、病例分析题

1. 干扰素具有抗病毒、抗肿瘤及免疫调节的作用，可用于辅助治疗乙型病毒性肝炎。
2. 干扰素又分为Ⅰ型干扰素和Ⅱ型干扰素。Ⅰ型干扰素包括IFN-α和IFN-β，其主要功能为：①刺激机体细胞产生抗病毒蛋白，干扰并抑制病毒的复制和感染扩散；②上调MHC分子的表达，有助于增强CTL的杀伤靶细胞作用；③增强NK细胞的杀伤活性。Ⅱ型干扰素即IFN-γ，来自活化T细胞和NK细胞，主要生物学功能为：①免疫调节：增强巨噬细胞、NK细胞和CTL的活性；上调MHC分子的表达；促进Th1细胞分化和抑制Th2细胞分化。②也有抗病毒作用、抗肿瘤作用。
3. 根据结构和功能不同，还有5类细胞因子，分别是：白细胞介素、肿瘤坏死因子、集落刺激因子、生长因子和趋化因子。各类细胞因子的共同特点包括：高效性、多效性、重叠性、协同和拮抗性、短暂性、双向性以及网络性。

（王　洁）

第七章　白细胞分化抗原与黏附分子

【同步习题】

一、选择题

【A1/型/题】

1. 白细胞分化抗原分布于
   A. 白细胞　B. 红细胞
   C. 血小板　D. 吞噬细胞
   E. 血细胞与非造血细胞
2. 能结合抗原肽并将其提呈给T细胞的分子是
   A. TCR　B. BCR
   C. B7　D. MHC
   E. FcR
3. LFA-1的配体是
   A. LAF-2　B. LFA-3
   C. ICAM-1　D. ICAM-2
   E. Mac-1
4. HIV的主要受体是
   A. CD3　B. CD4
   C. CD8　D. B7
   E. CTLA-4
5. 转导TCR识别的抗原信号的关键CD分子是
   A. CD2　B. CD3
   C. CD4　D. CD8
   E. CD28
6. 下列哪种细胞通常不表达CD4分子
   A. Th1 细胞　B. Th2 细胞
   C. Th17 细胞　D. Treg 细胞
   E. CTL 细胞
7. 下列哪种分子是CD2
   A. LFA-1　B. LFA-2
   C. LFA-3　D. ICAM-1
   E. ICAM-2
8. CD40分子主要表达在哪种细胞上
   A. B 细胞　B. NK 细胞
   C. Th 细胞　D. CTL 细胞
   E. NKT 细胞
9. CD28分子和CTLA-4的共同配体是
   A. LFA-1
   B. ICAM-1
   C. B7-1（CD80）/B7-2（CD86）
   D. Igα/Igβ
   E. Fas
10. 与配体结合后，对T细胞活化有负调节作用的分子是
    A. CD2　B. CD3
    C. CD152　D. MHC-Ⅰ
    E. MHC-Ⅱ
11. CD25分子在哪种细胞表面表达最多
    A. Treg 细胞　B. Th1 细胞
    C. Th2 细胞　D. Th17 细胞
    E. CTL 细胞
12. 关于CD4分子的叙述正确的是
    A. 属于IgSF成员且能与MHC-Ⅰ类分子结合
    B. 主要分布在CTL细胞上
    C. 主要参与免疫耐受的调控
    D. HIV与CD4结合后不一定能感染T细胞
    E. Treg细胞不表达CD4分子
13. 传导BCR识别的抗原信号的关键CD分子是
    A. CD19　B. CD20
    C. CD21　D. CD80/CD86
    E. CD79a/CD79b
14. 下列哪类膜分子属于CD分子
    A. MHC-Ⅰ　B. MHC-Ⅱ
    C. FcαR　D. BCR
    E. TCR
15. NKT细胞不具有的CD分子是
    A. Foxp3　B. CD3
    C. CD16　D. CD56
    E. TCR
16. Th细胞识别抗原需要哪种辅助分子的帮助
    A. CD2　B. CD3
    C. CD4　D. CD8
    E. CD28
17. 以下哪种CD分子表达在B细胞
    A. CD18　B. CD19
    C. CD28　D. CD56

E. CD107

18. 下列 IgFc 受体及相应 CD 编号对应错误的是
A. FcγRⅠ/CD64　B. FcγRⅡ/CD32
C. FcγRⅢ/CD16　D. FcεRⅠ/CD23
E. FcαR/CD89

19. 表达在 NK 细胞上的 FcR 分子是
A. CD16　B. CD40
C. CD56　D. CD152
E. CD154

20. 下列哪项作用不是 CD 分子的功能
A. 参与机体适应性免疫应答
B. 参与 T、B 细胞的活化
C. 参与抗体类别转换
D. 介导 HIV 感染宿主细胞
E. 参与免疫记忆的形成

21. 参与自身免疫性疾病的 CD 分子是
A. CD20　B. CD32
C. CD44　D. CD95
E. CD117

22. 主要介导血小板黏附的分子是
A. CD2　B. ICAM－1
C. VLA－1　D. VCAM－1
E. gpⅡb/Ⅲa

23. 选择素家族的 CD 编号是
A. CD18　B. CD28
C. CD44　D. CD62
E. CD80

24. 白细胞黏附受体组属于整合素家族的
A. β1 组　B. β2 组
C. β3 组　D. β4 组
E. β5 组

25. IgSF 分子具有的共同点是
A. 识别的配体相同　B. 功能相同或相似
C. 空间结构相似　D. 分布范围相似
E. 传导信号相似

26. 下列对应关系正确的是
A. LFA－2/LFA－3　B. CD4/MHC－Ⅰ
C. CD8/MHC－Ⅱ　D. B7/CTLA－4
E. LFA－1/Mac－1

27. 选择素分子与配体结合的部位是
A. C 型凝集素（CL）结构域
B. 表皮生长因子（ECG）样结构域
C. 补体调控蛋白（CCP）结构域
D. α1+β1 结构域
E. α1+α2 结构域

28. 介导中性粒细胞与血管内皮细胞初始黏附的重要分子是
A. IgSF　B. CD18
C. CD44　D. CD62
E. VLA－4

29. L－选择素主要表达在哪种细胞上
A. 中性粒细胞　B. 红细胞
C. 单核细胞　D. 淋巴细胞
E. 活化内皮细胞

30. 与肿瘤转移有关的淋巴细胞归巢受体是
A. CD28　B. CD44
C. VLA－4　D. ICAM－1
E. ICAM－2

31. T 细胞的活化最重要的协同刺激信号是
A. CD8/MHC－Ⅰ　B. CD4/MHC－Ⅱ
C. CD28/B7　D. VLA4/VCAM－1
E. LFA－1/ICAM－1

32. 哪种分子不参与淋巴细胞归巢
A. CD62L　B. CD44
C. Mac－1　D. VLA－4
E. CD18

33. 下列哪项属于黏附分子的作用
A. 参与中性粒细胞游出血管
B. 参与 T 细胞第二信号传导
C. 参与 B 细胞第二信号传导
D. 参与 ADCC 效应
E. 参与 CDC 效应

34. 淋巴细胞归巢受体的配体是
A. CD44　B. ICAM－1
C. CD34　D. CD62L
E. CD62E

35. 当 HIV 感染者 $CD4^+$T 细胞数目降至多少时，则为疾病恶化的先兆
A. 100 个/μl　B. 200 个/μl
C. 300 个/μl　D. 400 个/μl
E. 500 个/μl

【A2/型/题】

36. 男性患者，55 岁，确诊为 T 细胞源性非霍奇金淋巴瘤（non－Hodgkin lymphoma，NHL），则最有价值的靶向治疗药物是
A. 抗 CD20 单克隆抗体
B. 抗 CD19 单克隆抗体

C. 抗 CD3 单克隆抗体
D. 抗 CD4 单克隆抗体
E. 抗 CD8 单克隆抗体

37. 某幼儿经常发生软组织感染、皮肤和黏膜溃疡，血液检查发现外周血中性粒细胞增多，考虑白细胞黏附缺陷症，则中性粒细胞上哪种白细胞抗体阳性率可辅助诊断本病
A. CD3　　B. CD18
C. CD19　　D. CD38
E. CD56

38. 患者，60 岁，因尿毒症欲行肾移植，为预防移植术后出现的细胞免疫排斥反应，最好的药物是
A. 抗 CD19 单克隆抗体
B. 抗 CD4 单克隆抗体
C. 抗 CD3 单克隆抗体
D. 抗 CD8 单克隆抗体
E. 抗 CD56 单克隆抗体

39. 男性患者，25 岁，近 2 月反复腰痛伴有腰骶部僵硬感，间歇性腰部及臀部疼痛，可放射至大腿，其他体征（–），直腿抬高试验（–），但直接按压或伸展骶髂关节可引起疼痛。X 线表现为骶髂关节炎，拟诊断为强直性脊柱炎。则以下哪项阳性可协助诊断
A. HLA–B27　　B. HLA–B7
C. HLA–A2　　D. HLA–DR4
E. HLA–DR6

40. 女性患者，36 岁。近一个月来右侧颈部淋巴结无痛性肿大，既往体健。查体：T 38.4℃，双侧颈部可触及肿大的淋巴结。活检见淋巴结结构完全破坏，大量 B 细胞弥漫性浸润，拟诊为弥漫性大 B 细胞淋巴瘤。则患者应符合下列哪组免疫组化的结果
A. $CD20^-CD30^-CD5^+$
B. $CD56^+bcl-6^+bcl-2^+$
C. $CD20^+CD22^+$
D. $CD20^+CD14^+CD15^+$
E. $CD20^-CD28^+CD5^+$

41. 某 HIV 患者近半年出现念珠菌感染，出现带状疱疹、紫斑、瘀血斑等，并伴有原因不明的高热，诊断为艾滋病进展期，则下列哪种细胞数量锐减
A. CTL 细胞　　B. Treg 细胞
C. Th 细胞　　D. B 细胞
E. NK 细胞

42. 某患者被拟诊为霍奇金淋巴瘤，则最有意义的辅助诊断标志是
A. CD3　　B. CD4
C. CD8　　D. CD20
E. CD34

43. 某白血病患者出现胸骨压痛，临床拟诊为 T 细胞白血病，则哪种标志可用于区别 B 细胞白血病
A. CD3 阳性　　B. CD18 阳性
C. CD20 阳性　　D. CD38 阳性
E. CD56 阳性

44. 某患者经常发现多种自身免疫病，体内有多克隆活化的 T 细胞，基因检测发现其缺少一种负性调节分子，则最可能是下列哪种分子
A. CD28　　B. CD32
C. CD40L　　D. CTLA–4
E. CD79

45. 女性患者，20 岁，反复发作性喘息 1 年，诊断为支气管哮喘，对糖皮质激素治疗反应较好。疗效好的原因是下列哪种细胞在患者的体内有所扩增
A. $CD4^+CD25^+$Treg 细胞
B. $CD4^+$Th 细胞
C. $CD8^+$CTL 细胞
D. $CD20^+$B 细胞
E. $CD56^+$NK 细胞

【B/型/题】

A. CD2　　B. CD3
C. CD28　　D. CD152
E. CD154

46. 能与 TCR 构成复合体，参与抗原识别信号传导及淋巴细胞再循环
47. 是 CD58 的受体，参与 T 细胞活化与细胞黏附
48. 是 CD40 的配体，B 细胞活化的协同刺激分子

A. FcγRⅠ　　B. FcγRⅡ
C. FcγRⅢ　　D. FcεRⅠ
E. FcεRⅡ

49. 高亲和力受体，表达于肥大细胞、嗜碱性粒细胞，介导Ⅰ型超敏反应
50. 低亲和力受体，表达于 B 细胞和单核细胞，参与 IgE 合成调节
51. 表达于单核–吞噬细胞及 DC；为高亲和力 FcγR，介导 ADCC 和调理作用

【X/型/题】

52. 表达在 T 细胞上的 CD 分子包括

A. CD2　B. CD3
C. CD4　D. CD8
E. CD19

53. 组成 BCR 共受体的分子包括
A. CD5　B. CD10
C. CD19　D. CD21
E. CD81

54. 对 HLDA 的单克隆抗体的临床应用说法错误的是
A. 抗 CD3 抗体用作免疫抑制剂
B. 抗 CD5 抗体用于靶向清除 B 细胞
C. 抗 CD19 抗体用于靶向清除 T 细胞
D. 抗 CD20 抗体用于治疗非霍奇金淋巴瘤
E. 抗 CD3 抗体用于靶向清除 T 细胞

55. 下列哪些信号是参与 APC－T 细胞间相互识别和活化的
A. CD28 与 B7　B. CD152 与 B7
C. CD2 与 CD58　D. LFA－1 与 ICAM1
E. CD275 与 CD278

二、名词解释

1. 白细胞分化抗原
2. 细胞黏附分子
3. 免疫球蛋白超家族
4. 钙黏蛋白
5. 淋巴细胞归巢

三、填空题

1. 应用以_______鉴定为主的方法，将来自不同实验室的单克隆抗体所识别的_______称为同一个分化群。
2. 许多细胞表面具有 Ig 的 Fc 受体，IgFc 段通过与 FcR 结合介导重要的生理病理功能，其中属于 CD 分子的 Fc 受体有_______、_______和_______。
3. 组成 BCR 共受体的 CD 分子包括_______、_______、_______。
4. 整合素家族中至少有 18 种α亚单位和 8 种β亚单位，以_______亚单位的不同将整合素家族分为八个组。同一个组中，_______链均相同，_______链不同。
5. 选择素家族有_______、_______和_______三个成员，在白细胞与内皮细胞黏附，炎症发生及淋巴细胞归巢中发挥重要作用。
6. 白细胞黏附缺陷症（LAD）临床表现为反复发作的严重感染，LAD 分为 LAD－1 和 LAD－2，两型 LAD 的发病机制分别是_______基因缺陷及_______代谢障碍所致。

四、简答题

1. 列举与 T 细胞识别、黏附和活化过程有关的 CD 分子及其功能。
2. 列举与 B 细胞识别、黏附和活化过程有关的 CD 分子及其功能。
3. 简述与细胞凋亡相关的 CD 分子及其主要功能。
4. 简述参与免疫细胞识别中的辅助受体及对应的协同刺激信号。
5. 简述白细胞分化抗原及其单克隆抗体的临床应用。

五、病例分析题

患者李某，男，12 岁，因高热、寒战入院。

该患者从小体弱多病，经常发生扁桃体炎、细菌性肺炎等上呼吸道感染，每次发作持续近一个星期，经多种抗生素联合抗感染治疗后逐渐消退，但当患者受凉、淋雨等后又再次反复发作；家庭成员无传染病史、无药物过敏史、无精神病史，其父母体健。

体格检查：T39℃，P110 次/分，BP120/75mmHg，神志清楚、嘴唇有发绀现象；实验室检查发现外周血 WBC $13.3\times10^9/mm^3$，RBC 与血小板计数在正常范围内，肝、肾功能未见异常，患者炎症部位几乎很少见到中性粒细胞。

1. 该患者反复感染最可能的原因是什么？
2. 该患者对哪些病原体易感？

【参考答案及解析】

一、选择题

【A1/型/题】

1. E

［解析］白细胞分化抗原广泛分布于除成熟红细胞外的所有细胞。

2. D

［解析］T 细胞通过识别抗原提呈细胞上 MHC 分子提呈的抗原肽而启动应答。

3. C

［解析］LFA－1 与 ICAM－1 互为配体，LFA－1 与 ICAM－1 结合是介导中性粒细胞黏附的关键分子。

4. B

［解析］CD4 分子是 HIV 入侵机体的主要受体。

5. B

［解析］TCR－CD3复合物介导T细胞活化信号向胞内传导。

6. E

［解析］CD4分子表达在$CD4^+$T细胞上，包括所有的Th细胞、Tfh细胞、Treg细胞等，CTL细胞的标志分子是CD8，不表达CD4。

7. B

［解析］淋巴细胞功能相关抗原2（LFA－2）又被称为CD2分子。

8. A

［解析］B细胞活化除需要抗原刺激外，还需第二信号的刺激，由B细胞表面的CD40与Th细胞表面的CD40L结合介导第二信号的活化。

9. C

［解析］CD28与B7分子对是T细胞活化的重要第二信号，同时B7也能与CTLA－4结合介导负调节信号，因此B7分子是CD28和CTLA－4的共同配体。

10. C

［解析］CD152（即CTLA－4）与配体B7结合介导负调节信号。

11. A

［解析］CD25是IL－2R的α链，高表达于Treg细胞上，与Foxp3共同构成Treg细胞的表面标记。

12. D

［解析］CD4分子是Th细胞表面标记，能与MHC－Ⅱ类分子结合，HIV与CD4结合后，还需要辅助受体CXCR4或CCR5的作用才能感染宿主细胞，因此HIV单独结合CD4不一定能感染T细胞。

13. E

［解析］BCR识别抗原后，由CD79a/CD79b分子介导抗原信号的胞内传递。

14. C

［解析］FcαR在CD编号中为CD89，其余均不属于CD分子。

15. A

［解析］NKT细胞为具有NK细胞与T细胞标志的固有免疫细胞，因此表达T细胞标志分子CD3与TCR，也表达NK细胞表面标志分子CD16与CD56；Foxp3是Treg细胞表面标记，不表达在NKT细胞。

16. C

［解析］Th细胞识别抗原时，需要由CD4分子与MHC－Ⅱ类分子结合作为辅助。

17. B

［解析］CD19分子是B细胞的标志性分子，CD18是整合素家族β链，也表达在单核细胞、中性粒细胞表面，CD28是介导T细胞活化的第二信号，CD56与CD107是NK细胞表面标志。

18. D

［解析］FcεRⅡ对应的CD编号是CD23，FcεRI目前暂无CD编号。

19. A

［解析］在NK细胞上表达三种FcγR分子，分别是CD64（FcRI）、CD32（FcRⅡ）、CD16（FcRⅢ）；CD40表达于B细胞，CD154即CD40L表达于T细胞。

20. C

［解析］不同CD分子具有不同功能，包括参与免疫应答、免疫细胞的活化、形成免疫记忆及介导某些病毒（HIV、EBV等）入侵机体细胞等，CD分子不能参与抗体类别转换。

21. D

［解析］CD95对应的是Fas分子，可通过Fas－FasL信号介导细胞死亡，参与自身免疫病的发生发展。

22. E

［解析］gpⅡb/Ⅲa是主要介导血小板黏附的糖蛋白，其他选项中的分子主要参与介导白细胞黏附。

23. D

［解析］选择素包括CD62L、CD62P、CD62E，都属于CD62分子。

24. B

［解析］整合素家族根据β链不同而分成不同组，其中白细胞黏附受体组属于β2组。

25. C

［解析］许多分子由于与免疫球蛋白分子结构相似，都有免疫球蛋白结构域，这类分子被称为免疫球蛋白样超家族，这类分子结构相似，功能各异。

26. A

［解析］常见的对应关系分别为：LFA－2/LFA－3、CD4/MHC－Ⅱ、CD8/MHC－Ⅰ、B7/CTLA－4、LFA－1/Mac－1。

27. A

［解析］选择素分子有三个功能结构域，分别是C型凝集素（CL）结构域、表皮生长因子（ECG）样结构域、补体调控蛋白（CCP）结构域，其中C型凝集素（CL）结构域是选择素与配体结合的部位。

28. D

［解析］中性粒细胞与血管内皮细胞初始黏附需要选择素的参与，即CD62。

29. D

[解析]选择素根据表达的细胞种类分为L-选择素（白细胞）、P-选择素（血小板）、E-选择素（内皮细胞）。

30. B

[解析] CD44 可介导淋巴细胞归巢，同时也参与肿瘤细胞的转移。

31. C

[解析] 第二刺激信号（也称协同刺激信号）是T细胞的活化的关键因素，其中最重要的第二信号分子对是CD28/B7。

32. E

[解析] CD18 是整合素分子的成分，参与细胞黏附，不参与淋巴细胞归巢。

33. A

[解析] 黏附分子有多种作用，其中 LFA-1/ICAM-1分子对参与中性粒细胞游出血管。CD28/B7 参与 T 细胞的第二信号传导，CD40/CD40L 参与 B 细胞第二信号传导，抗体与补体分别参与ADCC效应与CDC效应。

34. C

[解析] 淋巴细胞归巢受体的配体是 CD34 分子。

35. B

[解析] 当 HIV 感染者 $CD4^+$T 细胞数目降至 200 个/μl 时，则为疾病恶化的先兆，此时机体免疫力大大下降。

【A2/型/题】

36. C

[解析] T 细胞源性非霍奇金淋巴瘤细胞表达 T 细胞表面标志 CD3，使用抗 CD3 单克隆抗体可起到靶向治疗效果，CD19、CD20 为 B 细胞表面标志，CD4、CD8虽为T细胞表面标志，但不能表达在所有的T细胞上。

37. B

[解析] CD18 是介导中性粒细胞初始黏附的关键分子，白细胞黏附缺陷症（LAD）分为LAD-1型（CD18基因缺陷）和 LAD-2 型（岩藻糖代谢障碍），因此中性粒细胞上 CD18 阳性率降低可提示为LAD。

38. C

[解析] 移植排斥反应包括抗体介导的排斥与细胞介导的排斥，使用抗 CD3 单克隆抗体可靶向清除机体T细胞，显著降低术后细胞免疫排斥反应的概率。

39. A

[解析] HLA-B27 与强直性脊柱炎正相关，HLA-B27 阳性人群患强直性脊柱炎的概率大大高于 HLA-B27 阴性人群。

40. C

[解析] 弥漫性大 B 细胞淋巴瘤的免疫组化表型为 $CD20^+CD22^+$。

41. C

[解析] HIV 主要入侵机体 $CD4^+$Th 细胞，不断消耗机体 $CD4^+$Th 细胞从而损害免疫系统，在艾滋进展期，$CD4^+$Th 细胞大量锐减，机体免疫力急剧下降。

42. D

[解析] 霍奇金淋巴瘤一般来源于 B 细胞系，因此 B 细胞表面标志（CD19、CD20 等）有助于辅助诊断霍奇金淋巴瘤。

43. A

[解析] 根据细胞表面标志可区分细胞来源，T 细胞表达 CD3，中性粒细胞和单核细胞表达 CD18，B 细胞表达 CD20 与 CD38，NK 细胞表达 CD56。

44. D

[解析] CTLA-4 是 T 细胞调控中的重要负调控分子，能控制 T 细胞应答的强度，缺少 CTLA-4 体内则有多克隆 T 细胞大量激活。

45. A

[解析] 哮喘属于自身免疫性疾病，糖皮质激素治疗后症状好转，其主要原因是机体自身免疫反应被抑制，Treg 细胞是机体重要的负调节细胞，能通过分泌负性细胞因子等方式下调机体免疫强度。

【B/型/题】

46. B 47. A 48. E

[解析] CD3 与 TCR 构成复合体，参与抗原识别信号传导及淋巴细胞再循环；CD2 是 CD58 的受体，参与 T 细胞活化与细胞黏附；CD154 是 CD40 的配体，B 细胞活化的协同刺激分子。

49. D 50. E 51. A

[解析] FcεRⅠ为表达于肥大细胞、嗜碱性粒细胞的高亲和力受体，介导Ⅰ型超敏反应；FcεRⅡ为表达于 B 细胞和单核细胞的低亲和力受体，参与 IgE 合成调节；FcγRⅠ表达于单核-吞噬细胞及 DC；为高亲和力 FcγR，介导 ADCC 和调理作用。

【X/型/题】

52. ABCD

[解析] T 细胞表达的 CD 分子包括 CD2、CD3、CD4、CD5、CD8、CD28、CD152、CD278 等，而 CD19 表达于 B 细胞。

53. CDE

[解析] CD19/CD21/CD81 复合物是 BCR 共受体，参与信号转导。

54. BC

[解析] 考察常见 CD 分子的分布。

55. ACDE

［解析］CD152 即 CTLA－4 分子，参与免疫负调节，其余选项均为共刺激信号。

二、名词解释

1. 即 HLDA，是指造血干细胞在分化为不同谱系（lineage）、各个谱系分化的不同阶段与成熟细胞活化过程中，细胞表面表达的标志性分子。HLDA 除表达在白细胞外，还广泛分布于多种细胞如红细胞、血小板、血管内皮细胞、成纤维细胞、上皮细胞、神经内分泌细胞等细胞表面。HLDA 具有多种重要功能，参与机体固有免疫和适应性免疫应答。
2. 细胞黏附分子是介导细胞间或细胞与细胞外基质间相互接触与结合的分子。黏附分子以受体－配体结合的形式发挥作用，使细胞与细胞间或细胞与基质间发生黏附作用。
3. 参与细胞间相互识别与相互作用的黏附分子中，有许多分子具有与免疫球蛋白相似的 V 区样或 C 区样结构域，并且其氨基酸组成也有一定的同源性，这些黏附分子属于免疫球蛋白超家族。
4. 钙黏蛋白（cadherin）均为单链糖蛋白，由胞质区、穿膜区和胞膜外区三部分组成。N 端的 113 个氨基酸残基构成配体结合部位。胞膜外部分具有结合钙离子的作用，胞膜内部分高度保守，并与细胞内骨架相连。
5. 是淋巴细胞的定向游动，包括淋巴干细胞向中枢淋巴器官归巢，成熟淋巴细胞向外周淋巴器官归巢，继而经淋巴管、胸导管进入血液进行淋巴细胞再循环，以及淋巴细胞向炎症部位渗出。其分子基础是称之为淋巴细胞归巢受体（lymphocyte homing receptor，LhIR）的黏附分子与内皮细胞上相应的地址素（addressin）的相互作用。

三、填空题

1. 单克隆抗体；同一分化抗原
2. FcγR；FcαR；FcεR
3. CD19；CD21；CD81
4. β；β；α
5. L 选择素；P 选择素；E 选择素
6. CD18；岩藻糖

四、简答题

1. 与 T 细胞识别、黏附和活化有关的 CD 分子

CD	主要功能
CD2	CD58、CD48、CD59 和 CD150 的受体，参与 T 细胞活化与细胞黏附
CD3	构成 TCR/CD3 复合体，参与抗原识别信号传导
CD4	与 MHC Ⅱ 类分子结合，T 细胞抗原识别的共受体，信号传导，HIV 受体
CD8	与 MHC Ⅰ 类分子结合，T 细胞抗原识别的共受体，信号传导
CD28	与 CD80/CD86 互为配体，T 细胞活化的协同刺激分子
CD152（CTLA－4）	与 CD80/CD86 互为配体，T 细胞活化的协同抑制分子
CD154（CD40L）	CD40 的配体，B 细胞活化的协同刺激分子；调节 Th1 细胞的生成和作用；与生发中心的形成和抗体的类别转换有关

2. 与 B 细胞识别、黏附和活化有关的 CD 分子

CD	主要功能
CD79α/CD79β	组成 BCR 复合物；参与抗原识别信号传递
CD19	与 CD21、CD81 相连组成 B 细胞共受体，调节 B 细胞发育、活化和分化
CD21	与抗原－抗体－补体复合物中的补体结合，辅助 BCR 结合抗原；C3d、C3dg、iC3b、EBV 的受体
CD81	与 CD19、CD21 相连组成 B 细胞共受体，辅助 B 细胞结合抗原；HCV 的受体
CD80/CD86	CD28、CTLA－4 配体；辅助 BCR 结合抗原，提供 T 细胞协同刺激信号
CD40	与 CD40L 结合，为 B 细胞活化提供第二信号，协助 B 细胞生长、分化和记忆细胞的产生

3. （1）CD95：又称 Fas，属肿瘤坏死因子受体超家族（TNFRSF）成员，表达于体内许多类型细胞表面。其胞质区内含有保守序列，与细胞死亡密切相关，称死亡结构域（death domain，DD）。Fas 主要以膜受体形式存在，通过转录水平的不同拼接也可形成可溶性 Fas。

（2）CD178：即 Fas 配体（Fas ligand，FasL），属肿瘤坏死因子超家族（TNFSF）成员，主要分布于活化 T 细胞表面，亦可分泌或脱落至细胞外，成为可溶性分子。细胞表面 Fas 与 FasL 结合导致细胞内 caspase－8 活化，启动细胞凋亡通路，是免疫杀伤细胞的效应机制之一。

4. CD28 与 CD80/CD86、LFA－1 与 ICAM－1、LFA－2 与 LFA－3 等黏附分子对的相互作用加强了 APC 与 T 细胞的直接接触，增强 TCR 与 pMHC 复合物结合的亲和力。T 细胞识别 APC 提呈的抗原后，如缺乏辅助刺激信号，则 T 细胞的应答处于无能

（anergy）状态；细胞毒性 T 细胞（CTL）杀伤靶细胞时，黏附分子的相互作用导致效靶细胞紧密接触，促使 CTL 有效地发挥杀伤作用。

5. 白细胞分化抗原及其单克隆抗体已在临床免疫学中得到广泛应用，在阐明疾病的发展机制，以及免疫相关疾病的诊断、预防和治疗方面应用举例如下：

（1）阐明发病机制：HLDA 可作为某些疾病发病的渠道，例如 CD4 分子胞膜外区第一结构域是 HIV 外壳蛋白 gp120 识别的部位，因此 CD4 是 HIV 病毒的主要受体。HIV 感染 $CD4^+$细胞后，使 $CD4^+$细胞数量明显下降，免疫功能降低甚至发生免疫缺陷病。

（2）在疾病诊断中的应用：如检测 AIDS 患者外周血 CD4/CD8 细胞比值和 CD4 阳性细胞绝对数，对辅助诊断和判断病情有重要参考价值。

（3）在疾病预防和治疗中的作用：例如抗 CD3、CD25 等单克隆抗体作为免疫抑制剂在临床上用于防治移植排斥反应。

五、病例分析题

1. 根据病史，患者从小体弱多病，经常发生扁桃体炎、细菌性肺炎等上呼吸道感染；当患者受凉、淋雨等后又再次反复发作；实验室检查发现外周血 WBC $13.3 \times 10^9/mm^3$，患者炎症部位几乎很少见到中性粒细胞；可知该患者最可能患者中性粒细胞黏附缺陷，即整合素β基因（CD18）缺陷。
2. 该患者由于白细胞黏附血管壁的过程发生障碍，不能有效到达炎症部位，因此易发生反复细菌感染。

（罗奇志）

第八章　主要组织相容性复合体及其编码分子

【同步习题】

一、选择题

【A1/型/题】

1. 不是由HLA基因编码的产物是
   A. β_2微球蛋白（β_2m）
   B. HLA－Ⅰ类分子α链
   C. HLA－Ⅱ类分子α链
   D. HLA－Ⅱ类分子β链
   E. 低分子量多肽（LMP）
2. HLA－Ⅱ类基因的表达产物主要分布于
   A. 所有白细胞表面
   B. 专职性APC、胸腺上皮细胞
   C. 所有有核细胞和血小板表面
   D. 淋巴细胞表面
   E. 所有血细胞表面
3. 下列不表达HLA－Ⅰ类分子的是
   A. 淋巴细胞　　B. 血小板
   C. APC　　D. 肥大细胞
   E. 成熟红细胞
4. 构成HLA－Ⅰ类分子抗原肽结合槽的部位是
   A. α1结构域和β_2m　　B. α1和α2结构域
   C. α2和α3结构域　　D. α3结构域和β_2m
   E. β_2m
5. 关于HLA－Ⅰ类分子的叙述错误的是
   A. 广泛分布于所有有核细胞表面
   B. 由重链（α链）和轻链（β_2m）组成，其中重链由HLA－Ⅰ类基因编码
   C. 能将病毒抗原和肿瘤抗原提呈到细胞表面
   D. 提呈的抗原能被CTL细胞的CD8分子所识别
   E. 启动CTL细胞特异性识别，增殖和杀伤效应
6. 专职性APC提呈外原性抗原的关键性分子是
   A. HLA－Ⅰ类分子
   B. HLA－Ⅱ类分子
   C. 非经典HLA－Ⅰ类分子
   D. 免疫球蛋白样分子
   E. 整合素分子
7. 关于HLA－Ⅱ类分子的叙述错误的是
   A. 主要分布于专职性APC
   B. 能提呈外源性抗原
   C. 其两条跨膜蛋白多肽链分别由不同染色体编码
   D. 参与Th细胞的活化
   E. 能与Th细胞辅助受体CD4分子结合
8. 不表达HLA－Ⅱ类分子的细胞是
   A. 巨噬细胞　　B. B淋巴细胞
   C. T淋巴细胞　　D. 胸腺上皮细胞
   E. 树突状细胞
9. 目前已发现等位基因数量最多的HLA基因座位是
   A. HLA－A　　B. HLA－B
   C. HLA－C　　D. HLA－DRB1
   E. HLA－DQB1
10. HLA的单体型是指
    A. 同一条染色体上HLA复合体多个基因座位的等位基因组合
    B. 任意两条染色体上HLA等位基因的特定组合
    C. 多条染色体上HLA等位基因的特定组合
    D. 某一个体HLA的全部序列
    E. 某一个体HLA的特异型别
11. 下列哪种HLA分子能与NK细胞的杀伤细胞免疫球蛋白样受体（KIR）结合
    A. HLA－DM　　B. HLA－DQ
    C. HLA－C　　D. HLA－DP
    E. HLA－DR
12. 下列哪种细胞的活化需要HLA－Ⅰ类分子的作用
    A. B细胞识别可溶性抗原
    B. T淋巴细胞归巢作用
    C. CTL细胞杀伤病毒感染细胞
    D. MΦ吞噬结核分枝杆菌
    E. NK细胞的ADCC效应
13. 下列哪种细胞的活化需要HLA－Ⅱ类分子的作用
    A. NK细胞杀伤肿瘤细胞
    B. 树突状细胞提呈抗原给Th细胞
    C. B细胞特异捕获可溶性抗原
    D. CTL细胞杀伤肿瘤细胞
    E. 肥大细胞释放组胺
14. MHC分子最主要的生物学功能是

A. 提呈抗原　B. 选择 T 细胞
C. 调节免疫　D. 诱发移植排斥
E. MHC 限制性

15. 下列对 MHC 限制性说法正确的是
A. MHC－Ⅰ类分子与 CD8 分子结合
B. MHC－Ⅱ类分子与 CD4 分子结合
C. TCR 对抗原肽和自身 MHC 分子进行双重识别
D. B 细胞对 TI－Ag 的识别
E. NK 细胞识别肿瘤细胞

16. 肿瘤细胞 HLA－Ⅰ类分子表达减弱或缺失时，不能有效地激活下列哪种细胞
A. $CD4^+$Th1 细胞　B. $CD8^+$CTL 细胞
C. $CD4^+$Th2 细胞　D. $CD4^+$Th17 细胞
E. $CD4^+$Treg 细胞

17. 与强直性脊柱炎相关联的 HLA 分子是
A. HLA－A2　B. HLA－B27
C. HLA－Cw4　D. HLA－DR13
E. HLA－DR14

18. 临床肾移植在可供选择的活体肾器官捐献者中何者最佳
A. 受者父母
B. 受者 HLA 单倍型相同的同胞兄弟姐妹
C. 受者丈夫或妻子
D. 受者堂或表兄弟姐妹
E. 受者子女

19. 下列哪种疾病与 HLA 分子无关联性
A. 强直性脊柱炎　B. 重症肌无力
C. 血清病　D. 类风湿关节炎
E. 1 型糖尿病

20. HLA 抗原所不具备的功能是
A. 作为移植抗原引起移植排斥反应
B. 参与自身免疫耐受的形成
C. 参与抗原提呈
D. 参与 T 细胞分化发育和选择
E. 参与调理吞噬

21. HLA－Ⅱ类分子提呈抗原肽供 $CD4^+$T 细胞的 TCR 识别，其中共受体 CD4 分子与 HLA－Ⅱ类分子的哪一结构域结合
A. β_2m 结构域　B. α1 和α2 结构域
C. α1 和β1 结构域　D. α3 结构域
E. β_2 结构域

22. 采用抗人β_2 微球蛋白单克隆抗体来检测人 B 细胞的表面分子时呈阳性反应，提示能检测出下列哪种分子的表达
A. MHC－Ⅰ类分子　B. MHC－Ⅱ类分子
C. MICA 分子　D. CD20 分子
E. CD79 分子

23. 从患者外周血分离的 T 细胞在体外对自身肿瘤细胞进行试验，叙述不正确的是
A. T 细胞识别抗原的线性表位
B. $CD8^+$T 细胞识别 MHC Ⅰ类分子提呈的抗原多肽
C. $CD4^+$T 细胞识别 MHC Ⅱ类分子提呈的抗原多肽
D. 因存在 MHC 限制性而无应答
E. 需要 APC 细胞对抗原加工处理和转运到细胞膜表面

24. 有关应用抗 CD25 人源化单克隆抗体治疗疾病的描述不正确的是
A. 可用于抗移植排斥反应的治疗
B. 可用于抗肿瘤治疗
C. 可用于抗过敏反应治疗
D. 可用于自身免疫病治疗
E. 能阻断 IL－2 的作用

25. $CD4^+$T 细胞识别抗原的条件不包括
A. 抗原的线性表位
B. MHC Ⅰ类分子提呈的抗原多肽
C. MHC Ⅱ类分子提呈的抗原多肽
D. 需要 APC 细胞加工和处理外源性抗原
E. 需要蛋白酶降解后成 17 个左右的氨基酸

【A2/型/题】

26. 男性患者，59 岁，检查发现黑色素瘤，对化疗几乎无反应，免疫学检查表明体内肿瘤细胞几乎不表达 HLA－Ⅰ类分子，下列哪类细胞杀伤肿瘤细胞的免疫应答功能下降
A. $CD4^+$T 细胞　B. $CD8^+$T 细胞
C. NK 细胞　D. 巨噬细胞
E. 树突状细胞

27. 女性患者，50 岁，患有严重类风湿关节炎，用英夫利昔单抗（抗 TNF－α抗体）治疗后发现 $CD25^+$T 细胞明显增多，则下列哪种细胞因子分泌将增多
A. IFN－γ　B. IL－1
C. IL－2　D. IL－10
E. IL－12

28. 15 岁患儿，拟诊为 1 型糖尿病，检测显示胰岛局部炎性细胞因子浓度增高，试问在胰岛 β 细胞上哪个指标有诊断意义
A. HLA－Ⅰ类分子表达增高
B. HLA－Ⅱ类分子表达增高

C. IL－2R表达增高
D. IL－4R表达增高
E. TNF－α受体表达增高

29. 女性患者，44岁，每天早起手指关节僵硬2小时左右，检查发现血清补体含量和C3含量降低，类风湿因子显著升高，该患者的母亲有同样的病史。此类疾病最可能与下列哪种HLA基因呈正相关
A. HLA－B27　B. HLA－DR2
C. HLA－DR3　D. HLA－DR4
E. HLA－DR5

30. 男性患者，69岁，患尿毒症而进行肾移植，移植前经供受者HLA抗原分型确认供受者HLA－A，－B和－DR抗原无错配，HLA抗体检测阴性（PRA=0），移植前T、B淋巴细胞交叉配型阴性，肾移植后出现急性排斥反应，增加免疫抑制剂用量无效，病理学肾穿刺免疫组化染色检查C4d阳性。诊断为抗体介导的体液排斥反应。行抗MICA抗体检测，发现移植前和移植后的血清抗MICA抗体强阳性。该病例出现急性排斥反应可能与下列哪类供受者基因错配有关
A. HLA－A等位基因错配
B. HLA－B等位基因错配
C. HLA－DRA等位基因错配
D. HLA－DRB等位基因错配
E. MICA等位基因错配

【B/型/题】

A. HLA－A、HLA－B、HLA－C
B. HLA－DP、HLA－DQ、HLA－DR
C. C2、C4、Bf
D. TAP、HLA－DM
E. MICA、MICB

31. 编码经典HLA－Ⅰ类分子的基因有
32. 编码经典HLA－Ⅱ类分子的基因有
33. 编码产物与抗原提呈相关的基因有
34. 编码MHC－Ⅲ类分子的是

A. HLA－B27　B. HLA－DR3
C. HLA－DR4　D. HLA－DR3＋DR4
E. MICA、MICB

35. 与强直性脊椎炎有强关联的是
36. 与乳糜泻有关联的是
37. 与类风湿关节炎有关联的是
38. 与胰岛素依赖型糖尿病有关联的是

A. HLA－DM　B. HLA－DO
C. PSMB　D. HLA－E
E. HLA－G

39. 主要分布于母胎界面，在母胎免疫耐受中发挥作用的是
40. 编码产物参与APC对外源性抗原加工的是
41. 能对HLA－DM分子行使功能调节的是
42. 编码产物可抑制NK细胞杀伤效应的是

A. 等位基因非随机性表达
B. 连锁不平衡
C. HLA单倍型
D. HLA多态性
E. HLA共显性

43. 一个杂合子个体两个HLA等位基因都能表达产物是
44. HLA多个基因座位存在于一条染色体上称为
45. 两个或以上HLA基因座位上等位基因同时出现的频率显著高于或低于其理论计算值是
46. 人群中HLA－B基因座位已被发现大约3000多个等位基因是指

A. α1　B. β1
C. β_2m　D. α1＋β1
E. α1＋α2

47. 构成HLA－Ⅰ类分子抗原结合槽的是
48. 构成HLA－Ⅱ类分子抗原结合槽的是
49. 不由HLA基因区编码的成分是
50. 在HLA－Ⅱ类分子中具有高度多态性的结构域是

二、名词解释

1. 基因多态性（polymorphism）
2. 连锁不平衡（linkage disequilibrium，LD）
3. MHC
4. 锚定位（anchor position）
5. HLA单倍型（HLA haplotype）

三、简答题

1. 简述MHC分子的生物学功能。
2. 简述HLA在临床中的应用。
3. 比较HLA－Ⅰ类和HLA－Ⅱ类分子在结构、组织分布和与抗原肽相互作用等方面的特点。
4. 简述抗原肽与MHC分子结合的特点。
5. 简述MHC基因的特征与遗传特点。

【参考答案及解析】

一、选择题

【A1/型/题】

1. A

[解析] β_2微球蛋白由位于第 15 号染色体上的基因编码，不属于 HLA 基因编码的产物。

2. B

[解析]HLA－Ⅰ类分子广泛表达在所有有核细胞表面，而 HLA－Ⅱ类分子主要表达在专职性 APC（巨噬细胞、B 细胞、DCs）和胸腺上皮细胞，活化 T 细胞表面仅有少量的表达。

3. E

[解析]HLA－Ⅰ类分子广泛表达在所有有核细胞表面，成熟红细胞不表达 HLA－Ⅰ类分子，但血小板上有 HLA－Ⅰ类分子表达。

4. B

[解析] HLA－Ⅰ类分子抗原肽结合槽由α1 和α2 结构域构成，可将内源性抗原提呈给 $CD8^+T$ 细胞的 TCR 识别。

5. D

[解析]HLA－Ⅰ类分子可将内源性抗原提呈给 $CD8^+T$ 细胞的 TCR 识别，CD8 分子可与 HLA－Ⅰ类分子的α3 结构域结合，协助 T 细胞 TCR 与 HLA－Ⅰ抗原肽的免疫突触形成，CD8 分子不具有识别抗原表位的能力。

6. B

[解析] 外源性抗原主要由 HLA－Ⅱ类分子提呈给 $CD4^+T$ 细胞的 TCR 识别。

7. C

[解析] HLA－Ⅱ类分子的α链和β链都由 6 号染色体短臂的 MHC－Ⅱ区基因座位所编码。

8. D

[解析] HLA－Ⅱ类分子主要表达在专职性 APC（巨噬细胞、B 细胞、DCs）、胸腺上皮细胞；尽管活化 T 细胞表面有少量 HLA－Ⅱ类分子表达，但从外周血分离的 PBMC 检测其中的 T 细胞不表达 HLA－Ⅱ分子。

9. B

[解析] 截至 2012 年 10 月，已确定 HLA 等位基因数达 8712 个，其中等位基因数量最多的是 HLA－B（2798 个）。

10. A

[解析] 同一条染色体上 HLA 复合体多个基因座位的等位基因 DNA 序列在物理上的连续序列为单倍型，一个个体拥有 2 个 HLA 单倍型。

11. C

[解析] HLA－C 属于经典 HLA－Ⅰ类分子，可与 NK 细胞膜的抑制型受体（KIR）结合，维持机体 NK 细胞处于被抑制的状态。

12. C

[解析] HLA－Ⅰ类分子提呈的抗原肽通常与 $CD8^+$ CTL 细胞的 TCR 结合，提呈内源性抗原给 CTL 识别，活化并产生介导 CTL 的杀伤效应。B 细胞通过 BCR 可直接识别可溶性抗原、T 淋巴细胞归巢作用、MΦ 杀伤结核分枝杆菌和 NK 细胞的 ADCC 效应不依赖 HLA 的作用。

13. B

[解析] HLA－Ⅱ类分子提呈的外源性抗原肽通常与 $CD4^+Th$ 细胞的 TCR 结合。

14. A

[解析] MHC 基因复合体是体内最复杂的与免疫有关的基因群，MHC 分子最重要的功能是提呈抗原，启动适应性免疫应答。

15. C

[解析] MHC 限制性主要表现在 T 细胞的 TCR 对抗原肽和自身 MHC 分子进行双重识别，特异性 TCR 的 T 细胞对非特异性抗原肽或者非己的 MHC 都不具有识别能力。MHC 限制性不是指 MHC－Ⅰ分子与 CD8，也不是指 MHC－Ⅱ分子与 CD4 的结合。

16. B

[解析] HLA－Ⅰ类分子提呈内源性抗原（例如肿瘤抗原）给 $CD8^+CTL$ 细胞识别，当缺乏 HLA－Ⅰ类分子时不能有效激活 $CD8^+CTL$ 细胞，这是肿瘤免疫逃逸机制之一。

17. B

[解析] 与强直性脊柱炎相关联的 HLA 分子是 HLA－B27。

18. B

[解析] HLA 单倍型完全相同的同胞捐献者为最佳选择，HLA 抗原零错配，临床数据分析，此类肾移植物存活时间长。

19. C

[解析] 强直性脊柱炎、重症肌无力、类风湿关节炎、1 型糖尿病的发病机制都与 HLA 基因多态性有关联性，而血清病是指因输注异种血清导致的Ⅲ型变态反应。

20. E

［解析］HLA 分子的多态性可作为组织相容性抗原，引起移植排斥反应；T 细胞在胸腺发育中的胸腺上皮细胞的 HLA 分子参与 T 细胞的阳性选择和自身免疫耐受的形成；抗原提呈细胞用 HLA 分子将抗原表位提呈至细胞表面；调理吞噬作用是由抗体或补体中间产物介导的，与 HLA 关系不大。

21. E

［解析］α1 和β1 结构域构成 HLA－Ⅱ类分子的与抗原肽结合的结构域，被 $CD4^+T$ 细胞的 TCR 识别，同时 T 细胞膜上的共受体 CD4 分子与 HLA－Ⅱ类分子的β2 结构域结合。

22. A

［解析］MHC－Ⅰ类分子由重链（α链）和轻链（β_2m）构成，β_2m 是稳定 MHC－Ⅰ类分子在细胞膜上表达的重要组成部分，因此采用抗人β_2 微球蛋白单克隆抗体来检测人 B 细胞的表面分子时能检出β_2m，即提示检测到了 MHC－Ⅰ类分子。

23. D

［解析］自身 T 细胞识别自身 APC 细胞提呈的抗原，不存在 MHC 限制性问题。

24. B

［解析］CD25 是 IL－2Rα链，其抗体（抗 CD25 单抗）可阻断 IL－2 的作用，下调 T 细胞免疫应答，是临床可选用的抗移植排斥反应的药物，但应用于肿瘤患者时可使免疫功能下降更加明显，机体抗肿瘤免疫力降低，故不适合对肿瘤的治疗。

25. B

［解析］在胸腺 T 细胞的发育过程中的阳性选择结果决定了 $CD4^+T$ 细胞的 TCR 仅识别由 MHC－Ⅱ类分子提呈的抗原肽的线性表位，MHC－Ⅱ类分子抗原结合槽大约能容纳 17 个氨基酸。

【A2/型/题】

26. B

［解析］HLA－Ⅰ类分子表达下降，使 $CD8^+T$ 细胞识别肿瘤抗原能力下降，但对 NK 细胞有促进杀伤作用，对其他细胞无明显影响。

27. D

［解析］治疗后增多的 $CD25^+T$ 细胞主要是 Treg 细胞，可分泌 IL－10 等负性细胞因子下调免疫应答强度，达到治疗的目的。

28. B

［解析］1 型糖尿病为自身免疫病，患者胰岛 β 细胞表达较多 HLA－Ⅱ类分子，引起提呈的自身抗原肽－MHC－Ⅱ类分子激活 $CD4^+T$ 细胞 TCR 信号通路活化，分泌炎症因子增多，损伤胰岛 β 细胞，造成胰岛 β 细胞功能下降，胰岛素水平降低，血糖升高。

29. D

［解析］根据患者症状可诊断为类风湿关节炎，该病有遗传倾向，研究发现与 DR4 等位基因呈正相关。

30. E

［解析］MICA 抗原具有多态性，供受者 MICA 等位基因错配，在有 MICA 抗体的情况下可引起排斥反应，本例无 HLA 抗体且 HLA－A，－B 和－C 等位基因无错配；由于 MICA 不表达于 T、B 淋巴细胞，移植前交叉配型检测不出抗 MICA 的抗体，移植前受者有预存的抗 MICA 特异性抗体，极有可能是针对供者 MICA 错配的抗原，MICA 抗原表达于供体肾血管内皮细胞表面，可能引起抗体介导的排斥反应。

【B/型/题】

31. A 32. B 33. D 34. C

［解析］经典 HLA－Ⅰ类分子包括 HLA－A、HLA－B、HLA－C；经典 HLA－Ⅱ类分子包括 HLA－DP、HLA－DQ、HLA－DR；TAP、HLA－DM 参与抗原提呈，C2、C4、Bf 等属于 MHC－Ⅲ类基因编码的分子。

35. A 36. B 37. C 38. D

［解析］一些常见疾病与 HLA 等位基因的关联见教材内容。

39. E 40. A 41. B 42. D

［解析］HLA－DM 参与 APC 对外源性抗原的加工，其作用需 HLA－DO 辅助；HLA－E 是 NK 细胞表面 C 型凝集素受体家族（CD94/NKG2）的配体，能抑制 NK 细胞的效应，HLA－G 分布于母胎界面的绒毛外滋养层细胞，参与维持母胎耐受。

43. E 44. C 45. B 46. D

［解析］HLA 基因具有高度多态性，所有 HLA 基因都呈共显性表达，两个或两个以上 HLA 基因座位上的等位基因同时出现在同一染色体上（HLA 单倍型），其组合有可能出现连锁不平衡的特点。

47. E 48. D 49. C 50. B

［解析］考察 HLA－Ⅰ/Ⅱ类分子的基本结构。

二、名词解释

1. 指人群中某一基因位点上具有两个或两个以上等位基因的现象，称为基因多态性。
2. 指分属两个或两个以上基因座位的等位基因，同时出现在一条染色体上的概率高于或低于随机出现的频率。出现连锁不平衡现象可能与自然选择压力有关。
3. 主要组织相容性复合体，是一组与免疫功能密切相关的基因群，参与移植排斥、免疫应答、免疫调节等多种生理病理过程。分为 MHC－Ⅰ、MHC－Ⅱ和 MHC－Ⅲ三个区域。

4. MHC 抗原肽结合槽与抗原肽结合并非完全互补，抗原肽结合沟槽中有两个或两个以上氨基酸位置较为关键，称为锚定位（anchor position）。位于锚定位上的氨基酸残基则称为锚定基（anchor residue）。抗原肽与锚定基是否吻合决定 MHC 分子与抗原肽结合的牢固程度。

5. HLA 复合体是一组紧密连锁的基因群，这些连锁在一条染色体上的一系列等位基因很少发生同源染色体的交换（仅 1%交换），构成了一个 HLA 单倍型。每一个体都拥有两条 HLA 单倍型，分别来自父亲和母亲。

三、简答题

1.（1）提呈抗原给 TCR，启动适应性免疫应答：MHC 分子主要功能是通过提呈抗原肽来激活 T 细胞，参与适应性免疫应答。T 细胞以其 TCR 对抗原肽和自身 MHC 分子进行双重识别。MHC－Ⅰ类分子所提呈的抗原被 $CD8^+T$ 细胞的 TCR 识别，引起 CTL 细胞活化；而 MHC－Ⅱ类分子所提呈的抗原被 $CD4^+T$ 细胞的 TCR 识别，刺激 Th 细胞活化。

（2）参与 T 细胞在胸腺中的分化和选择：T 细胞在编码 TCR 的基因重排完成之后，通过阳性选择，获得 MHC 限制；再经过阴性选择，获得自身免疫耐受。最后只有那些既能识别自身 MHC 分子，又不与自身抗原肽产生高亲和力结合的 T 细胞才能进入外周淋巴器官和血液循环，发挥适应性免疫作用。

（3）作为调节分子参与固有免疫应答：①经典的Ⅲ类基因编码多种补体成分，参与清除病原体和炎症反应。②非经典Ⅰ类基因和 MICA 基因产物可作为配体分子调节 NK 细胞的杀伤活性。③炎症相关基因参与启动和调控炎症反应。

2.（1）HLA 配型在器官/骨髓移植中的应用：HLA 是引起移植排斥反应的主要组织相容性抗原，供－受者 HLA－A、B 和 DR 等位基因的匹配程度与移植物五年存活率正相关。在骨髓移植中，为预防移植物抗宿主病，一般选择 HLA－A、B、C，DRB1 和 DQB1 基因座位 10 个等位基因全相合者为供者。

（2）HLA 分子异常表达与疾病的发生：在病毒感染或肿瘤细胞中，HLA－Ⅰ类分子表达下调，不能有效激活特异性 $CD8^+CTL$ 应答，机体不能有效地清除病毒或肿瘤细胞，引起病毒慢性感染或诱发肿瘤；此外，原先低表达或不表达 HLA－Ⅱ类分子的细胞，被细胞因子诱导后，HLA－Ⅱ类分子表达增高，其周围的 $CD4^+Th$ 细胞活化增强，引起炎症反应，一些自身免疫病的发病机制与此有关。

（3）HLA 等位基因与一些疾病的易感性关联：HLA 基因具有高度多态性，无血源个体间 HLA 等位基因相同的概率很低，带有某些特定 HLA 等位基因或单体型的个体易患某一疾病（称为阳性关联）或对该疾病有较强的抵抗力（称为阴性关联）。典型例子是 HLA－B27 等位基因与强直性脊柱炎相关联。

3. HLA－Ⅰ类分子与 HLA－Ⅱ类分子的比较

项目	HLA－Ⅰ类分子	HLA－Ⅱ类分子
经典的分子名称	HLA－A，B 和 C	HLA－DR，DQ 和 DP
结构	重链（α链，45kDa）和轻链（β_2m，12kDa）	α链（35kDa）和β链（28kDa）
抗原肽结合槽和肽种类	α1＋α2，细胞内合成的肽	α1＋β1，细胞外抗原肽
组织分布	所有的有核细胞，血小板	抗原提呈细胞（APC）
被识别的T细胞	细胞毒性T细胞（$CD8^+CTL$）	辅助性T细胞（$CD4^+Th$）
与T细胞辅助受体及结合的部位	CD8 分子/α3	CD4 分子/β2
功能特点	结合内源性抗原肽，并将其提呈给 $CD4^+T$ 细胞的 TCR 识别	结合外源性抗原肽，并将其提呈给 $CD8^+$ T细胞的 TCR 识别

4. 抗原肽与 MHC 分子的结合具有以下特点：①非共价键；②专一性（相对选择性）；③包容性：特定 MHC 分子所选择的锚定残基并非严格专一，而是一类带有特定共同基序的蛋白肽段。

5.（1）多基因性：就个体而言，MHC 具有多基因性（polygeny），即 MHC 复合体由多个紧密相邻的基因群组成，其编码产物功能相同或相似。

（2）共显性：共显性（codominant）指同一个体内两条同源染色体上同一基因座位的每一等位基因均为显性基因。对某一基因座位来说，两个等位基因均能表达各自的 HLA 分子。在两个等位基因相同时（纯合子）仅表达为一种细胞表型，而不同时（杂合子）则表达两种细胞表型。

（3）多态性：就人群而言，MHC 具有高度多态性。尽管人群中 HLA 等位基因数目极其庞大，但对一个个体而言，每一基因座位上的等位基因数目仅有两个。而且，在一个特定的群体中，真正能检测到的等位基因数目也是有限的。

（4）单倍型遗传：每一个体拥有两条 HLA 单倍型，分别来自父亲和母亲。因此，任何一个个体与其父亲或母亲，或者与其子女，至少有一条 HLA 单倍型是相同的，此为 HLA 单倍型遗传。

（5）连锁不平衡：指分属两个或两个以上基因座位的等位基因，同时出现在一条染色体上的概率高于或低于随机出现的频率。出现连锁不平衡现象可能与自然选择压力有关。

（邹义洲）

第九章　抗原提呈细胞与抗原的加工及提呈

【同步习题】

一、选择题

【A1/型/题】

1. 能对肿瘤抗原进行抗原提呈的分子是
   A. MHC－Ⅰ类分子
   B. MHC－Ⅱ类分子
   C. MHC－Ⅰ+MHC－Ⅱ类分子联合提呈
   D. CD1 分子
   E. HLA－DM 分子
2. APC 将内源性抗原以 p－MHC－Ⅰ类分子复合物的形式提呈给
   A. $CD4^+$Th 细胞　B. $CD8^+$CTL 细胞
   C. $CD4^+$Treg 细胞　D. $CD4^+$Tfh 细胞
   E. CD4+CTL 细胞
3. 下列哪种细胞不属于专职性 APC
   A. 单核细胞　B. 树突状细胞
   C. 组织巨噬细胞　D. B 淋巴细胞
   E. T 淋巴细胞
4. 目前已知的摄取抗原能力最强的 APC 是
   A. 未成熟 DC　B. 成熟 DC
   C. B 淋巴细胞　D. 单核细胞
   E. 浆细胞
5. 有关朗格汉斯细胞说法正确的是
   A. 是定居于非淋巴组织中的 DC
   B. 是定居于非淋巴组织中的巨噬细胞
   C. 是定居于非淋巴组织中的淋巴细胞
   D. 可有效激发机体体液固有免疫应答
   E. 可有效激发机体体液免疫应答
6. 有关 DC 说法不正确的是
   A. DC 起源于骨髓造血干细胞
   B. DC 可将抗原提呈给 T 细胞，因此只能参与细胞免疫
   C. 未成熟 DC 可诱导免疫耐受
   D. DC 是机体适应性免疫应答的始动者
   E. DC 参与机体 T 细胞的阴性选择过程
7. B 细胞识别抗原的成分是
   A. BCR　B. CD19
   C. CD20　D. CD21
   E. CD79
8. 对于抗原提呈说法错误的是
   A. 外源性抗原以 pMHC－Ⅱ复合物形式提呈给 $CD4^+$T 细胞
   B. 内源性抗原以 pMHC－Ⅰ复合物形式提呈给 $CD8^+$T 细胞
   C. BCR 可直接识别完整的抗原
   D. TCR 可直接识别完整的抗原
   E. 被病毒感染的细胞也能提呈抗原
9. DC 分泌哪种细胞因子有利于诱导初始 T 细胞产生 Thl 型应答
   A. IL－4　B. IL－10
   C. IL－12　D. IL－17
   E. IL－23
10. 下列哪项不是成熟 DC 的特点
    A. 低表达模式识别受体
    B. 具有较弱的识别和摄取外源性抗原的能力
    C. 加工抗原能力较弱
    D. 低水平表达 MHC－Ⅱ类分子和共刺激分子、黏附分子
    E. 定居于外周免疫器官
11. 下列哪种细胞不属于 DC
    A. 浆细胞样 DC　B. 滤泡样 DC
    C. 未成熟 DC　D. 迁移期 DC
    E. 隐蔽细胞
12. 对迁移期 DC 具有特定趋化作用的受体是
    A. CCR5　B. CCR6
    C. CCR7　D. CCR8
    E. CCR9
13. pDC 活化后能产生的物质是
    A. IL－2　B. IL－4
    C. IFN－α　D. IFN－γ
    E. IL－10
14. 胸腺 DC 是通过什么作用参与 T 细胞阴性选择及维持中枢免疫耐受
    A. 克隆无能　B. 克隆收缩
    C. 克隆删除　D. 基因重排

A. CLIP　　B. MⅡC
C. MHC-Ⅱ　　D. HLA-DM
E. Ii chain

54. 下列哪些细胞能表达 MHC-Ⅱ类分子
A. 初始 T 细胞　　B. 活化 T 细胞
C. 单核细胞　　D. DC 细胞
E. B 细胞

55. CD1 分子有 a~e 五个成员，其中能介导对病原体的适应性免疫应答的有
A. CD1a　　B. CD1b
C. CD1c　　D. CD1d
E. CD1e

二、名词解释

1. 专职性 APC
2. 外源性抗原
3. 内源性抗原
4. 抗原加工与提呈
5. 抗原的 CD1 提呈途径

三、填空题

1. APC 细胞表面表达________和________两种重要的抗原提呈分子。
2. MHC-Ⅰ和 MHC-Ⅱ类抗原提呈途径中，抗原与 MHC 结合部位分别在________和________。
3. 抗原的交叉提呈是指 APC 能将外源性抗原通过 MHC-Ⅰ类分子途径提呈给________细胞；或将内源性抗原通过 MHC-Ⅱ类分子途径提呈给________细胞。
4. CD1d 分子主要将脂类抗原提呈给________细胞，参与固有免疫应答。
5. APC 常见的抗原加工和提呈的方式包括________途径，________途径，________途径，________途径。

四、问答题

1. 简述 MHC-Ⅰ类分子抗原提呈途径与简述 MHC-Ⅱ类分子抗原提呈途径的主要区别。
2. 简述非经典的抗原提呈途径的过程。
3. 简述内源性抗原加工与转运。
4. 简述 B 细胞在抗原提呈中的作用。
5. 简述由 APC 所提呈的抗原的分类方式。

五、病例分析题

男性患者，16 岁，因咽部肿痛、高热而就诊。

主诉：一星期前因淋雨出现咽痛且逐渐加剧，伴吞咽困难、畏寒高热（当时测得体温 39.5℃）、头痛、全身关节痛。在当地卫生院诊断为“急性扁桃体炎”，接受青霉素治疗 1 周无效，该患者既往体健。

入院检查：T 38.6℃，R 18 次/分，P 112 次/分，BP 115/75mmHg，发现口咽部有充血出血点并有肿胀，双侧扁桃体肿大，有白色分泌物渗出；在头颈部与腹股沟可扪及多个肿大的淋巴结，有压痛感；扪及肿大的肝脾。

血常规：WBC 2.6×10^9/L，幼稚细胞比例达 54%，入院 3 天后复查血常规 WBC 24.9×10^9/L，单个核细胞比例 75%，其中变异淋巴细胞 55%，其余指标正常；B 超发现肝脾肿大，血液细菌培养（-），咽拭子培养发现链球菌（+）；采用干扰素、阿昔洛韦、氨苄西林抗感染并加上支持治疗，3 天后体温开始下降，咽痛减轻，肿大程度缩小，1 周后体温正常。2 周后复查指标都正常。

1. 该患者最可能的诊断是什么？
2. 为什么应用干扰素、阿昔洛韦、氨苄西林治疗后痊愈？

【参考答案及解析】

一、选择题

【A1/型/题】

1. A
[解析] 肿瘤抗原属于内源性抗原，由 MHC-Ⅰ类分子进行提呈。

2. B
[解析] p-MHC-Ⅰ类分子复合物与 $CD8^+$ CTL 细胞结合，p-MHC-Ⅱ类分子复合物与 $CD4^+$ Th 细胞结合。

3. E
[解析] 专职性 APC 包括树突状细胞、B 细胞、单核细胞及由其分化而来的巨噬细胞，T 细胞不属于专职 APC。

4. A
[解析] 未成熟 DC 具有很强的摄取抗原的能力，但加工抗原的能力较弱。

5. A
[解析] 朗格汉斯细胞在分类上属于树突状细胞。

6. B
[解析] DC 具有强大的抗原提呈能力，可将抗原提呈给 T 细胞，激发机体产生特异性免疫应答。

7. A

[解析] BCR 可直接识别抗原，无须 MHC 分子加工。

8. D

[解析] TCR 不能直接识别完整抗原，需识别经抗原提呈细胞加工、处理并提呈的抗原多肽片段－MHC 分子复合物。

9. C

[解析] DC 分泌 IL－12 有利于诱导 Th0 细胞分化为 Thl 细胞，产生 Th1 型应答。

10. D

[解析] 成熟 DC 细胞定居于外周免疫器官，低表达模式识别受体，识别和摄取抗原能力较弱但加工抗原能力较强，高表达 MHC－Ⅱ类分子和共刺激分子、黏附分子。

11. B

[解析] 滤泡 DC（FDC）虽然呈树突状形态，但不具备抗原提呈能力，在分类上不属于 DC 细胞。

12. C

[解析] 各组织器官中的未成熟 DC 在接触和摄取抗原或受到炎性刺激后，表达特定趋化因子受体（如 CCR7），在趋化因子作用下发生迁移。

13. C

[解析] pDC 活化后可快速产生大量Ⅰ型干扰素，参与抗病毒固有免疫应答，在某些情况下也参与自身免疫病的发生发展。

14. C

[解析] 胸腺 DC 通过克隆删除作用参与 T 细胞阴性选择及维持中枢免疫耐受。

15. E

[解析]未成熟 DC 的特点是：①表达模式识别受体，能有效识别和摄取外源性抗原；②加工抗原能力强；③MHC－Ⅱ类分子、共刺激分子和黏附分子表达水平低，因此提呈抗原和激发免疫应答的能力较弱。

16. A

[解析]成熟 DC 的特点是：①表面有许多树突状突起；②低表达模式识别受体，识别和摄取外源性抗原的能力弱；③加工抗原的能力弱；④MHC－Ⅱ类分子和共刺激分子、黏附分子表达水平高，能有效提呈抗原和激活 T 细胞。

17. C

[解析]只有 B 细胞才能提呈可溶性抗原；单核巨噬细胞属于专职性 APC，高表达 MHC－Ⅱ类分子；B 细胞在生理情况下不表达 B7 分子；内皮细胞在某些病理条件下可提呈抗原；肿瘤细胞虽能提呈抗原，但不属于专职性 APC。

18. D

[解析] IL－23 可使 Th0 细胞分化为 Th17 细胞，并促使后者分泌 IL－17。

19. A

[解析] 自身变异成分、病毒和胞内寄生菌属于内源性抗原，胞外菌属于外源性抗原。

20. C

[解析] 参见 19 题解析。

21. D

[解析] 蛋白酶体主要降解内源性抗原，例如病毒抗原等。

22. C

[解析] 生理条件下，单核/巨噬细胞摄取和加工抗原的能力强，提呈抗原的能力较弱。

23. A

[解析] 钙联蛋白、钙网蛋白等是 MHC－Ⅰ类分子的合成与组装过程中的伴侣蛋白。

24. C

[解析] CD1 有 a～e 五个成员，均属 MHC－Ⅰ类样分子，与 β2m 结合成复合物。

25. E

[解析] 脂类抗原（例如分枝杆菌胞壁成分）不是多肽，不能结合 MHC 分子，不能被 MHC 限制性 T 细胞识别，但可通过结合 APC 表面的 CD1 分子而被提呈。

26. E

[解析] T 细胞不具备提呈抗原的能力。

27. A

[解析] 内源性抗原由 MHC－Ⅰ类分子提呈给 $CD8^+$T 细胞，外源性抗原由 MHC－Ⅱ类分子提呈给 $CD4^+$T 细胞。

28. B

[解析] 参见 27 题解析。

29. B

[解析] 树突状细胞是机体适应性免疫应答的始动者，可有效激活初始 T 细胞并引发适应性免疫应答。

30. B

[解析] B 细胞可通过 mIg 摄取抗原，不需要 MHC 分子辅助。

31. B

[解析] Th0 细胞在 IL－12 的作用下分化为 Th1 细胞，在 IL－4 作用下分化为 Th2 细胞。

32. D

[解析] 机体再次遭遇相同抗原刺激时，由 B 细胞直接

提呈抗原给 T 细胞，触发再次免疫应答。

33. B

[解析] 树突状细胞内抗原肽与 MHC－Ⅱ类分子结合的主要部位是 MⅡC。

34. B

[解析] 与 MHC－Ⅰ类分子提呈内源性抗原肽转运有关的主要分子是 TAPⅡ。

35. E

[解析] 巨噬细胞表面分子包括 MHC－Ⅰ/Ⅱ、FcγR、CD14、CKR、C3bR 等，不包括 HLA－DM 分子。

36. D

[解析] 巨噬细胞借助表面 IgGFc 受体结合抗原抗体复合物，不需要 MHC 分子的辅助。

37. D

[解析] B 细胞活化后成为浆细胞，通过分泌抗体，借助 ADCC 效应杀伤靶细胞，不能直接起杀伤作用。

【A2/型/题】

38. C

[解析] 肿瘤细胞 HLA－Ⅰ类分子表达水平低下，不能有效刺激 $CD8^+$T 细胞对其产生特异性应答。

39. B

[解析] 机体清除化脓性细菌主要依靠体液免疫，Th2 细胞是辅助 B 细胞介导体液免疫的主要细胞。

40. A

[解析] 树突状细胞是启动适应性免疫应答的最有效细胞，能强烈激活 T 细胞对肿瘤细胞的应答。

【B/型/题】

41. C　42. A

[解析] CTL 是细胞免疫应答的主要效应细胞，其活化受 Th1 细胞所分泌的细胞因子调控。

43. E　44. B　45. E

[解析] 专职性 APC 包括巨噬细胞、树突状细胞、B 细胞，上皮细胞属于非专职性 APC，但在特定的病理条件下可提呈抗原。

46. C　47. A

[解析] α1 和 α2 构成 MHC－Ⅰ类分子的抗原结合槽，α1 与 β1 构成 MHC－Ⅱ类分子的抗原结合槽。

48. A　49. D　50. B

[解析] IFN－γ 能刺激单核/巨噬细胞表达高水平 MHC－Ⅰ/Ⅱ类分子和共刺激分子并活化巨噬细胞，IL－12 和 IL－4 分别有利于诱导初始 T 细胞产生 Th1 和 Th2 型免疫应答反应。

【X/型/题】

51. CDE

[解析] 考察 DC 的基本知识。

52. BCD

[解析] 未成熟 DC 主要功能是摄取并加工抗原，成熟 DC 主要是提呈抗原；未成熟 DC 半寿期较短，表达较多 Fc 受体、甘露糖受体等，成熟 DC 表达较多 MHC－Ⅱ类分子与共刺激分子。

53. ABCDE

[解析] 考察 MHC－Ⅱ类抗原提呈的具体过程，需熟记该过程所涉及的分子。

54. BCDE

[解析] 专职性 APC（单核/巨噬细胞、DC 细胞、B 细胞）及活化 T 细胞均可表达 MHC－Ⅱ类分子，初始 T 细胞不表达 MHC－Ⅱ分子。

55. ABC

[解析] CD1 分子有 a～e 五个成员，其中 CD1a～c 介导对病原体的适应性免疫应答，CD1d 主要将脂类抗原提呈给 NKT 细胞以参与固有免疫应答。

二、名词解释

1. 抗原提呈细胞是能够加工抗原并以抗原肽－MHC 分子复合物的形式将抗原肽提呈给 T 细胞的一类细胞，在机体的免疫识别、免疫应答与免疫调节中起重要作用，其中专职性 APC 包括树突状细胞、单核巨噬细胞、B 细胞。
2. 指来自细胞外的抗原物质，例如被吞噬的细胞、细菌或蛋白质抗原等。
3. 指细胞自身合成的抗原物质，例如病毒蛋白、肿瘤抗原和某些自身抗原等。
4. 抗原加工是 APC 将摄取入胞内的外源性抗原或者胞质内自身产生的内源性抗原降解并加工成一定大小的多肽片段，使抗原肽适合与 MHC 分子结合，抗原肽－MHC 分子复合物再转运到细胞表面的过程；抗原提呈是表达于 APC 表面的抗原肽－MHC 分子复合物被 T 细胞识别，从而将抗原肽提呈给 T 细胞，诱导 T 细胞活化的过程。
5. 脂类抗原（例如分枝杆菌胞壁成分）不是多肽，不能结合 MHC 分子，不能被 MHC 限制性 T 细胞识别。脂类抗原可结合 APC 表面的 CD1 分子而被提呈。CD1 有 a～e 五个成员，均属 MHC－Ⅰ类样分子，与 $β_2m$ 结合成复合物。

三、填空题

1. MHC－Ⅰ；MHC－Ⅱ
2. 内质网；MⅡC
3. $CD4^+$T；$CD8^+$T
4. NKT

5. MHC－Ⅰ类分子途径；MHC－Ⅱ类分子途径；非经典抗原提呈途径；脂类抗原的 CD1 提呈途径

四、问答题

1. 两类抗原提呈途径的比较

	MHC－Ⅰ类分子途径	MHC－Ⅱ类分子途径
抗原来源	内源性抗原	外源性抗原
降解抗原的胞内位置	胞质蛋白酶体	内体、溶酶体
抗原与MHC结合部位	内质网	MⅡC
提呈抗原肽的 MHC	MHC－Ⅰ类分子	MHC－Ⅱ类分子
伴侣分子和抗原肽转运分子	钙联蛋白、TAP 等	Ii 链、钙联蛋白等
加工和提呈抗原的细胞	所有有核细胞	专职 APC
识别和应答细胞	CTL	Th

2. 抗原的交叉提呈（cross－presentation）是指 APC 能将摄取、加工的外源性抗原通过 MHC Ⅰ类分子途径提呈给 $CD8^{+}T$ 细胞；或将内源性抗原通过 MHC Ⅱ类分子途径提呈给 $CD4^{+}T$ 细胞。抗原的交叉提呈参与机体对于病毒、细菌感染和大多数肿瘤的免疫应答，但并不是抗原提呈的主要方式，也不涉及 MHC 分子的合成。

3. 完整的抗原需在胞质中降解成抗原肽，才能进行转运。细胞内蛋白首先与泛素结合，泛素化蛋白呈线性进入胞质内的蛋白酶体而被降解。蛋白酶体主要将胞质蛋白质降解为多肽。降解的抗原肽经内质网（ER）膜上的抗原加工相关转运物（transporter associated with antigen processing，TAP）转移至 ER 腔内与新组装的 MHC－Ⅰ类分子结合。TAP 可选择性地转运适合与 MHC－Ⅰ类分子结合的抗原肽，也能将内质网中多余的抗原肽转运回胞质中。

4. B 细胞表达丰富的 MHC－Ⅱ类分子，具有加工处理并提呈抗原的能力。作为一类专职性 APC，B 细胞能够通过其膜表面的抗原受体摄取抗原并加工处理成多肽，多肽与 MHC－Ⅱ类分子结合形成复合物表达于 B 细胞表面，有效地提呈给 Th 细胞。一般情况下，B 细胞不表达 B7 等共刺激分子，但在细菌感染等刺激后可以表达。B 细胞无吞噬功能，摄取抗原的主要方式是通过其膜表面受体 BCR 特异性识别和结合抗原。

5. 根据来源不同将被提呈的抗原分为两大类：①来自细胞外的抗原如被吞噬的细胞、细菌或蛋白质等称为外源性抗原（exogenous antigen）。②细胞内合成的抗原如病毒感染细胞内合成的病毒蛋白、肿瘤细胞内合成的肿瘤抗原和某些细胞内的自身抗原等称为内源性抗原（endogenous antigen）。

五、病例分析题

［解析］

1. 根据患者的症状与检测指标（血常规：WBC $2.6\times10^{9}/L$，幼稚细胞比例达 54%，入院 3 天后复查血常规 WBC $24.9\times10^{9}/L$，单个核细胞比例 75%，其中变异淋巴细胞 55%），最可能的诊断是传染性单核细胞增多症。

2. 传染性单核细胞增多症多由 EB 病毒感染引起，因此应用干扰素、阿昔洛韦抗病毒治疗有效，同时该患者咽拭子培养发现链球菌，此为正常菌群造成的机会性感染，因此用氨苄西林抗菌治疗有效。

（罗奇志）

第十章 T细胞介导的适应性免疫应答

【同步习题】

一、选择题

【A/型/题】

1. Th1 细胞参与清除病原体的作用，主要依靠的是
   A. 产生细胞因子　B. 直接杀伤靶细胞
   C. 激活巨噬细胞　D. 诱导抗体的类别转换
   E. 增强 DC 细胞的提呈功能
2. Th2 细胞参与抗细菌感染过程，主要作用是
   A. 产生 IL-1　B. 诱导抗体产生
   C. 直接杀伤细菌　D. 产生细胞因子杀伤细菌
   E. 辅助 B 细胞产生抗体
3. Th17 细胞的抗感染作用是
   A. 产生趋化因子
   B. 直接杀伤病原体
   C. 参与对病毒的免疫应答
   D. 诱导细胞产生抗菌肽
   E. 类似 ADCC 效应
4. 关于 Th1 细胞的生物学效应是
   A. 以自分泌和旁分泌方式发挥作用
   B. 促进 B 细胞增殖分化
   C. 促进 NK 细胞增殖分化
   D. 抑制 Th2 细胞分泌 IFN-γ
   E. 辅助 CTLp 细胞活化
5. 需要 T 细胞参与发挥效应的是
   A. AICD 作用
   B. ADCC 作用
   C. 对毒素的中和作用
   D. NK 细胞对靶细胞的杀伤作用
   E. CDC 作用
6. 需要 Tfh 辅助的是
   A. B 细胞产生 Ig 类别转换
   B. B 细胞成熟
   C. B 细胞在骨髓阴性选择
   D. DC 细胞提呈抗原
   E. NK 细胞杀伤肿瘤细胞
7. 适应性免疫细胞的应答特点不包括
   A. 识别病原体某些共有的高度保守分子
   B. 识别经加工处理后的抗原
   C. 经特异抗原刺激后克隆将扩增和分化
   D. 再次遇到相同抗原，效应快。
   E. 有可能发生免疫耐受
8. 对适应性免疫应答具有负调节作用的分子是
   A. CD8　B. CD40
   C. CTLA-4　D. CD80
   E. CD154
9. 能够感染 $CD4^+$T 细胞的病原体是
   A. 天然病毒颗粒　B. HIV
   C. HCV　D. HPV
   E. HBV
10. 能抑制 T 细胞活化的物质是
    A. 超抗原　B. 死疫苗
    C. 活疫苗　D. BCG
    E. FK-506
11. Th2 细胞不分泌的细胞因子是
    A. IFN-γ　B. IL-4
    C. IL-5　D. IL-6
    E. IL-10
12. 传递 T 细胞活化的第一信号的分子是
    A. CD2　B. CD3
    C. CD4　D. CD5
    E. TCR
13. 参与 T 细胞活化第一信号的转导的分子是
    A. CD1　B. CD2
    C. CD4　D. CD21
    E. CD25
14. 在适应性免疫应答早期，巨噬细胞的作用主要是
    A. 合成分泌补体
    B. 合成分泌细胞因子
    C. 加工处理、提呈抗原
    D. 参与迟发型炎症反应
    E. 杀伤靶细胞
15. T 细胞介导的免疫应答特点是
    A. 识别经 APC 加工处理的构象表位
    B. 不需要 APC 细胞参与

C. 免疫应答较固有免疫效率高、起效快
D. 经克隆扩增和分化后，产生免疫效应
E. 免疫记忆维持时间短

16. 能与外源性蛋白质抗原形成复合物的分子是
A. TCR　B. MHC－Ⅰ类分子
C. MHC－Ⅱ类分子　D. CD4
E. CD8

17. 组成 T 细胞活化第二信号的 T 细胞表面分子是
A. CD4　B. CD8
C. CD28　D. CD40
E. MHC－Ⅱ类分子

18. T 细胞再次遇到相同抗原，下列正确的是
A. T 细胞活化快，不需要抗原提呈细胞参与
B. Tm 为主要应答细胞
C. $CD8^+$CTL 细胞杀伤靶细胞无特异性
D. 以 Th1 细胞直接杀伤靶细胞
E. B 细胞为主要应答细胞

19. 能通过 AICD 诱导其他细胞凋亡的是
A. 嗜碱性粒细胞　B. 中性粒细胞
C. 效应 T 细胞　D. Mϕ
E. 靶细胞

20. 参与 Th1 细胞抑制 Th2 细胞作用的分子是
A. IFN－γ　B. TNF－α
C. IL－2　D. IL－4
E. IL－10

21. 能够借助 AICD 进行免疫负调节的细胞是
A. 活化 Mϕ　B. 活化的效应细胞
C. 活化的靶细胞　D. 活化的 B 细胞
E. 活化的 $CD8^+$CTL 细胞

22. 参与 $CD8^+$CTL 杀伤靶细胞过程的分子是
A. IL－1　B. IL－2
C. TNF－α　D. IFN－γ
E. TGF－β

23. 由 Th2 细胞分泌的具有负调节 Th1 细胞活性的分子是
A. TNF－α　B. TGF－β
C. IL－10　D. IL－12
E. IL－17

24. 抗原刺激 T 细胞活化需要双信号，具有下调 T 细胞活化作用的分子是
A. CD4　B. CD8
C. CD28　D. CD40
E. CD152

25. T 细胞在双信号作用下活化后表达的分子是
A. CD20　B. CD25
C. CD28　D. CD80
E. CD86

26. T 细胞在活化后才表达的分子是
A. CD4　B. CD28
C. CD80　D. PD－1
E. Foxp3

27. 与负调节免疫功能相关的分子是
A. B7　B. CD25
C. Foxp3　D. ICOS
E. ICOSL

28. 经双信号活化后的 Th1 细胞，下列正确的是
A. 以自分泌和旁分泌方式发挥作用
B. 促进 Th17 细胞的增殖分化
C. 分泌 IL－2 增多
D. 分泌 IFN－γ 加强 Th17 抗感染作用
E. 诱导 LAK 细胞形成

29. 感染 HIV 早期，机体最可能减少的细胞是
A. 红细胞　B. $CD4^+$T 细胞
C. $CD8^+$T 细胞　D. 巨噬细胞
E. B 细胞

30. 所有 T 细胞都表达的表面分子是
A. CD2 分子　B. CD3 分子
C. C3 受体　D. Fc 受体
E. 死亡受体

31. Th2 细胞分泌的细胞因子是
A. IFN－γ　B. IL－2
C. IL－4　D. IL－12
E. IL－17

【B/型/题】

A. Th1 细胞　B. Th2 细胞
C. Th17 细胞　D. 巨噬细胞
E. CTL 细胞

32. 能辅助 B 细胞产生抗体的是
33. 有特异性细胞毒作用的是
34. 能提呈抗原的是

A. nTreg　B. Tfh
C. Th17　D. 巨噬细胞
E. B 细胞

35. 能辅助体液免疫的细胞是
36. 与正常机体的自身耐受形成相关的细胞是
37. 具有很强抗真菌感染的是

A. IL－4　B. IL－10

C. IL－17　　D. MHC－Ⅰ
E. MHC－Ⅱ

38. 抑制免疫作用很强的是
39. 参与固有免疫应答的是
40. 所有T细胞表面均表达的是

A. Th1细胞　　B. Th2细胞
C. Tr1细胞　　D. Th17细胞
E. Treg细胞

41. 分泌大量IL－2的是
42. 分泌大量TGF－β的是
43. 分泌大量IL－17的是

A. 胸腺阳性选择　　B. 胸腺阴性选择
C. AICD　　D. 类别转换
E. 调理作用

44. 与中枢免疫器官清除自身反应性T细胞有关的是
45. 与T细胞MHC限制性形成有关的是
46. 与免疫应答的负调节有关的是

【X/型/题】

47. 下列细胞间相互作用受MHC限制的是
A. CTL细胞与肿瘤细胞
B. γδT细胞与肿瘤细胞
C. 巨噬细胞与病毒感染的细胞
D. Th细胞与B细胞
E. 郎格罕细胞与Th细胞

48. 受抗原刺激活化后的$CD4^+$T细胞，其表面膜分子有
A. CD1　　B. CD4
C. CD8　　D. CD21
E. CD25

49. 不能产生免疫记忆的细胞是
A. 浆细胞　　B. γδT细胞
C. B细胞　　D. Th1细胞
E. NK细胞

50. 具有直接杀伤靶细胞作用的细胞是
A. Th1细胞　　B. CTL细胞
C. γδT细胞　　D. Th17细胞
E. Th2细胞

51. Th2细胞分泌的细胞因子
A. IFN－γ　　B. IL－2
C. IL－4　　D. IL－5
E. IL－10

52. 机体抗病毒感染的免疫作用的机制有
A. 诱导免疫耐受
B. 诱导特异性CTL产生
C. 上调巨噬细胞MHC－Ⅱ分子表达
D. 上调T细胞FasL表达
E. 下调MHC分子的表达

53. Th17细胞主要参与下列哪项作用
A. 刺激Th2细胞发育和分化
B. 参与Ⅰ型超敏反应
C. 参与自身免疫性疾病
D. 参与抗病毒感染
E. 参与抗真菌感染

二、名词解释

1. 胸腺阳性选择
2. 胸腺阴性选择
3. 协同刺激信号
4. 免疫突触

三、填空题

1. 适应性免疫应答可分为________、________和________三个阶段。
2. T细胞活化的双信号为________和________。
3. TCR双识别既要识别________又要识别________。
4. CD8+CTL杀伤靶细胞的机制有________、________和________。

四、简答题

1. 简述细菌感染时，T细胞活化的过程。
2. 简述Th1细胞抗胞内菌感染的机制。
3. 简述Th2细胞参与抗细菌感染的机制。
4. 简述CD8+CTL杀伤靶细胞的MHC限制性。

五、病例分析题

1. 一男性患者咳嗽，发热，X线胸片检查发现肺部有阴影，初步诊断为肺结核。

问题1：肺组织阴影部位可能有哪些细胞
A. Th1细胞　　B. Th2细胞
C. NK细胞　　D. 巨噬细胞
E. 中性粒细胞

问题2：该患者可以接受下列哪些免疫治疗
A. 注射IL－2　　B. 注射IFN－γ
C. 注射IL－4　　D. 注射GM－CSF
E. 注射IL－10

2. 30岁女性患者，出现乏力、发热和皮肤红斑；尿液检查发现有蛋白尿、血尿；免疫学检查，抗dsDNA抗体阳性，初步诊断为系统性红斑狼疮。

问题1. 该患者免疫系统下列哪项有可能减少
A. Th2细胞　　B. FasL
C. IL－10　　D. IL－4

E. Treg 细胞

问题 2. 该患者可以采取的治疗是

A. 给予抗 CD20 抗体

B. 给予糖皮质激素

C. 给予环磷酰胺

D. 体外扩增和回输自身 Th17 细胞

E. 体外扩增和回输自身 Treg 细胞

【参考答案及解析】

一、选择题

【A/型/题】

1. C

[解析] Th1 通过释放 IFN-γ 激活巨噬细胞清除病原体。

2. E

[解析] Th2 产生细胞因子辅助 B 细胞分化成浆细胞产生抗体，从而杀伤细菌。

3. D

[解析] Th17 产生 IL-17 诱导上皮细胞等产生抗菌肽，抗菌肽能直接破坏病原体细胞膜。

4. E

[解析] CTL 初次活化过程中是由 CTLp 即 CTL 前体，经识别靶细胞和 Th1 辅助才能成为 CTL，此时 Th1 分泌 IL-2、IL-6 等辅助 CTLp 活化。Th2 细胞不分泌 IFN-γ。NK 细胞是固有免疫细胞，不增殖分化。Th2 促进 B 细胞增殖分化，而不是 Th1。以自分泌和旁分泌方式发挥作用不属于 Th1 的生物学效应。

5. A

[解析] 只有 A 选项是需要 T 细胞参与，活化 T 细胞通过 AICD 清除效应 T 或 B 细胞参与免疫调节。选项 B 和 C 是抗体的作用。D 是 NK 细胞的作用。E 是补体的作用。

6. A

[解析] Tfh 是真正意义的辅助细胞，它在生发中心辅助 B 细胞分化成熟，产生 Ig 类别转换是其辅助作用之一。

7. A

[解析] 适应性免疫应答涉及 T 和 B 细胞，而固有免疫细胞识别病原体共有的高度保守分子即 PAMP。

8. C

[解析] CTLA-4 负调节 T 细胞的活化，其他分子为正调节分子。

9. B

[解析] HIV 能与 CD4 分子结合。

10. E

[解析] FK-506 能抑制 T 细胞 IL-2 基因的转录，IL-2 是 T 细胞生长因子。

11. A

[解析] IFN-γ 主要由活化 Th1 和 NK 细胞分泌。

12. B

[解析] CD3 分子传递 TCR 结合抗原肽产生的第一信号。

13. C

[解析] CD4 分子是共受体，参与 TCR 识别和结合抗原的第一信号的转导。

14. C

[解析] 巨噬细胞是 APC，参与适应性免疫应答早期的抗原提呈。

15. D

[解析] T 细胞经抗原刺激将克隆扩增，并分化为效应 T 细胞参与免疫应答。T 细胞介导免疫应答需要 APC 参与。APC 提呈线性表位。

16. C

[解析] MHC-Ⅱ类分子是外源性蛋白的提呈分子。TCR 识别经加工处理的外源性蛋白与 MHC-Ⅱ类分子的复合物。

17. C

[解析] CD28 与 B7 结合是 T 细胞活化的最重要的第二信号

18. B

[解析] Tm 为记忆 T 细胞参与再次免疫应答。

19. C

[解析] 效应 T 细胞表达 FasL 增加，能诱导表达 Fas 的细胞凋亡。

20. A

[解析] Th1 分泌 IFN-γ 抑制 Th2 细胞。

21. E

[解析] 活化的 $CD8^+$CTL 细胞是借助 AICD 进行负调节的主要细胞。

22. C

[解析] $CD8^+$CTL 释放穿孔素、颗粒酶和 TNF-α 分子杀伤靶细胞。

23. C

[解析] Th2 细胞分泌 IL－10、IL－4 负调节 Th1 细胞活性。

24. E

[解析] CD152 即 CTLA－4 是 T 细胞活化的抑制分子。

25. B

[解析] T 细胞活化后表达 IL－2 的受体 α 链即 CD25。

26. D

[解析] T 细胞活化后才表达的分子是 PD－1，其与 PD－L1/L2 结合可诱导 T 细胞凋亡。

27. C

[解析] Foxp3 主要表达在 Treg 细胞，后者具有免疫负调节作用。

28. C

[解析] T 细胞受抗原刺激活化后，IL－2 基因转录增加，这是 T 细胞活化的标志之一。

29. B

[解析] HIV 感染早期主要是破坏 $CD4^+T$ 细胞。

30. B

[解析] CD3 是 T 细胞的标志性分子。

31. C

[解析] Th2 细胞主要分泌 IL－4、IL－5、IL－6、IL－10、IL－13。

【B/型/题】

32. B　33. E　34. D

[解析] Th2 产生 IL－4、IL－5、IL－6 等辅助 B 细胞分化为浆细胞产生抗体；CTL 杀伤带有特异性抗原的靶细胞，具有特异性细胞毒；巨噬细胞是专职提呈细胞。

35. B　36. A　37. C

[解析] 在生发中心 Tfh 表达 CD40L 参与 B 细胞活化第二信号的产生，是真正意义的 T 辅助细胞；nTreg 主要作用是维持正常机体的外周自身耐受；Th17 参与固有免疫的抗真菌作用。

38. B　39. C　40. D

[解析] IL－10 是具有抑制所有免疫细胞的细胞因子；Th17 分泌 IL－17 参与正常机体的固有免疫；MHC－Ⅰ类分子表达在所有有核细胞上，包括任何 T 细胞表面。

41. A　42. E　43. D

[解析] Th1 是产生 IL－2 的主要细胞；Treg 和 Th3 是产生 TGF－β 的主要细胞；Th17 细胞是产生 IL－17 的主要细胞。

44. B　45. A　46. C

[解析] 胸腺阴性选择是清除自身反应性 T 细胞的主要中枢机制；T 细胞识别和杀伤都具有 MHC 限制性，这种特性是通过胸腺阳性选择所获得；在免疫应答后期，高表达 FasL 的活化 T 细胞通过 AICD 清除那些高表达 Fas 的效应 T 细胞或 B 细胞，参与免疫调节。

【X/型/题】

47. ADE

[解析] MHC 限制性主要涉及适应性 T 免疫细胞，例如 $CD4^+Th$ 识别抗原时与 APC 之间相互作用，以及 $CD8^+CTL$ 杀伤靶细胞的过程。

48. BE

[解析] $CD4^+T$ 细胞肯定表达 CD4 分子，其活化后又表达 IL－2 受体 α 链即 CD25。

49. ABE

[解析] 只有适应性免疫细胞能产生免疫记忆。

50. BC

[解析] CTL 直接杀伤带有 MHC－Ⅰ提呈的病毒或肿瘤抗原的靶细胞，γδT 细胞直接杀伤 带有 CD1 提呈的脂质抗原的靶细胞。

51. CDE

[解析] IL－2 主要由 Th1 细胞分泌，IFN－γ 主要由活化的 Th1 和活化的 NK 细胞分泌。

52. BCD

[解析] 正常机体抗病毒免疫机制主要依靠细胞免疫，包括诱导特异性 CTL 直接杀伤病毒感染的靶细胞，也可以通过上调巨噬细胞 MHC－Ⅱ类分子表达来加强抗原提呈作用以活化 Th1 细胞，Th1 辅助 CTL 的完全活化；另外上调 T 细胞 FasL 表达，来杀灭表达 Fas 受体的靶细胞。

53. CE

[解析] Th17 细胞通过分泌 IL－17 细胞因子发挥作用，IL－17 能刺激上皮细胞、成纤维细胞等产生抗菌肽杀灭真菌，同时刺激上述细胞产生细胞因子 IL－6、IL－8、GM－CSF 等活化中性粒细胞、巨噬细胞等杀伤病原体，特别是真菌。同时 Th17 参与和加强炎症反应，与某些自身免疫性疾病的发病有关。

二、名词解释

1. 指 T 细胞在胸腺发育过程中，能与胸腺上皮细胞表面 MHC－Ⅱ类或 MHC－Ⅰ类分子发生有效结合的 $CD4^+$ 或 $CD8^+$ 双阳性细胞被选择存活下来，继续发育并获得识别自身 MHC 分子的能力，而不能与自身 MHC 分子结合的则发生程序性细胞死亡，即为胸腺阳性选择。
2. 指经过阳性选择的单阴性细胞（SP）在髓质区，如能高亲和力结合胸腺上皮细胞或、树突状细胞或巨噬细胞表面的自身 MHC－Ⅰ或 MHC－Ⅱ类分子与自身抗原肽复合物（即自身反应性 T 细胞）将发生凋亡，而不能结合的 SP 细胞被选择存活下来，成为成熟 T 细胞以保证进入外周淋巴器官的 T 细胞对自身抗原耐受，此过程为胸腺阴性选择。

3. 免疫活性细胞活化需要双信号刺激，第二信号即协同刺激信号，其中最重要的协同刺激信号为 APC 表面的 B7 分子和 T 细胞表面的 CD28 分子，T 细胞表面 CD40L 和 B 细胞表面 CD40 分子结合产生的协同刺激信号。
4. 免疫细胞相互作用时，两个细胞的接触面必需形成类似神经突触的结构，该结构以 TCR－MHC－抗原肽三元结构为簇状中心，周围环形分布着黏附分子，称之为免疫突触。这一结构存在于 T 细胞与 APC，T 细胞与 B 细胞，以及 CTL 与靶细胞之间。

三、填空题

1. 特异性识别；淋巴细胞增殖分化；淋巴细胞效应
2. TCR 识别抗原的第一信号；协同刺激分子结合的第二信号
3. 抗原肽；自身 MHC 分子
4. 释放穿孔素；释放颗粒酶 B；分泌 TNF－α

四、简答题

1. T 细胞活化需要双信号刺激。细菌侵入机体被 APC 摄取、加工和提呈形成抗原肽：MHC 复合物在 APC 表面，T 细胞与 APC 相互作用，TCR 识别抗原肽：MHC 复合物获得第一信号，T 细胞表面 CD28 分子与 APC 表面 B7 分子结合形成第二信号，再在 APC 分泌的细胞因子如 IL－1、IL－12 或 IL－4 作用下活化。
2. 活化的 Th1 细胞一方面分泌细胞因子 TNF－α、IFN－γ、MCF、MIF 趋化和活化巨噬细胞，另一方面活化的 Th1 细胞表达 CD40L 与巨噬细胞表达的 CD40 分子结合促进巨噬细胞进一步活化，活化的巨噬细胞为 Th1 细胞的终末效应细胞杀伤感染的胞内菌。
3. 活化的 Th2 细胞主要通过释放细胞因子 IL－4、IL－5、IL－6、IL－9、IL－13 等来辅助 B 细胞分化为浆细胞产生抗体，产生的抗体通过特异性结合胞外菌，再激活补体、调理吞噬或者 ADCC 效应来清除感染的细胞。
4. 活化的 CTL 在杀伤靶细胞的过程中，TCR 既要识别靶细胞表面 MHC－Ⅰ：抗原肽复合物的抗原肽，又要识别复合物中自身 MHC－Ⅰ类分子，这一现象称为 MHC 限制性。结果是每一个体的活化 $CD8^+$CTL 只能杀伤自己体内被病毒感染的靶细胞，或者表达自身 MHC－Ⅰ类分子的肿瘤细胞，即 MHC 限制性。

五、病例分析题

1.

问题 1：AD

［解析］胸片阴影可能是肺结核结节，参与形成结核结节的细胞主要是位于中央的活化的巨噬细胞和位于周边的 Th1 细胞和单核细胞。

问题 2：ABD

［解析］机体有效的抗结核分枝杆菌感染的免疫机制主要依靠 Th1 和活化的巨噬细胞。为了增强 Th1 细胞的作用可以给予 IL－2，为了增强巨噬细胞的活性可以给予 IFN－γ，为了增强巨噬细胞的数量可以给予 GM－CSF。而 IL－4 和 IL－10 都是抑制 Th1 活化的细胞因子。

2.

问题 1：BCE

［解析］系统性红斑狼疮患者针对自身抗原免疫应答过强，FasL 与 Fas 结合介导 AICD 是维持外周自身耐受的重要机制之一；Treg 和 IL－10 均具有负调节免疫系统作用，也参与外周自身免疫耐受的调节。Th2 细胞和 IL－4 在 SLE 患者均有增加，促进自身抗体的产生。

问题 2：ABCE

［解析］抗 CD20 抗体可以抑制 B 细胞的作用、减少自身抗体的产生；糖皮质激素抑制免疫系统活性；环磷酰胺抑制细胞增殖，特别是对淋巴细胞的抑制；Treg 细胞在 SLE 患者减少，可以将患者自体 Treg 在体外扩增后回输治疗。但 Th17 细胞参与某些自身免疫病的发病，不能用于 SLE 治疗。

（陈欲晓）

第十一章 B细胞及其介导的免疫应答

【同步习题】

一、选择题

【A/型/题】

1. B细胞特有的表面标记是
   A. PWM受体
   B. 膜表面免疫球蛋白（mIg）
   C. C3b受体
   D. MHC－Ⅱ类分子
   E. Fcγ受体
2. BCR 识别抗原的特点是
   A. 受MHC－Ⅰ类分子的限制性
   B. 受MHC－Ⅱ类分子的限制性
   C. 直接结合游离抗原和细胞表面（如DC表面）的抗原
   D. 识别抗原的线性决定簇
   E. 受MHC样分子的限制
3. 血液中再次体液免疫应答产生的抗体主要是
   A. IgG　　B. IgA
   C. IgE　　D. IgM
   E. IgD
4. TI 抗原引起免疫应答的特点是
   A. 抗原需经巨噬细胞加工处理
   B. 可产生各种类别的免疫球蛋白
   C. 可发生再次应答
   D. 只引起体液免疫
   E. 可以引起细胞免疫
5. 人类B细胞分化成熟的主要场所是
   A. 腔上囊　　B. 脾和淋巴结生发中心
   C. 骨髓　　D. 腔上囊和骨髓
   E. 胸腺
6. B 细胞活化的第二信号主要由下列哪个分子对的相互作用所提供
   A. BCR与Ag　　B. C3dg与CD21
   C. IL－4R与IL－4　　D. B7与CD28
   E. CD40与CD40L
7. B 细胞活化所需的活化信号 1 由下列哪种分子传入细胞内
   A. CD2　　B. CD3
   C. CD4　　D. Igα、Igβ
   E. CD8
8. 再次免疫应答的特点是
   A. 抗原呈递细胞是巨噬细胞
   B. 抗体产生快，维持时间短
   C. 抗体主要是IgM和IgG
   D. 抗体为高亲和力抗体
   E. TD抗原和TI抗原都可引起再次免疫应答
9. 在抗体产生过程中，下列哪项是错误的
   A. Th与B细胞的相互作用受MHC限制
   B. B细胞是产生抗体的细胞
   C. APC表面的协同刺激分子与T细胞上的相应受体结合是启动Th活化的信号之一
   D. MHC分子与外来抗原肽复合物是启动Th活化的信号
   E. Ig的类别转换不需要细胞因子的参与
10. 关于B细胞的活化，下列哪项是错误的
    A. BCR只识别抗原分子中的线性决定簇
    B. Igα、Igβ传递特异性识别信号
    C. 活化Th与B细胞间的黏附分子结合提供活化信号2
    D. CD40与CD40L是信号2的主要分子
    E. 活化Th细胞分泌IL－4、IL－5、IL－6参与B细胞的活化、增殖和分化
11. 下列哪项不属于体液免疫的效应作用
    A. 调理作用　　B. ADCC
    C. DTH反应　　D. 中和作用
    E. CDC
12. B细胞活化所需IL－2是由下列哪种细胞分泌
    A. APC　　B. B细胞
    C. Th细胞　　D. CTL细胞
    E. Ts细胞
13. 初次免疫应答的特点是
    A. 抗原呈递细胞是Bm
    B. 抗体产生慢，维持时间短
    C. 抗体滴度较高
    D. 所需抗原浓度低

E. TI 抗原可引起初次和再次免疫应答

14. 成熟 B 细胞表达的 mIg 主要为

A. mIgM　　B. mIgD

C. mIgG　　D. mIgM 和 mIgG

E. mIgM 和 mIgD

15. 关于 BCR 的描述，下列哪项是错误的

A. 其化学本质是膜蛋白

B. 能有效地摄取可溶性抗原

C. 识别抗原有 MHC 限制性

D. 与抗原结合后产生 B 细胞活化信号 1

E. B 细胞活化信号经 Igα 和 Igβ 传递至胞内

16. B 细胞受体不包括

A. BCR　　B. HIV 受体

C. EB 病毒受体　　D. CR1 和 CR2

E. FcγRⅡ

17. 关于 B1 细胞，叙述错误的是

A. 细胞表面表达 CD5 和 mIgM

B. 其 BCR 或者所产生的抗体与抗原结合的特异性高

C. 产生于个体发育的早期

D. 倾向于定位在肠腔和腹膜腔

E. 倾向于产生抗细菌多糖抗原的抗体

18. 关于 B2 细胞，叙述正确的是

A. 产生于胎儿期

B. 产生的抗体可与多种不同的抗原表位结合，表现为多反应性

C. 对蛋白质抗原应答能力强

D. 主要产生低亲和力的 IgM

E. 自发分泌某些自身抗原的 IgM

19. 关于 B1 和 B2 细胞，叙述错误的是

A. B1 细胞初次产生于胎儿期

B. B2 细胞出生后才产生

C. B2 细胞主要对蛋白质抗原产生应答

D. B1 细胞主要对多糖抗原产生应答

E. B2 细胞的 BCR 与抗原结合特异性低，具有多反应性

20. B 淋巴细胞的分化发育，哪个说法是正确的

A. B 淋巴细胞在骨髓中发育成熟后，即可产生抗体

B. B 淋巴细胞离开骨髓，在淋巴结或者血液中均可发生应答

C. B 淋巴细胞必须经受抗原刺激才能发育成熟

D. 外周免疫器官仅仅是提供给 B 细胞定居的场所

E. B 淋巴细胞由髓样干细胞发育而来

21. B 细胞受体基因重排过程中，需要的酶是

A. 重组酶　　B. 辣根过氧化物酶

C. 逆转录酶　　D. RNA 合成酶

E. 蛋白酶体

22. B 细胞受体多样性的机制不包括

A. 组合多样性　　B. 连接多样性

C. 受体编辑　　D. 体细胞高频突变

E. Ig 类别转换

23. B 细胞在发育过程中不会出现

A. 等位排斥　　B. 同种型排斥

C. 表达 CD3　　D. 体细胞高频突变

E. 记忆细胞形成

24. B 细胞的功能不包括

A. 提呈抗原

B. ADCC

C. 免疫调节功能

D. 分化为浆细胞后分泌抗体

E. 记忆细胞形成

25. B 细胞活化的信号分子不包括

A. 细胞因子　　B. LFA-1

C. CD40　　D. CD8

E. CD80

【B/型/题】

A. NK 细胞　　B. B 细胞

C. 肥大细胞　　D. 细胞毒性 T 淋巴细胞

E. 浆细胞

26. 能分泌抗体的是

27. 能提呈抗原的是

28. 参与 TD-Ag 刺激机体产生抗体的细胞是

A. Th 细胞与 B 细胞

B. Tc 细胞与靶细胞

C. 造血干细胞与基质细胞

D. 血管内皮细胞与中性粒细胞

E. HEV 内皮细胞与中性粒细胞

29. 细胞间作用受 MHCⅠ类分子限制的是

30. 细胞间作用受 MHCⅡ类分子限制的是

A. CD40　　B. CD20

C. 丝裂原受体　　D. CD80/86

E. LFA-1

31. B 细胞活化的重要第二信号

32. 葡萄球菌 A 蛋白受体是

33. 与 ICAM 互为配受体的是

34. 用于治疗淋巴瘤的单抗药物利妥昔单抗针对何种抗原

35. 与CD28相互作用的是

A. VDJ基因重排
B. VJ基因重排
C. 等位排斥和同种型排斥
D. 体细胞高频突变
E. 先重链后轻链
36. 抗体蛋白的对称与哪项有关
37. 轻链V区
38. 重链V区
39. B细胞早期发育阶段的重排顺序
40. 与亲和力成熟最相关的是

A. 淋巴滤泡暗区
B. 淋巴滤泡明区
C. 淋巴滤泡外
D. 淋巴滤泡与T细胞区交界处
E. T细胞区
41. B细胞和T细胞首次相互作用
42. 快速增殖的B细胞聚集形成
43. 增殖慢的B细胞与FDC和Tfh细胞共同组成
44. T细胞在APC的辅助下活化

【X/型/题】

45. B淋巴细胞受体多样性的形成机制
A. 在重组酶的作用下，pro－B细胞启动基因重排
B. 由于组合的多样性，使得重排的结果具有多种可能
C. 连接过程中，出现碱基的插入和缺失，导致连接产生多样性
D. 先重链后轻链
E. 等位基因排斥
46. B淋巴细胞表面分子包括
A. CD19　B. CD20
C. CD21　D. CD22
E. CD81
47. 抗体多样性的形成机制
A. 造血干细胞分化为淋巴样干细胞
B. 基因重排
C. 受体编辑
D. 体细胞高频突变
E. 类别转换
48. B淋巴细胞共受体包括
A. CD19　B. CD20
C. CD21　D. CD22
E. CD81
49. 浆细胞的特点有
A. B细胞的终末分化形式
B. 膜表面没有MHC分子
C. 膜表面没有BCR
D. 不再具备识别抗原的能力
E. 具有记忆能力
50. 关于TI抗原，下列哪些是正确的
A. 刺激B细胞产生高特异性抗体
B. 分为TI－1和TI－2两类
C. TI－1抗原含有丝裂原成分
D. TI－2抗原存在很多相同重复的抗原表位
E. 能直接激活静止的B细胞

二、名词解释

1. 抗体类别转换（class switch）
2. 体细胞高频突变（somatic hypermutation）
3. B细胞抗原受体复合物
4. 初次应答
5. 再次应答

三、填空题

1. B淋巴细胞分为两型，其中CD5阳性的为________，分泌的抗体主要为________。CD5阴性的为________，分泌的抗体主要为________。
2. 白细胞分化抗原是非常重要的细胞表面标志物，对白细胞的分类、功能研究起了很大的作用。其中，与BCR一起作为B淋巴细胞抗原受体复合物的分化抗原是________，作用为________________；EB病毒的受体是CD21，它与________和________一起组成B淋巴细胞共受体。
3. B淋巴细胞发育分为两个阶段，在________内经过抗原非依赖期，迁移到________内，如果有相应抗原刺激，将活化、增殖分化，这就是抗原依赖期。
4. B淋巴细胞在骨髓的发育中，经历了四个阶段：________、________、________和________。其中最后这个阶段的B细胞能同时表达__________和__________。

四、简答题

1. 试比较TCR和BCR的异同点。
2. 简述B淋巴细胞活化所需要的信号。
3. 对于初次应答和再次应答的特征，临床可以如何加以运用？
4. 利根川进因淋巴细胞受体重排理论获得1987年诺贝尔生物医学奖，请结合抗体和本章的内容，讨论他的研究为什么获得了如此殊荣。

5. 请从造血干细胞开始，到浆细胞结束，简述绝大多数B淋巴细胞的“一生”，并简要回顾每一段发生的重要变化。

五、病例分析题

某患儿因间断头痛，乏力，诊断为急性淋巴细胞白血病。问题：急性淋巴细胞白血病的发病机制与诊断方法。

【参考答案及解析】

一、选择题

【A/型/题】

1. B

[解析] 膜表面免疫球蛋白（mIg）实质上就是单体的膜型IgM，也就是BCR，是B淋巴细胞特异性识别抗原的重要结构。

2. C

[解析] BCR与TCR虽然都特异性识别抗原，但结合的方式是不同的。

3. A

[解析] 该题目考核受试者对初次应答与再次应答区别的认知。

4. D

[解析] TI抗原刺激B淋巴细胞活化，不需要经过T淋巴细胞辅助，因此没有细胞免疫应答参与。

5. C

[解析] 人类的B细胞发育在骨髓内完成，而T细胞会移行到胸腺内完成发育。

6. E

[解析] CD40与CD40L是Th辅助B细胞活化的重要配受体，提供给B细胞活化的第二信号。

7. D

[解析] Igα、Igβ是BCR复合物的组成成分，其胞内部分连接ITAM。

8. D

[解析] 再次应答的B细胞经历了体细胞高频突变以及抗原的选择，亲和力会提高。

9. E

[解析] Ig的类别转换与细胞因子关系密切，比如在IL-4为主导的作用下，Ig的类别就会转换为IgE，从而产生对该应答表位的Ⅰ型超敏反应。因此，为了预防或者治疗哮喘性疾病、鼻炎等，可以用IL-4拮抗剂对抗体的类别转换进行调节。

10. A

[解析] BCR可以识别抗原的天然表位，包括线性表位和构象表位。Igα、Igβ向胞内传递的是BCR识别的特异性活化信号。

11. C

[解析] DTH是迟发性超敏反应，是Th1介导的细胞免疫应答。

12. C

[解析] Th细胞分泌的IL-2是具有很好的自分泌和旁分泌特性，对具有IL-2受体的细胞起到很好的活化作用。

13. B

[解析] 由于初次免疫应答要经历抗原提呈、细胞活化增殖分化等阶段，产生的过程无疑会需要一定的时间，这就是用抗体检测疾病的窗口期。

14. E

[解析] 成熟B细胞表达的mIg为mIgM和mIgD，前者为BCR受体，后者功能不明，但能表达在成熟B细胞表面。

15. C

[解析] B细胞表位与T细胞表位的主要区别是，前者可以识别天然表位，而后者一定需要 MHC 分子提呈。

16. B

[解析] HIV受体CD4存在于部分T淋巴细胞表面。

17. B

[解析] 按照B1细胞的特征，抗体的特异性弱。

18. C

[解析] B2细胞主要针对蛋白质抗原。

19. E

[解析] B2细胞是产生适应性体液免疫应答的主要细胞，因此特异性很高。

20. C

[解析] B细胞的发育经历了两个阶段：中枢发育阶段和外周发育阶段，前者是在骨髓中由淋巴样干细胞发育而成初始B细胞，后者是在外周免疫器官中，由抗原刺激而活化增殖分化，进一步发育成浆细胞或者记忆细胞。

21. A

[解析]重组酶是将被间隔开的Ig基因进行机基因重排的重要酶。

22. E

[解析] Ig 类别转换时可变区不变，也就是说特异性不变，仅仅更换重链恒定区。其他机制均能导致可变区的变化。

23. C

[解析] CD3 分子由 T 淋巴细胞表达。

24. B

[解析] B 淋巴细胞具有提呈抗原、产生抗体、调节免疫、形成免疫记忆细胞的功能，但 ADCC 是抗体的功能。

25. D

[解析] 辅助 T 细胞是 CD4 阳性的细胞。$CD8^+$T 细胞不参与 B 细胞活化。

【B/型/题】

26. E　27. B　28. B

[解析] B 细胞能提呈抗原，在受 TD-Ag 刺激后，可进一步发育为浆细胞产生抗体。

29. B　30. A

[解析] MHC Ⅰ类分子与 CD8 结合，MHC Ⅱ类分子与 CD4 结合。

31. A　32. C　33. E　34. B　35. D

[解析] B 细胞表面的分子，各司其职，对 B 细胞都很重要，因此非常有必要记住常见分子的特性。

36. C　37. B　38. A　39. E　40. D

[解析] 轻链只有 VJ 重排，重链则 DJ 重排后再与 V 重排，重链重排在先，同源染色体只有其中一条得到表达，体细胞高频突变使亲和力成熟。

41. D　42. A　43. B　44. E

[解析] B 细胞在外周免疫器官进一步增殖发育，是一个比较复杂的过程，如在淋巴结内，会发生滤泡外首次应答和滤泡内再次应答。B 细胞在滤泡外的 T 细胞区，在 T 细胞的辅助下，由双信号及细胞因子的作用下激活，然后在滤泡内进一步活化，并发生体细胞高频突变、受体编辑、抗体类别转换等，从而完成 B 细胞的终极分化，形成浆细胞和 Bm 细胞。

【X/型/题】

45. ABC

[解析] B 细胞受体多样性，是抗体多样性形成的基础，是 B 细胞发育过程中的重要事件，胚系基因的重排是其中的关键步骤。

46. ABCDE

[解析] 淋巴细胞表面抗原，是研究淋巴细胞的重要内容，与淋巴细胞的临床和科研密切相关。五个选项，均为 B 淋巴细胞特征性表面分子。

47. BCDE

[解析] 抗体多样性是适应性免疫的重要特征，其机制的研究获得了诺贝尔医学奖。

48. ACE

[解析] B 细胞的共受体是 CD19/CD21/CD81。

49. ABCD

[解析] 浆细胞是 B 细胞的终末分化的细胞，由于细胞特化，专一性产生抗体，因此 B 细胞原有的特质均已消失。

50. BCDE

[解析] TI 抗原能直接激活 B 细胞，对于机体抵御胞外病原体，以及宿主早期抗感染，具有重要的作用。

二、名词解释

1. TD 抗原激活 B 细胞后，首先产生的是 IgM 抗体，进入淋巴滤泡中心的部分 B 细胞，重链 C 区基因由 Cμ 转换为 Cγ、Cα 或者 Cε，从而使 Ig 基因类别发生了转变，B 细胞产生的抗体从 IgM 转换成了 IgG、IgA 或者 IgE。不同类别的抗体发挥着不同的生物学功能，但由于 VDJ 重排并不变化，所以识别抗原的特异性并不改变。
2. 是生发中心微环境中进入中央母细胞阶段的活化 B 细胞，重链和轻链的 V 区基因可发生高频率的点突变。突变后产生的各种 B 细胞克隆，BCR 亲和力各不相同。然后在中央细胞阶段，经过 FDC 捕获抗原的选择，使表达高亲和力的 B 细胞免于凋亡。其总体结果是，后代 B 细胞及其产生的抗体对抗原的平均亲和力得到了提升，称为抗体的亲和力成熟（affinity maturation），使所分泌的抗体可更有效地保护机体免受外来抗原的再次侵袭。
3. 在成熟 B 细胞表面，Igα、Igβ 总是和 BCR 共同表达，形成 BCR-Igα/Igβ 复合体，前者识别并结合抗原，后者与前者组成复合体，胞质区特别长，各含有一个 ITAM，为传导信号所必须。

   BCR 具有抗原结合特异性，在同一个体内，其多样性高达 10^9～10^{12}，构成容量巨大的 BCR 库，赋予个体识别各种抗原、产生特异性抗体的巨大潜能。
4. 初次免疫应答发生在免疫系统遭遇某种抗原第一次被宿主 B 细胞识别时，识别抗原后 B 细胞分化形成浆细胞，后者开始合成抗体。几天后，抗体开始在血浆中出现，其浓度开始在 1～10 周内递增。细胞因子引发 B 细胞从增殖分泌 IgM 的浆细胞转为增殖分泌 IgG 的浆细胞。当 IgM 产量衰减时，IgG 生产加速，但最后也一样会衰减。有少部分 B 淋巴细胞活化后，分化为记忆细胞 Bm。

5. 机体有了初次免疫后，再遇到相同的抗原刺激，就会迅速激活记忆细胞，激活的淋巴细胞释放大量细胞因子，促进自身和其他免疫细胞的分化增殖，生成大量的免疫效应细胞。B 细胞分化增殖变为可产生抗体的浆细胞，浆细胞分泌大量的、比初次应答更多的抗体分子进入血循环。这时整个机体已进入的免疫应激状态就叫再次免疫应答。

三、填空题

1. B1；IgM；B2；IgG
2. CD79a/CD79b（Igα/Igβ）；向胞内传递活化信号；CD19；CD21/CD81
3. 骨髓；外周免疫器官
4. pro－B；pre－B；未成熟 B 细胞；成熟 B 细胞；mIgM；mIgD

四、简答题

1. 相同点：都有可变区和恒定区；可变区的多样性均来自于基因重排等；都是跨膜分子，同样的，胞质区很短，不能将活化信号转移到胞内，所以都依赖于受体复合物传递信号。

   不同点：TCR 只有不对称的两条链，V 区只能结合由 MHC 分子提呈的线性表位，复合物是 CD3 分子。BCR 是对称的四肽链分子，有两个 V 区，可以结合天然表位，复合物是 Igα、Igβ（CD79a 和 CD79b）。

2. ①第一活化信号：BCR 可变区与抗原结合，可使 Igα、Igβ 的 ITAM 磷酸化，伴随 Src 激酶家族迅速磷酸化和酶的级联反应，产生活化信号转导及基因转录等。共受体（CD19/CD21/CD81）起增强作用，这些辅助分子与 BCR 桥联后，可加强抗原诱导下的信号转导，使 B 细胞对抗原刺激的敏感性增高 100～1000 倍。

   ②第二活化信号：B 细胞与 Th 细胞之间的黏附分子非特异性结合，如 CD40 与 CD40L、CD80/CD86 与 CD28、ICAM－1 与 LFA－1 等。其中，CD40（B 细胞）与 CD40L（T 细胞）是 B 细胞活化的主要第二信号。另外，细胞因子信号 IL－4、IL－5、IL－6、IL－21 等也起了重要作用。

3. 相对于初次应答而言，再次应答具有以下一些规律：①潜伏期短；②抗体浓度增加快；③到达平台期快，平台高，维持时间长；④下降期持久；⑤用较少量抗原刺激即可诱发再次应答；⑥再次应答中产生的抗体主要为 IgG，而初次应答中主要产生 IgM；⑦抗体的亲和力高，且较均一。

   因此，可以运用这些规律指导临床实践：①疫苗免疫时，可以采用隔一定时间，对人体或者动物用同样抗原重复免疫 2～3 次，从而获得更高效价的抗体，获得相对较长远时间的保护力；②可以根据抗体的类别判断感染的类型，一般而言，IgM 意味着新近感染，IgG 意味着既往感染；③由于长期感染或者再次感染，抗体的效价高，所以可以通过效价的测定，或者两次检测效价是否增长，来判断是否有再次感染或持续感染；④可以根据抗体与抗原结合的亲和力大小，来判断是否为新近感染或者再次感染。

4. 本题目没有标准答案，要学生根据克隆选择学说，理解淋巴细胞基因组如何利用数量有限的细胞和基因，产生出数以千亿计的多样性受体，从而对抗不同的细菌、病毒、肿瘤细胞等千差万别的抗原表位。

5. 骨髓中——造血干细胞→淋巴样干细胞→祖 B 细胞→前 B 细胞→未成熟 B 细胞→成熟 B 细胞（VDJ 基因重排，获得多样性受体，是这一段最为重要的变化。重排的特点还有先重链后轻链、等位基因排斥、获得中枢耐受等）→→→外周免疫器官中抗原刺激，Th 细胞辅助：初始 B 细胞→浆细胞（识别，信号转导，B 细胞的活化增殖分化，抗体类别转换，体细胞高频突变和亲和力成熟，记忆细胞分化，浆细胞分泌抗体）。

五、病例分析题

急性淋巴细胞白血病（ALL）是一种起源于 B 系或 T 系淋巴祖细胞的肿瘤性疾病，原始细胞在骨髓异常增生和聚集并抑制正常造血，导致贫血，血小板减少和中性粒细胞减少；原始细胞也可侵及髓外组织，如脑膜、性腺，胸腺、肝、脾，或淋巴结等，引起相应病变。其发生和发展起源在造血祖细胞或干细胞。

ALL 诊断目前采用细胞形态学、免疫学、细胞遗传学及分子生物学（MICM）诊断模式。其中，免疫学分型指的是通过 ALL 细胞表面不同的分化抗原可以用于诊断并可将 ALL 分为不同的亚型，对判断预后及指导治疗有一定价值。

（张　冉）

第十二章　固有免疫系统及其应答

【同步习题】

一、选择题

【A/型/题】

1. 参与固有免疫的细胞，应排除
A. Mo/Mφ　B. NK 细胞
C. γδT 细胞　D. B2 细胞
E. αβT 细胞

2. 介导 NK 细胞 ADCC 效应的受体是
A. FcγRⅠ　B. FcγRⅡ
C. FcγRⅢ　D. FcεRⅠ
E. FcεRⅡ

3. 关于 NK 细胞的叙述，下列错误的是
A. 可以直接杀伤病毒感染的靶细胞
B. 可经 ADCC 效应杀伤靶细胞
C. 通过 KAR 和 KIR 对杀伤作用进行调节
D. 杀伤肿瘤细胞具有特异性
E. NK 细胞表面具有两类功能截然相反的受体

4. $CD5^+$B 细胞产生的抗体类型主要是
A. IgG　B. IgM
C. IgD　D. IgA
E. IgE

5. B1 细胞识别的抗原是
A. TI－Ag　B. TD－Ag
C. 两者都是　D. 两者都不是
E. 以上都不对

6. 关于 B1 细胞的叙述，错误的是
A. 表面标志为 $CD5^+$
B. 可以自我更新
C. 可以产生回忆反应
D. 识别 TI－Ag
E. B1 细胞表面 BCR 缺乏多样性

7. B1 细胞的 mIg 类别是
A. mIgG　B. mIgM
C. mIgD　D. mIgA
E. mIgE

8. 关于 NKT 细胞的叙述，错误的是
A. 具有 NK1.1 标志
B. 主要有免疫调节和细胞毒作用
C. 共表达 T 细胞受体和 NK 细胞受体
D. 不能大量产生细胞因子
E. NKT 细胞在胸腺或胚肝分化发育

9. 关于 γδT 细胞的叙述，错误的是
A. 主要分布于外周血中
B. 多为双阴性细胞
C. 识别抗原谱窄
D. 识别抗原不受 MHC 限制
E. 在胸腺中分化发育

10. 关于 NK 细胞的特性，错误的是
A. 无 mIg　B. 表达 FcγRⅢ
C. 不具有吞噬作用　D. 表达 TCR
E. 可通过 ADCC 作用杀伤靶细胞

11. NK 细胞通过 ADCC 杀伤靶细胞
A. 需补体介导　B. 需 IgG 参与
C. 需 IgA 参与　D. 需 IgE 参与
E. 需 IgM 参与

12. NK 细胞具有
A. 调理作用　B. ADCC 作用
C. 抗原呈递作用　D. 吞噬作用
E. CDC 作用

13. 参与固有免疫的效应分子通常不包括
A. 防御素　B. 补体系统
C. 抗体　D. 溶菌酶
E. BCR

14. 下列哪种受体属于模式识别受体
A. 细胞因子受体　B. 补体受体
C. Toll 样受体　D. TCR
E. BCR

15. 模式识别受体可识别
A. 细菌的脂多糖　B. 肿瘤相关抗原
C. MHC 分子　D. 自身抗原
E. CK

16. 关于固有免疫的说法不正确是
A 是机体抗感染的第一道防线
B. 识别特点是泛特异性的

C. 通过 PRR 识别 PAMP
D. PRR 呈克隆化分布
E. 经克隆扩增和分化

17. 下述关于 NK 细胞的正确叙述是
A. IL－3 能增强其杀菌活性
B. 来源于骨髓的髓样细胞系
C. 可通过 ADCC 效应杀伤靶细胞
D. 表面具有 mIg
E. 发挥作用具有特异性

18. 发育早期的 NK 细胞的特有标志是
A. CD3 分子　B. IKAROS 基因
C. CD16 分子　D. CD56 分子
E. CD15 分子

19. 促进 NK 细胞杀伤活性的是
A. KIR　B. KAR
C. CSF　D. TCR
E. CDR

20. 天然免疫系统免疫细胞包括
A. 树突状细胞　B. B 细胞
C. T 细胞　D. 造血干细胞
E. NK 细胞

21. 吞噬细胞主要包括
A. NK 细胞和单核－巨噬细胞
B. 单核－巨噬细胞和中性粒细胞
C. 中性粒细胞和树突状细胞
D. NK 细胞和中性粒细胞
E. 中性粒细胞和 APC

22. 作为组织中的巨噬细胞是
A. 内皮细胞　B. NK 细胞
C. Kupffer 细胞　D. APC
E. 肥大细胞

23. 巨噬细胞的免疫学功能包括
A. 分泌特异性抗体
B. 抗原提呈作用
C. 介导Ⅲ型超敏反应
D. 介导Ⅰ型超敏反应
E. 特异性细胞毒作用

24. 关于中性粒细胞正确的叙述是
A. 来源于淋巴样前体细胞
B. 含有嗜天青颗粒
C. 主要功能为巡视、清除病原微生物
D. 在慢性炎症中起关键作用
E. 可与 IgE 结合

25. 关于巨噬细胞的正确叙述是
A. 来源于淋巴样前体细胞
B. 具有特异性吞噬杀伤作用
C. 静止时表达高水平 MHC－Ⅱ类分子
D. 具有 ADCC 效应
E. 介导Ⅰ型超敏反应的发生

26. NK 细胞的受体包括
A. KAR 和 KIR　B. TCR 和 CR
C. KAR 和 BCR　D. KIR 和 CR
E. CDR 和 KIR

27. NK 细胞的杀伤机制不包括
A. 穿孔素/颗粒酶途径
B. Fas（死亡受体）与 FasL 途径
C. TNF－α 途径
D. 特异性杀伤作用
E. ADCC

28. NK 细胞的生物学作用包括
A. 特异性杀伤作用
B. ADCC 作用
C. 免疫复合物清除作用
D. 吞噬靶细胞
E. 诱导急性变态反应的发生

29. 具有非特异性杀伤作用的细胞是
A. Th 细胞　B. CTL 细胞
C. TCRαβT 细胞　D. NK 细胞
E. Ts 细胞

30. NK 细胞通过 ADCC 作用杀伤靶细胞需要
A. 补体　B. 抗体
C. 细胞因子　D. MHC 分子
E. TCR

31. 既具有吞噬杀菌作用又具有抗原加工提呈作用的细胞是
A. 中性粒细胞　B. 巨噬细胞
C. 树突状细胞　D. B 细胞
E. NK 细胞

32. 在即刻非特异性免疫应答阶段发挥作用的细胞是
A. NK 细胞
B. T 细胞
C. 皮肤黏膜上皮细胞及吞噬细胞
D. 抗原提呈细胞
E. B 细胞

33. 感染时，最早被招募到感染部位的吞噬细胞是
A. 巨噬细胞　B. 中性粒细胞
C. 单核细胞　D. NK 细胞

E. Ts 细胞

34. 具有特异性直接杀伤肿瘤细胞的细胞是

A. CTL　B. NK 细胞

C. Th 细胞　D. 巨噬细胞

E. 中性粒细胞

35. NK 细胞通过 ADCC 作用杀伤靶细胞需要

A. IgE　B. IgG

C. IgA　D. IgD

E. IgM

36. 关于 NK 细胞的特异性，下列哪项是错误的

A. SmIg　B. 来源于骨髓

C. 表达 IgG Fc 受体　D. 具有吞噬作用

E. 无 TCR

37. 不参与特异性免疫应答的细胞有

A. B 细胞　B. 巨噬细胞

C. APC　D. T 细胞

E. 黏膜上皮细胞

38. 皮肤黏膜上皮细胞物理屏障作用的表现，除下列哪一项均正确

A. 致密的上皮细胞具有机械屏障作用

B. 上皮细胞的更新

C. 呼吸道黏膜上皮的纤毛可做定向摆动

D. 黏膜上皮细胞表面分泌物的冲洗作用

E. 黏膜上皮细胞表面分泌物的抗菌作用

39. 对革兰阳性菌敏感的分子是

A. 补体　B. 细胞因子

C. 防御素　D. 溶菌酶

E. 乙型溶素

40. 关于固有免疫应答和适应性免疫应答叙述错误的是

A. 固有免疫应答起作用早

B. 适应性免疫应答持续时间长

C. 适应性免疫应答有记忆性

D. 固有免疫应答启动适应性免疫应答

E. 两者是截然分开的

【B/型/题】

A. 巨噬细胞　B. NK 细胞

C. γδT 细胞　D. B1 细胞

E. NKT 细胞

41. 具有 FcγRⅢ和 KAR 的细胞是

42. 具有 FcγRⅠ，Ⅱ及 C3b 受体的细胞是

43. 具有 CD5 标志的细胞是

44. 分布在黏膜和上皮，以 $CD4^-CD8^-$为主的细胞是

A. 巨噬细胞　B. NK 细胞

C. B1 细胞　D. 中性粒细胞

E. T 细胞

45. 对 TI－Ag 产生免疫应答的细胞是

46. 既是 APC，又具有吞噬功能的细胞是

47. 具有 KAR 和 KIR 的细胞是

A. 巨噬细胞　B. NK 细胞

C. B1 细胞　D. 树突状细胞

E. γδT 细胞

48. 主要分布于胸腔、腹腔，具有自我更新能力的细胞是

49. 主要分布于上皮、黏膜，构成机体第一道防线的细胞是

50. 可通过 ADCC 杀伤病毒感染的细胞或肿瘤细胞的淋巴细胞是

【X/型/题】

51. NK 细胞自然杀伤靶细胞的特点是

A. 无须抗原刺激

B. 无 MHC 限制性

C. 靶细胞表面 MHC－Ⅰ类分子表达下降时，杀伤能力增强

D. NK 细胞通过 FcγRⅢ与靶细胞接触

E. 可释放穿孔素

52. 关于 NK 细胞的作用，正确的有

A. 具有细胞毒作用

B. 在非特异性免疫中发挥重要作用

C. 具有 ADCC 效应

D. 具有免疫监视功能

E. 具有特异性抗原识别受体

53. 巨噬细胞具有下列哪些受体

A. FcγRⅠ　B. 补体受体

C. 细胞因子受体　D. FcεRⅠ

E. 促有丝分裂原受体

54. Mφ 具有以下哪些功能

A. 吞噬功能　B. 呈递抗原

C. 抗肿瘤　D. 免疫调节

E. 分泌 Ig

55. 关于 B1 细胞的叙述，正确的是

A. 表达 $CD5^-$

B. 成年后分布于胸腔、腹腔

C. 可自我更新的长寿细胞

D. 识别 TI－Ag
E. 产生以 IgM 为主的低亲和力抗体

56. 下列哪种受体属于模式识别受体
A. 甘露糖受体　B. 补体受体
C. Toll 样受体　D. 清道夫受体
E. BCR

57. 固有免疫系统包括
A. 固有免疫屏障　B. 固有免疫细胞
C. 固有免疫分子　D. T 细胞
E. B 细胞

二、填空题

1. 参与非特异性免疫的细胞主要有________、________和________。（任举 3 例）
2. 屏障结构包括________、________、________等。
3. 非特异性免疫在抗感染中的作用时相可分为________、________、________。
4. 单核吞噬细胞系统的主要功能是________、________、________、________。
5. NK 细胞的杀伤细胞活化受体缩写为________，杀伤细胞抑制受体缩写为________。
6. NK 细胞杀伤靶细胞时可以________，也可以有________效应。
7. 模式识别受体英文缩写为________，病原体相关的分子模式英文缩写为________。
8. 模式识别受体的识别特点为________，T/B 淋巴细胞表面的抗原识别受体的识别特点为________。

三、名词解释

1. 固有免疫
2. KAR
3. KIR
4. PRR
5. PAMP

四、简答题

1. MPS 有哪些主要功能？
2. NK 细胞为什么能杀伤病毒感染细胞和肿瘤细胞，而不杀伤正常组织细胞？
3. B1 细胞产生抗体有何特点？
4. 固有免疫是如何组成的？
5. 简述固有免疫的作用时相及其作用。
6. 简述模式识别受体及其种类。
7. 简述病原相关分子模式及其种类。
8. 比较固有性免疫和适应性免疫的特点。
9. 简述固有性免疫和适应性免疫的相互关系。

五、病例分析题

患儿，5 岁。因发热伴头痛、呕吐两天，服退热及消炎药后，症状无改善，头痛加剧，诉颈部痛，烦躁。入院时 T39℃，呕吐两次，呈喷射状，神志尚清。右眼结膜及全身皮肤有针头至绿豆大小不等的红色出血点，咽微红，颈硬。脑脊液检查：外观浑浊，白细胞总数 22×10^9/L，中性粒细胞 96%，淋巴细胞 4%。将脑脊液离心沉淀后取沉渣涂片，革兰染色检查，发现白细胞内、外均有革兰阴性双球菌。临床诊断：流行性脑脊髓膜炎。

思考

1. 从固有免疫的角度考虑，本病例发病涉及哪些免疫屏障防线及因素？
2. 为何该病好发于儿童？

【参考答案及解析】

一、选择题

【A/型/题】

1. D
［解析］B2 细胞是适应性免疫细胞，NKT 细胞、γδT 细胞和 B1 细胞是一类介于适应性免疫细胞和固有免疫细胞之间的固有淋巴细胞。
2. C
［解析］NK 细胞借助其 FcγRⅢ（CD16）与靶细胞上的 IgGFc 段结合。
3. D
［解析］NK 细胞属于固有免疫细胞，杀伤肿瘤细胞没有特异性。
4. B
［解析］CD5$^+$B 细胞是 B1 细胞即固有免疫细胞，产生以 IgM 为主的低亲和力抗体。
5. A
［解析］B1 细胞即固有免疫细胞，识别的抗原主要是多糖类 TI－Ag。
6. C
［解析］B1 细胞即固有免疫细胞，无免疫记忆。
7. B
［解析］B1 细胞是具有自我更新能力的 mIgM$^+$B 细胞。

8. D

[解析] NKT 细胞能大量产生细胞因子。

9. A

[解析] γδT 细胞主要分布于肠道、呼吸道及泌尿生殖道等黏膜和皮下组织。

10. D

[解析] 标志 $CD3^-CD56^+CD16^+$，没有 TCR、mIg。

11. B

[解析] ADCC 即抗体依赖的细胞介导的细胞毒作用，该作用需 IgG 类抗体参与。

12. B

[解析] NK 细胞可依赖 IgG 抗体通过 ADCC 作用杀伤靶细胞。

13. C

[解析] 抗体主要参与适应性体液免疫应答。

14. C

[解析] 模式识别受体主要包括甘露糖受体、清道夫受体和 Toll 样受体等。

15. A

[解析] 模式识别受体能够识别病原体及其产物或宿主凋亡细胞和损伤细胞表面某些共有特定分子结构，例如细菌糖蛋白、脂多糖等。

16. D

[解析] 模式识别受体（PRR）呈非克隆性分布。

17. C

[解析] NK 细胞可通过 ADCC 效应杀伤靶细胞，这一杀伤过程称为抗体依赖性细胞介导的细胞毒作用（antibody dependent cell mediated cytotoxicity，ADCC）。

18. D

[解析] CD56 为 NK 细胞发育早期的特有标志。

19. B

[解析] 促进 NK 细胞杀伤活性的是活化受体 KAR。

20. E

[解析] 天然免疫系统免疫细胞包括：吞噬细胞、NK 细胞、肥大细胞、嗜酸性粒细胞、嗜碱性粒细胞。

21. B

[解析] 吞噬细胞主要包括大吞噬细胞即（单核细胞和巨噬细胞）、小吞噬细胞（中性粒细胞）。

22. C

[解析] 库普弗细胞（kupffer cell），指位于肝窦内表面的巨噬细胞，能够清除血液中的外来抗原、抗原－抗体复合物和细胞碎片等物质。

23. B

[解析] 巨噬细胞在体内分布广数量多，其功能不仅是吞噬作用，还是机体中重要的抗原提呈细胞。

24. C

[解析] 中性粒细胞由髓样干细胞分化而成，主要功能为巡视、清除病原微生物。

25. D

[解析] 当 IgG 抗体通过 Fab 段与靶细胞（病毒感染的细胞及肿瘤细胞）表面抗原决定簇特异性结合后，其 Fc 段可与有 FcγR 的杀伤细胞（NK 细胞、单核－巨噬细胞、中性粒细胞）等效应细胞结合，触发效应细胞的杀伤活性，直接杀伤靶细胞（病毒感染的细胞及肿瘤细胞）。其中 NK 细胞是介导 ADCC 的主要细胞。

26. A

[解析] NK 细胞的受体包括 KAR 和 KIR。

27. D

[解析] NK 细胞不表达特异性抗原识别受体，无特异性杀伤作用。

28. B

[解析] NK 细胞具备以下生物学功能：①非特异性杀伤肿瘤靶细胞和某些病毒感染的靶细胞；②通过 ADCC 作用杀伤肿瘤和病毒感染的靶细胞；③释放穿孔素杀伤肿瘤靶细胞。

29. D

[解析] NK 细胞具备非特异性杀伤肿瘤靶细胞和某些病毒感染的靶细胞的生物学功能。

30. B

[解析] 参见第 17 题解析。

31. B

[解析] 巨噬细胞在体内分布广数量多，其功能不仅是吞噬作用，还是机体中重要的抗原提呈细胞。

32. C

[解析] 皮肤黏膜上皮细胞及吞噬细胞在即刻非特异性免疫应答阶段发挥作用。

33. B

[解析] 感染时，最早被招募到感染部位的吞噬细胞是中性粒细胞。

34. A

[解析] NK 细胞参与抗肿瘤的非特异性免疫。细胞毒性 T 淋巴细胞（cytotoxic lymphocyte，CTL），为一种特异 T 细胞，对某些病毒、肿瘤细胞等抗原物质具有杀伤作用，与自然杀伤细胞构成机体抗病毒、抗肿瘤免疫的重要防线。

35. B

[解析]

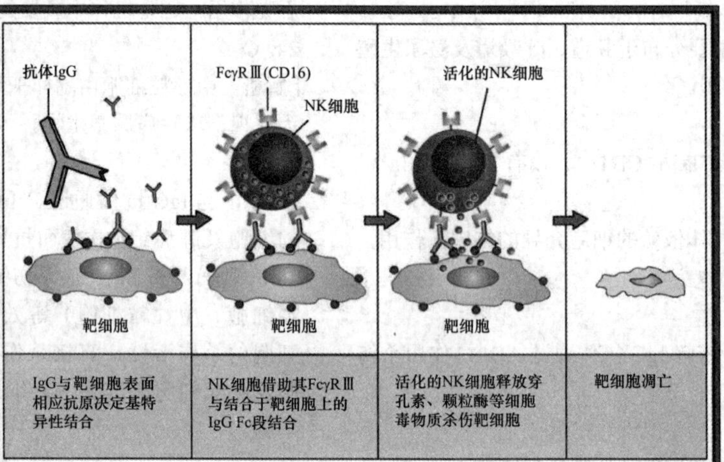

NK细胞介导的ADCC作用

36. A

[解析]NK 细胞标志：$CD3^-CD56^+CD16^+$，没有 TCR、mIg。

37. E

[解析] 皮肤黏膜组织是宿主先天性免疫的屏障结构。

38. E

[解析] 黏膜上皮细胞表面分泌物的抗菌作用属于化学屏障作用

39. D

[解析] 溶菌酶可以直接破坏革兰氏阳性菌的细胞壁，而达到杀菌的作用。

40. E

[解析] 固有免疫与适应性免疫既有联系又有区别。

【B/型/题】

41. B 42. A 43. D 44. C

[解析] NK 细胞不表达特异性抗原识别受体，而是通过表面 KIA 和 KAR 对“自身”与“非己”进行识别，也可通过其表面 FcγRⅢ与靶细胞接触，直接杀伤靶细胞。巨噬细胞表面表达由多种模式识别受体，调理性受体（FcγRⅠ，Ⅱ和补体受体）和细胞因子受体。B1 细胞表面表达 $CD5^+$和 $mIgM^+$。γδT 细胞主要分布在肠道、呼吸道及泌尿生殖道等黏膜和皮下组织，以 $CD4^-CD8^-$细胞为主。

45. C 46. A 47. B

[解析] B1 细胞识别的抗原主要是多糖类 TI-Ag。巨噬细胞的主要生物学功能：吞噬杀伤病原体、杀伤胞内寄生菌和肿瘤细胞、参与炎症反应、抗原提呈和免疫调节作用。NK 细胞通过表面 KIA 和 KAR 对“自身”与“非己”进行识别。

48. C 49. E 50. B

[解析] B1 细胞主要分布于胸膜腔和肠道固有层中，是具有自我更新能力的 $CD5^+$、$mIgM^+$B 细胞。γδT 细胞主要分布在肠道、呼吸道及泌尿生殖道等黏膜和皮下组织，构成机体第一道防线，是皮肤黏膜局部参与早期抗感染抗肿瘤的主要效应细胞。NK 细胞可通过其表面 FcγRⅢ与靶细胞接触介导 ADCC 作用，直接杀伤病毒感染的细胞或肿瘤细胞。

【X/型/题】

51. ABCDE

[解析] NK 细胞不表达特异性抗原识别受体，而是通过表面 KIA 和 KAR 对“自身”与“非己”进行识别，没有 MHC 限制性，也可通过其表面 FcγRⅢ与靶细胞接触，分泌穿孔素、颗粒酶以及表达 FasL 等方式直接杀伤靶细胞。

52. ABCD

[解析] NK 细胞不表达特异性抗原识别受体，而是通过表面 KIA 和 KAR 对“自身”与“非己”进行识别。

53. ABC

[解析] 巨噬细胞表面表达由多种模式识别受体，调理性受体（FcγRⅠ和补体受体）和细胞因子受体。

54. ABCD

[解析]巨噬细胞的主要生物学功能：吞噬杀伤病原体、

杀伤胞内寄生菌和肿瘤细胞、参与炎症反应、抗原提呈和免疫调节作用。

55. BCDE

［解析］B1 细胞是固有免疫细胞，主要分布于胸膜腔和肠道固有层中，是具有自我更新能力的 $CD5^+$、$mIgM^+$B 细胞，识别的抗原主要是多糖类 TI－Ag，产生以 IgM 为主的低亲和力抗体。

56. ACD

［解析］模式识别受体 PRR 是一类主要表达于固有免疫细胞表面、非克隆性分布、可识别一种或多种 PAMP 的识别分子。包括膜型 PRR：Toll 样受体（TLR）、清道夫受体、甘露糖受体；分泌型 PRR：MBL、CRP 等急性期蛋白。

57. ABC

［解析］T、B 细胞是特异性免疫细胞。

二、填空题

1. NK 细胞；NKT 细胞；γδT 细胞
2. 皮肤黏膜屏障；血－脑屏障；血－胎屏障。
3. 即刻固有免疫阶段；早期诱导的固有免疫应答阶段；适应性免疫应答启动阶段
4. 吞噬杀伤；抗原提呈；炎症反应；免疫调节
5. KAR；KIR
6. 直接杀伤；ADCC
7. PRR；PAMP
8. 直接识别；特异性识别

三、名词解释

1. 固有免疫又称非特异性免疫或天然免疫，是种群长期进化过程中逐渐形成的机体的一种本能。其主要特点是无特异性、无记忆性、出生后即具有，能遗传给后代、即刻发生。
2. 杀伤细胞活化受体，介导活化信号的传递。识别并结合广泛分布于自身组织细胞、病毒感染细胞和某些肿瘤细胞表面的糖类配体。
3. 杀伤细胞抑制受体，识别自身组织细胞表面的 MHCⅠ类分子，启动并传递抑制信号，阻断 NK 细胞活化。
4. 模式识别受体，是一类主要表达于固有免疫细胞表面、非克隆性分布、可识别一种或多种 PAMP 的识别分子。
5. 病原相关分子模式，是指一类或一群特定的病原微生物及其产物的某些共有的、非特异性的、高度保守的分子结构。

四、简答题

1. 巨噬细胞的主要生物学功能：吞噬杀伤病原体、杀伤胞内寄生菌和肿瘤细胞、参与炎症反应、抗原提呈和免疫调节作用。
2. NK 细胞不表达特异性抗原识别受体，其表面表达 KIA 和 KAR，这两种受体可识别结合正常表达与自身组织细胞表面的经典/非经典 MHC－Ⅰ类分子。在生理条件下，自身组织细胞正常表达 MHC－Ⅰ类分子，与 NK 细胞表面 KIR 结合，抑制信号占主导地位，因此 NK 细胞不能杀伤自身正常组织细胞。在发生病毒感染和肿瘤时，病毒感染细胞和肿瘤细胞表面 MHC－Ⅰ类分子缺失或下调表达，同时其表面某些可被 NK 细胞识别的非 MHC－Ⅰ类分子配体异常或上调表达，此时 NK 细胞抑制受体功能丧失，活化受体识别靶细胞表面异常或上调表达的非 MHC－Ⅰ类分子配体，NK 细胞被活化而杀伤靶细胞。

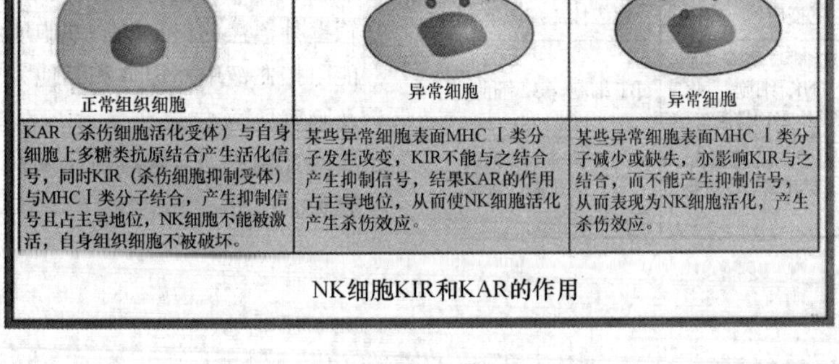
未活化的NK细胞
KIR
KAR
MHCⅠ类分子
抗原（多糖类）
正常组织细胞
活化NK细胞
改变的MHCⅠ类分子
异常细胞
活化NK细胞
异常细胞
KAR（杀伤细胞活化受体）与自身细胞上多糖类抗原结合产生活化信号，同时KIR（杀伤细胞抑制受体）与MHCⅠ类分子结合，产生抑制信号且占主导地位，NK细胞不能被激活，自身组织细胞不被破坏。
某些异常细胞表面MHCⅠ类分子发生改变，KIR不能与之结合产生抑制信号，结果KAR的作用占主导地位，从而使NK细胞活化产生杀伤效应。
某些异常细胞表面MHCⅠ类分子减少或缺失，亦影响KIR与之结合，而不能产生抑制信号，从而表现为NK细胞活化，产生杀伤效应。

NK细胞KIR和KAR的作用

3. B1 细胞产生抗体的特点：①接受 TI－Ag 或变性自身抗原刺激后，48 小时内即可产生以 IgM 为主的低亲和力抗体，这对机体早期抗感染免疫和清除变性自身抗原具有重要作用；②增殖分化过程中一般不发生 Ig 类别转换；③无免疫记忆，再次接受相同抗原刺激后，其抗体产生效价与初次应答无明显差别。
4. 固有免疫系统主要由组织屏障、固有免疫细胞和固有免疫分子组成。
5. 即刻固有 IR 阶段：①作用发挥时间：感染 0～4 小时之内；②参与成分：体表屏障；③作用后果：绝大多数病原体感染终止于此时相。

   早期固有免疫应答阶段：①作用发挥时间：感染 4～96 小时之内；②参与成分：吞噬细胞、NK、γδT 细胞、免疫分子（CK、C、Ab、急性期蛋白）；③作用后果：抗感染能力增强、清除病原、炎症反应。

   适应性免疫应答诱导阶段：①作用发挥时间：感染 96 小时之后；②参与成分：专职 APC；③作用后果：诱导产生特异性免疫应答。
6. 模式识别受体（pattern recognition receptor，PRR）

   模式识别受体 PRR：是一类主要表达于固有免疫细胞表面、非克隆性分布、可识别一种或多种 PAMP 的识别分子。

   功能：调理作用、活化补体、吞噬作用、启动细胞活化和炎性信号转导、诱导凋亡等。

   PRR 是胚系基因直接编码，较少多样性，包括膜型 PRR：Toll 样受体（TLR）、清道夫受体；分泌型 PRR：MBL。
7. 病原相关分子模式（pathogen associated molecular pattern，PAMP）是指一类或一群特定的病原微生物及其产物的某些共有的、非特异性的、高度保守的分子结构。

   分布广泛，包括：病毒复制的双链 RNA、G^-菌的脂多糖、G^+菌的肽聚糖和脂磷壁酸、分枝杆菌和螺旋体的脂蛋白和脂肽、细菌和真菌的甘露糖、凋亡细胞表面的磷脂酰丝氨酸等。
8. 固有免疫应答和适应性免疫应答的比较

	固有免疫应答	适应性免疫应答
参与细胞	皮肤黏膜上皮细胞、吞噬细胞、树突状细胞、NK 细胞、NKT 细胞、γδT 细胞、B1 细胞	αβT 细胞、B2 细胞
效应分子	补体、细胞因子、抗菌蛋白、酶类物质等，穿孔素、颗粒酶，FasL	特异性抗体、细胞因子等，穿孔素、颗粒酶，FasL

续表

	固有免疫应答	适应性免疫应答
作用时相	即刻～96 小时	96 小时后
识别受体	模式识别受体，有限多样性抗原识别受体，胚系基因直接编码产生，较少多样性	特异性抗原识别受体，胚系基因重排后产生，具有高度多样性
识别特点	直接识别病原体及其感染的组织细胞或衰老损伤、畸变细胞所共有的某些高度保守的分子（如 PAMP、脂类/糖脂类抗原）	识别 APC 表面 MHC 分子提呈的抗原肽或 FDC 表面捕获的抗原分子，具有高度特异性
作用特点	募集活化后迅速产生免疫效应，没有免疫记忆功能，不发生再次应答	经克隆扩增和分化，成为效应细胞后发挥作用，具有免疫记忆功能，可发生再次应答
维持时间	较短	较长

9. 固有免疫应答参与适应性免疫应答的全过程，并能影响适应性免疫应答的类型：①启动适应性免疫应答；②调节适应性免疫应答的类型和强度；③协助效应 T 细胞进入感染或肿瘤发生部位；④协同效应 T 细胞和抗体发挥免疫效应。

五、病例分析题

1. 组织屏障及其作用

（1）皮肤黏膜及其附属成分的屏障作用

①物理屏障：由致密上皮细胞组成的皮肤和黏膜组织具有机械屏障作用，可有效阻挡病原体侵入体内。呼吸道黏膜上皮细胞纤毛定向摆动及黏膜表面分泌液的冲洗作用均有助于清除面膜表面的病原体。

②化学屏障：皮肤和黏膜分泌物中含多种杀菌、抑菌物质，可形成抵抗病原体感染的化学屏障。

③微生物屏障：寄居在皮肤和黏膜表面的正常菌群，可通过竞争结合上皮细胞、竞争吸收营养物质和分泌杀菌物质等方式抗御病原体的感染。

（2）体内屏障的作用

血－脑屏障：由软脑膜、脉络丛毛细血管壁和毛细血管壁外覆盖的星形胶质细胞所组成。其结构致密，能阻挡血液中病原体和其他大分子物质进入脑组织及脑室。

2. 婴幼儿由于血－脑屏障尚未发育完善，较易发生脑膜炎。

（方会龙）

第十三章　免疫耐受

【同步习题】

一、选择题

【A/型/题】

1. 最容易产生低带耐受的细胞是
   A. B 细胞　　B. T 细胞
   C. NK 细胞　　D. 巨噬细胞
   E. 中性粒细胞
2. 新生儿易于诱导免疫耐受，其原因是
   A. 免疫系统存在缺陷
   B. 免疫系统仍处于发育阶段
   C. 免疫系统不够活跃
   D. 从母体获得了耐受原
   E. 体内存在有先天耐受的特性
3. 能够导致机体免疫耐受的物质是
   A. 免疫原　　B. 致敏原
   C. 耐受原　　D. 反应原
   E. 变应原
4. 什么年纪接受器官移植手术，排斥反应最小
   A. 新生期　　B. 10 岁
   C. 20 岁　　D. 30 岁
   E. 60 岁
5. 容易诱导成人机体产生免疫耐受的抗原是
   A. 外来蛋白质抗原　　B. 微生物抗原
   C. 颗粒性抗原　　D. 自身可溶性抗原
   E. 外来可溶性抗原
6. 高剂量的 TI 抗原能诱导哪个细胞产生耐受
   A. B 细胞　　B. T 细胞
   C. Th2 细胞　　D. Th17 细胞
   E. 巨噬细胞
7. 适应性调节性 T 细胞能够诱导免疫耐受主要是因为
   A. 是一类天然存在的调节细胞
   B. 能够直接接触活化的免疫细胞
   C. 能够分泌抑制性的细胞因子
   D. 能够诱导胸腺细胞耐受
   E. 能够诱导所有细胞耐受
8. 最易诱导成人机体免疫耐受的抗原是
   A. 大分子聚合抗原
   B. 颗粒性抗原
   C. 小分子可溶性抗原
   D. 带有多种抗原表位的抗原
   E. 红细胞抗原
9. 高剂量 TD 抗原诱导细胞产生耐受，正确的是
   A. B 细胞　　B. T 细胞
   C. T 细胞和 B 细胞　　D. B 细胞和巨噬细胞
   E. T 细胞和巨噬细胞
10. 参与诱导 T 细胞耐受的 T 细胞表面分子是
    A. CTLA－4　　B. CD3
    C. CD4　　D. CD28
    E. ICOS
11. 易诱导 T 细胞和 B 细胞免疫耐受的抗原是
    A. 高剂量颗粒性抗原
    B. 低剂量颗粒性抗原
    C. 高剂量可溶性抗原
    D. 低剂量可溶性抗原
    E. 低剂量 TI－Ag
12. 口服可溶性抗原最易导致的耐受是
    A. 全身免疫耐受
    B. 肠黏膜免疫耐受
    C. 外周 T 细胞免疫耐受
    D 中枢 T 细胞免疫耐受
    E. 胃黏膜 B 细胞免疫耐受
13. 具有调节作用的 Th3 与免疫耐受形成有关，其主要作用是
    A. 产生 TNF－β　　B. 产生 TGF－β
    C. 抑制骨髓　　D. 抑制胸腺
    E. 抑制全身免疫应答
14. 最容易诱导免疫耐受的抗原是
    A. 多聚蛋白抗原　　B. 皮下注射的抗原
    C. 肌肉注射的抗原　　D. 静脉注射的抗原
    E. TI－Ag 抗原
15. 导致免疫忽视的原因是
    A. 没有对应自身抗原的 T 细胞
    B. 没有对应自身抗原的 B 细胞
    C. 有对应自身抗原的 T 细胞但没有对应的 B 细胞
    D. 没有自身抗原存在

E. 有自身抗原存在，但浓度太低

16. 从胸腺发育成熟的T细胞不会攻击自身组织，主要原因是
A. 能够攻击自身组织的T细胞克隆被清除
B. T细胞克隆能攻击，但没有活化。
C. T细胞克隆被隔离
D. T细胞克隆被忽视
E. T细胞克隆被抑制

17. 成熟 T 细胞对众多的外周器官特异性抗原表现为不应答，是因为
A. T细胞在胸腺经历了克隆选择
B. T细胞在胸腺没有遭遇到组织特异性抗原
C. T细胞在胸腺遭遇到组织特异性抗原
D. T细胞在外周没有遭遇到组织特异性抗原
E. 组织特异性抗原被隔离，没有到达胸腺

18. 能够分泌抑制性细胞因子 TGF－β参与口服耐受形成的细胞是
A. Th1 细胞　　B. Th2 细胞
C. Th3 细胞　　D. B1 细胞
E. B2 细胞

19. 成熟T细胞在外周表现为克隆无能，可能的机制是
A. 在外周淋巴组织经历了阴性选择
B. 成熟T细胞缺乏CD28
C. 自身组织细胞缺乏B7
D. 抗原特异性受体缺乏
E. Treg 无能

20. 带有父亲遗传物质的胎儿在母体不被排斥的原因是
A. 母亲和父亲遗传物质很相似
B. 母体免疫系统不能识别胎儿细胞
C. 母体内没有识别胎儿细胞的T细胞
D. 母体内没有识别胎儿的NK细胞
E. 胎盘形成的生理屏障

21. 下列哪项不属于免疫耐受形成机制
A. 克隆清除　　B. 免疫忽视
C. 免疫隔离　　D. 阳性选择
E. 阴性选择

22. Medawar 在不同系小鼠之间进行皮肤移植试验成功，该实验是为了证明
A. 细胞免疫应答参与排斥反应
B. 小鼠任何发育期都可以诱导免疫耐受
C. 新生期小鼠可人工诱导耐受
D. 胚胎期容易诱导免疫耐受
E. 成年期不容易诱导免疫耐受

23. 免疫耐受被打破是指
A. 机体对任何抗原都发生免疫应答
B. 机体对改变的自身组织成分发生免疫应答
C. 机体对自身组织成分发生免疫应答
D. 机体对非己抗原成分发生免疫应答
E. 机体对一个特定抗原发生免疫应答

24. 低剂量的TD抗原能诱导下列哪个细胞产生免疫耐受
A. B细胞　　B. T细胞
C. NK细胞　　D. Treg细胞
E. 巨噬细胞

25. 利于肿瘤治疗的措施是
A. 诱导Th2细胞偏离
B. 诱导T细胞失能
C. 打破免疫耐受
D. 建立免疫耐受
E. 诱导免疫忽视

26. 能够打破免疫耐受的方法是
A. 口服低剂量变应原
B. 注射 TGF－β
C. 诱导T细胞失能
D. 注射自身抗原肽拮抗剂
E. 转染B7分子基因至肿瘤细胞

【B/型/题】

A. 中枢耐受　　B. 外周耐受
C. 完全耐受　　D. 不完全耐受
E. 免疫抑制

27. 抗原只诱导机体的T细胞耐受是
28. T细胞在胸腺发生自身耐受是
29. 成年人感染HBV后所导致的T细胞特异无反应性是

A. 口服胶原蛋白抗原
B. 口服 MBP 蛋白抗原
C. 注射 IL－12
D. 注射 TNF－α
E. 注射调节性T细胞

30. 可用于治疗多发性硬化症的是
31. 可用于治疗类风湿关节炎的是
32. 可用于治疗 SLE 的是

【X/型/题】

33. B细胞外周耐受的特点有
A. 产生速度慢

B. 持续时间较长
C. TD－Ag 和 TI－Ag 都能够诱导产生
D. 只有 TI－Ag 能够诱导产生
E. 为高带耐受

34. 中枢耐受的主要机制有
A. 受体编辑
B. Treg 的抑制作用
C. 免疫隔离部位的屏障作用
D. 克隆清除
E. 免疫抑制细胞的作用

35. 形成外周耐受的可能机制有
A. 克隆清除
B. 克隆失能
C. Treg 细胞抑制作用
D. 免疫隔离部位
E. 免疫忽视

36. 免疫耐受理论在临床应用的原则是
A. 诱导肿瘤患者的免疫耐受
B. 诱导对器官移植的免疫耐受
C. 注射抗独特型抗体诱导短暂的免疫耐受
D. 诱导慢性乙肝患者的免疫耐受
E. 诱导对自身抗原的免疫耐受

37. 终止免疫耐受的方法有
A. 转染 MHC 基因
B. 转染 B7 基因
C. 注射 IL－4 调节体液免疫
D. 注射交叉抗原
E. 增强 Th2 细胞活性

二、名词解释

1. 免疫隔离部位
2. 高带耐受
3. 中枢耐受
4. 免疫忽视

三、填空题

1. 诱导免疫耐受的抗原叫________，它能诱导机体产生特异性________。
2. 中枢耐受形成机制包括有________，________，________等机制。

四、简答题

1. 简述 T 细胞中枢耐受的机制。
2. 简述 B 细胞中枢耐受机制。
3. 简述如何利用抗原诱导免疫耐受。

五、病例分析题

1. 27 岁男性患者，从小就检查出患有乙肝病毒感染，多年来总感觉乏力、腹胀、没有食欲、厌油腻食物、面色发黄，去医院做了相关检查，两对半检查结果异常，肝功能异常，诊断为慢性乙肝。

问题 1. 该患者目前机体的免疫应答状态是
A. 免疫抑制　　B. 免疫耐受
C. 免疫应答过强　　D. 免疫隔离
E. 免疫忽视问题

问题 2. 对于该患者，可采取的免疫治疗和措施是
A. 切除胸腺　　B. 移植骨髓
C. 注射 IFN－γ　　D. 注射调节性 T 细胞
E. 注射抗独特型抗体

2. 26 岁女性患者，患多发性硬化症疾病有近十年，右侧上下肢无力，经中医治疗后，效果一直不太明显。现在患者怀孕了，病情有所加重。

问题 1. 患者右侧上下肢无力可能的原因是
A. 血栓形成造成麻痹
B. 肌肉萎缩肢体无力
C. 神经递质减少没有兴奋信号
D. 抗神经蛋白抗体阻断神经信号传递
E. 神经纤维脱髓鞘和瘢痕形成

问题 2. 该患者免疫异常的指标有
A. Th1 减少　　B. Th2 减少
C. Th17 增加　　D. IL－6 增加
E. IL－23 增加

问题 3. 对于该患者下列哪项免疫治疗最好
A. 口服 MBP 抗原　　B. 移植骨髓
C. X 线全身照射　　D. 给予 FK－506
E. 注射抗独特型抗体

【参考答案及解析】

一、选择题

【A/型/题】

1. B
［解析］免疫耐受指针对特异性抗原无应答状态，主要指适应性 T 细胞和 B 细胞耐受，其中 T 细胞较 B 细胞容易产生耐受。

2. D
［解析］免疫耐受是针对某一特定抗原的特异性无应答

状态，是可以诱导产生。新生儿免疫系统仍处于发育阶段，T 细胞和 B 细胞仍未发育成熟，易于诱导免疫耐受。

3. C

[解析] 诱导负向免疫应答的抗原是耐受原；诱导正向免疫应答的抗原是免疫原；诱导过敏反应的是致敏原或变应原。

4. A

[解析] 胚胎期和新生期免疫系统仍处于发育阶段，T 细胞和 B 细胞仍未发育成熟，是最易诱导免疫耐受的阶段。

5. D

[解析] 与人体遗传背景接近的抗原容易导致免疫耐受，例如自身抗原最易诱导自身耐受。小分子可溶性抗原容易诱导免疫耐受。

6. A

[解析] TI 抗原只能诱导 B 细胞耐受，不能诱导 T 细胞耐受。

7. C

[解析]适应性调节性 T 细胞是外周初始 T 细胞经一定条件诱导产生，主要通过释放抑制性细胞因子，如 IL-10、TGF-β 抑制免疫，也可以通过其表面抑制性分子通过直接接触来抑制免疫细胞。

8. C

[解析] 抗原的物理性状如小分子可溶性抗原容易诱导免疫耐受，而大分子聚合抗原或颗粒性抗原不容易诱导抗原；红细胞为颗粒性抗原和带有多种抗原表位的抗原都是好的免疫原。

9. C

[解析] 一般 B 细胞耐受比 T 细胞耐受难，但高剂量 TD 抗原可同时诱导 T 细胞和 B 细胞产生耐受。

10. A

[解析] CTLA-4 分子存在于 T 细胞表面，能与 APC 表面 B7 结合，诱导 T 细胞无反应性，可用于诱导 T 细胞耐受；CD3、CD4、CD28、ICOS 均表达与 T 细胞表面，为诱导 T 细胞活化的分子。

11. C

[解析] 抗原的物理性状如小分子、可溶性抗原容易诱导免疫耐受；通常高剂量可诱导 T 细胞和 B 细胞同时耐受；低剂量可溶性抗原一般只能诱导 T 细胞耐受。

12. B

[解析] 低剂量口服抗原一般诱导小肠黏膜局部耐受，而不是全身耐受。主要机制是低剂量耐受原诱导局部产生抑制性 Th3 细胞，或高剂量耐受原诱导局部特异性 T 细胞无能。

13. B

[解析] Th3 一般局限在肠道黏膜和一些免疫赦免区，其主要靠分泌 TGF-β 来诱导局部免疫耐受。

14. D

[解析] 抗原进入机体的途径中，以静脉注射途径和口服抗原途径最易诱导对抗原的特异性耐受产生。

15. E

[解析]免疫忽视是自身应答的 T 细胞或 B 细胞克隆与相应组织特异性抗原并存，在正常情况下，不引起自身免疫疾病的发生。其中机制之一是自身抗原浓度低，由于缺乏第一信号，不能激活 T 细胞，导致免疫忽视。

16. A

[解析] 从胸腺发育成熟的 T 细胞不会攻击自身组织称为自身耐受，主要是能够识别和攻击自身抗原的 T 细胞克隆在胸腺经阴性选择被克隆删除。

17. C

[解析] 由于胸腺上皮细胞能表达大量外周组织特异性抗原，T 细胞在胸腺发育过程中，遭遇到这些抗原才会经阴性选择被清除。

18. C

[解析] Th3 细胞分泌 TGF-β 抑制肠黏膜局部 T 细胞和 B 细胞参与口服耐受的形成。

19. C

[解析] 外周耐受形成机制之一就是克隆失能，此时自身反应性 T 细胞虽有自身抗原刺激所获得的第一信号，但缺乏 CD28 与 B7 结合产生的第二信号，导致 T 细胞克隆不能活化反而失去活化的潜能。

20. E

[解析] 由于胎盘形成的生理屏障，以及胎盘微环境中高表达 HLA-G 分子和抑制性细胞因子，能抑制母体 NK 细胞和杀伤性 T 细胞，由此保证胎儿不受母体免疫系统的攻击。

21. D

[解析] 阳性选择发生在胸腺，是双阳性胸腺细胞通过 TCR 与自身 MHC 分子结合获得识别自身 MHC 分子的能力的过程，不是免疫耐受形成机制。

22. C

[解析] Medawar 在不同系小鼠之间进行皮肤移植试验，所用小鼠是新生期；而皮肤排斥反应主要是细胞介导的免疫应答，实验成功说明皮肤排斥反应消失，说明新生期能诱导细胞免疫耐受。

23. E

[解析] 免疫耐受被打破是指机体对原来那个耐受原产

生特异性免疫应答。

24. B

[解析] T细胞耐受较B细胞耐受容易产生，低剂量的TD抗原只能诱导T细胞耐受；B细胞耐受需要高剂量TD抗原。

25. C

[解析] 肿瘤的免疫逃逸很大程度是因为机体对肿瘤相关抗炎耐受，所以要打破免疫耐受；通常是活化T细胞，诱导Th1细胞产生，利于CTL细胞的活化来杀伤肿瘤细胞。

26. E

[解析] 选择A、B、C、D都是抑制免疫应答的方法，不利于打破免疫耐受；自身抗原肽拮抗剂能与自身抗原竞争性结合MHC分子阻止T细胞活化。转染B7分子基因至肿瘤细胞，肿瘤细胞将表达B7分子增加，B7与CD28结合有利于T细胞活化的第二信号产生，能够打破免疫耐受。

【B/型/题】

27. D 28. A 29. B

[解析]耐受原诱导机体无T细胞免疫或无B细胞免疫应答是不完全耐受，如果即无T细胞免疫也无B细胞免疫应答为完全耐受；机体免疫耐受发生在中枢免疫器官是中枢耐受，一般发生在胚胎期和新生期，在成年后感染乙肝病毒导致的免疫耐受发生在外周淋巴器官，为外周耐受。

30. B 31. A 32. E

[解析] 通过口服特异的自身抗原，改变抗原进入途径建立肠黏膜Th2免疫偏离，Th2分泌IL-4和IL-10抑制细胞免疫，治疗类风湿关节炎或多发性硬化症；或者通过注射Treg抑制免疫反应达到治疗全身性SLE疾病。

【X/型/题】

33. ACE

[解析] B细胞外周耐受的特点为产生速度慢、持续时间较短，TD-Ag和TI-抗原均能够诱导B细胞产生耐受，抗原剂量要求大，即高带耐受。

34. AD

[解析] 选项A和D是中枢耐受的主要机制；选项B、C、E是外周耐受的主要机制。

35. ABCDE

[解析] 以上选项均为外周耐受的形成机制。

36. BCE

[解析] 建立免疫耐受减小器官移植的排斥反应；注射抗独特型抗体抑制Ab1利于建立免疫耐受治疗自身免疫性疾病；诱导对自身抗原的免疫耐受防治自身免疫性疾病；对于肿瘤和乙肝病毒感染患者要打破免疫耐受。

37. ABD

[解析] 转染MHC基因利于抗原提呈细胞提呈抗原产生T细胞活化的第一信号；转染B7基因利于肿瘤细胞或病毒感染细胞表达B7增加，促进T细胞活化的第二信号产生；交叉抗原能通过分子模拟解除免疫耐受。选项CE都利于IL-4、IL-10的产生，能够诱导免疫耐受。

二、名词解释

1. 机体的某些部位如脑、胎盘以及眼前房等，由于在生理条件下免疫细胞不能到达或有抑制性细胞因子的存在，即使在这些部位移植同种异型组织也不会被排斥。这些部位称为免疫隔离部位。
2. 抗原剂量太高引起的免疫耐受称之为高带耐受。高带耐受能导致T细胞和B细胞同时耐受。
3. 是指发生在中枢免疫器官的免疫耐受，主要指人体胚胎期或出生后，在T与B细胞发育的过程中，遇到自身抗原所形成的耐受。
4. 指自身应答的T细胞或B细胞克隆与相应的自身组织特异性抗原并存，在正常情况下，不引起自身免疫疾病的发生。

三、填空题

1. 耐受原；无反应状态
2. 克隆清除；受体编辑；克隆禁忌

四、简答题

1. T细胞中枢耐受发生在胸腺，是经阳性选择的T细胞进入髓质，如果与髓质胸腺皮质细胞、DC细胞或巨噬细胞提呈的自身肽-MHC复合物高亲和力结合，则发生凋亡，而不能与自身肽-MHC复合物结合的T细胞被选择出来继续发育成熟，也即阴性选择，由此去除自身反应性T细胞的过程，保证进入外周的T细胞自身耐受。T细胞中枢耐受形成离不开*AIRE*基因产物的参与，该蛋白的表达能使外周组织特异性抗原在髓质胸腺上皮细胞细胞表达。
2. B淋巴细胞在中枢免疫器官骨髓产生中枢耐受，主要通过两个机制。第一个机制是阴性选择，即发育中的B细胞发育至未成熟B细胞阶段，此时B细胞表达完整的膜IgM，即BCR，带有能与自身抗原结合的BCR的B细胞将发生凋亡，而不能与自身抗原结合的B细胞被选择出来继续发育。第二个机制是受体编辑，即部分自身反应性B细胞克隆虽然没有被克隆清除，但会重新启动膜IgM的基因重排，产生新的BCR，不再对自身抗原产生应答。

3. 抗原的物化性状、剂量、注射途径、接种反式以及刺激时间等都会影响免疫耐受的产生。通常，小分子、可溶性、非聚合单体物质为耐受原。抗原剂量太低或太高分别诱导低带耐受或高带耐受。抗原经口服或静脉注射相对于皮下、肌注容易诱导免疫耐受。另外抗原的持续存在是保持免疫耐受状态的重要因素。

五、病例分析题

1.

问题 1：B

[解析] 由于患者从小就感染了乙肝病毒，目前呈慢性感染状态，可以认为是长期以来乙肝病毒刺激造成的对乙肝病毒的免疫耐受，是机体免疫应答过弱无法清除感染病毒。

问题 2：C

[解析] 由于该患者免疫应答过弱，注射 IFN－γ 有利于加强 Th1 型免疫和 CTL 对病毒感染细胞的杀伤作用。选项 D 和 E 都是抑制免疫和诱导耐受的方法。

2.

问题 1：E

[解析]多发性硬化症疾病的发病主要累及中枢神经系统的神经纤维外周髓鞘的破坏和疤痕形成，导致神经冲动无法传递。外周神经也有累及，但比较少见。

问题 2：CDE

[解析] 目前认为多发性硬化症的发病主要是 Th17 细胞活化造成，也有认为 Th1 参与致病的观点。IL－6 是诱导 Th17 产生的重要细胞因子之一，因此会有所增加。IL－23 是维持 Th17 活性的重要细胞因子，因此会有所增加。

问题 3：A

[解析] 以上 5 个选项都能诱导免疫耐受，但考虑该患者怀孕，所以最好的治疗方案是，口服 MBP 诱导口服耐受，通过诱导肠黏膜 Th2 型免疫应答产生来抑制 Th17 或 Th1 型免疫应答。

（陈欲晓）

第十四章　免疫调节

【同步习题】

一、选择题

【A/型/题】

1. 关于抗原对免疫应答的调节作用，下列错误的是
   A. 抗原的存在是免疫应答发生的前提
   B. 一定范围内，应答水平与抗原的量呈正相关
   C. 抗原在体内耗尽，免疫应答即终止
   D. 抗原的量与免疫应答的发生与否有关
   E. 抗原的质与免疫应答的类型无关
2. 关于抗原-抗体复合物的调节作用，下列错误的是
   A. 抗原-抗体复合物参与调节免疫应答
   B. 当抗原量多而抗体量少时，APC的功能增强
   C. 反应初期，以IgM为主，形成的复合物起抑制作用
   D. 反应后期IgG增多，形成的复合物起抑制调节作用
   E. 抗体类别不同，所起的免疫作用不同
3. 关于细胞因子对Th1和Th2的调节作用，下列错误的是
   A. IL-12促进Th0分化为Th1
   B. IL-10抑制Th1的增殖
   C. IL-5促进Th1的增殖
   D. IL-4促进Th0分化为Th2
   E. IFN-γ抑制Th2的增殖
4. 已经激活机体产生IgG类别抗体的抗原通过与之结合IgG和B细胞表面的哪个受体结合，起到抑制该B细胞活化的作用
   A. CD22　　B. CD32
   C. CD40　　D. CD79
   E. CD80/CD86
5. 抑制Th2功能的细胞因子是
   A. IL-2　　B. IFN-γ
   C. IL-4　　D. IL-5
   E. IL-10
6. 抑制Th1功能的细胞因子是
   A. IL-2、IL-10　　B. IFN-γ、IL-4
   C. IL-4、IL-7　　D. IL-10、IL-4
   E. IL-8、IL-10
7. 抗体发挥负调节作用的主要机制是
   A. 形成抗原-抗体复合物，使抗原量下降
   B. 形成免疫复合物后激活补体溶解免疫细胞
   C. 与BCR竞争抗原或引起受体交联
   D. 通过ADCC介导NK细胞杀伤免疫活性细胞
   E. IgM型抗体结合抗原,与B细胞表面CD32结合,抑制B细胞活化
8. T细胞表面抑制性受体CTLA-4与哪个激活性受体分子竞争性结合B7
   A. CD3　　B. CD4
   C. CD8　　D. CD28
   E. CD40
9. 关于活化诱导的细胞死亡（AICD），下列说法错误的是
   A. 主要机制依赖于Fas和FasL结合实现
   B. 由于缺乏抗原和其他信号刺激而启动
   C. 通过细胞间接触，启动凋亡相关程序
   D. 可以自杀和他杀
   E. 活化后的T细胞和B细胞均可被AICD途径清除
10. 活化诱导的细胞死亡主要出现在以下哪个阶段
    A. T细胞阳性选择　　B. T细胞阴性选择
    C. T细胞识别抗原　　D. T细胞增殖与分化
    E. T细胞转归
11. 分别参与细胞和体液免疫，彼此之间相互是抑制关系的T细胞是
    A. Th0和Th1　　B. Th0和Th2
    C. Th1和Th2　　D. Th1和Treg
    E. Th2和Treg
12. 具有天然免疫抑制作用的T淋巴细胞是
    A. nTreg　　B. Th1
    C. Th2　　D. Th3
    E. Tr1
13. 关于免疫应答的调节作用，下列错误的是
    A. 单核/巨噬细胞参与免疫应答的调节
    B. Th1细胞产生IFN-γ增强体液免疫应答
    C. Th2细胞产生的IL-10抑制Th1的增殖
    D. Th1细胞产生的IFN-γ抑制Th2的增殖
    E. Treg细胞可抑制CTL细胞、Th细胞的功能
14. B细胞在抗原浓度较低时具有的免疫调节作用和

它哪个表面分子有关
A. BCR
B. CD19/CD21/CD81 复合物
C. CD22
D. CD32
E. CD79

15. 根据独特型网络调节学说，以下哪种类型的淋巴细胞构成该网络的主体
A. 抗原反应细胞　B. 抗独特型细胞
C. 内影像组细胞　D. 非特异平行组细胞
E. 特异平行组细胞

16. 下列哪项不是独特型网络的特点
A. 多层次级联　B. 独特型级联
C. 闭合型网络　D. 依赖于外来抗原刺激
E. 周期性循环

17. 关于免疫应答的调节，下列哪项是错误的
A. 免疫应答不受遗传基因的制约
B. 免疫调节机制决定了免疫应答发生及反应的强弱
C. 免疫应答的调节可分为基因、细胞和分子 3 种水平的调节
D. 神经系统和内分泌系统参与免疫应答的调节
E. 免疫调节机制失控或异常可导致免疫疾病的发生

18. 关于免疫调节作用，错误的叙述是
A. 免疫调节包括正调节和负调节
B. 免疫调节只在免疫系统内进行
C. 神经－内分泌系统参与免疫调节
D. 高浓度抗体参与体液免疫调节作用
E. 独特型网络在免疫调节中起重要作用

19. 关于 MHC 在免疫调节中的作用，下列说法错误的是
A. MHC 具有高度多态性
B. MHC 和抗原肽的结合具有高度特异性
C. 不同的 MHC 结合提呈特定抗原肽的能力各不相同
D. TCR 识别自身 MHC 的能力在 T 细胞的阳性选择中获得
E. MHC 的多态性导致的个体免疫应答能力差异孵育物种极大的应变能力

20. 关于 $CD4^+$T 细胞的免疫调节作用，下列哪项是错误的
A. Th1 分泌 IL－2、IFN－γ、TNF－β促进 CMI
B. Th2 分泌 IL－4、IL－5、IL－10、IL－13 参与体液免疫
C. Th1 分泌的 IFN－γ可抑制 Th2 的增殖
D. Th2 产生的 IL－4 增强 Th1 的增殖
E. Th1 和 Th2 处于动态平衡状态，维持正常的免疫应答

21. 诱导型调节性 T 细胞（iTreg）的作用特点是
A. 不需要抗原的作用即可活化
B. 通过直接接触抑制活化的 Th 细胞
C. 通过分泌细胞因子抑制活化的 Th 细胞
D. 只能抑制细胞免疫应答
E. 只能抑制体液免疫应答

【X/型/题】

22. 免疫应答的调节，包括哪些方面的调节作用
A. 整体水平　B. 细胞水平
C. 分子水平　D. 群体水平
E. 功能水平

23. 抗体的免疫调节作用包括
A. 封闭抗原表位
B. 抑制 Th1 细胞分泌细胞因子
C. 抑制 APC 表面 MHC 分子表达
D. 使 B 细胞表面抗原受体与 IgG 的 Fc 受体交联
E. 使 Th 细胞表面抗原受体与 MHC 分子受体交联

24. 下列受体中，属于抑制性受体的是
A. TCR　B. CD28
C. CTLA－4　D. KIR
E. CD16

25. 下列细胞因子可以参与调控造血干细胞分化的是
A. IL－3　B. IL－4
C. IL－10　D. TPO
E. G－CSF

26. 下列细胞因子中属于抑制性细胞因子的是
A. IL－3　B. IL－4
C. IL－10　D. TGF－β
E. IFN－γ

27. 免疫应答的后期，活化后的 T 细胞主要依赖哪些途径被清除
A. 克隆凋亡　B. 克隆失能
C. 被动死亡　D. 活化诱导的细胞死亡
E. 巨噬细胞吞噬

28. 参与调节作用的免疫细胞亚群包括
A. Th 细胞　B. Treg 细胞
C. B 细胞　D. DC 细胞
E. NK 细胞

29. 关于 nTreg 细胞的免疫抑制作用是通过分泌下列哪种细胞因子来实现的

A. IL－3　　B. IL－4
C. IL－10　　D. TGF－β
E. G－CSF

30. 免疫网络学说的要点是
A. 任何 BCR 或 TCR 上都存在着独特型决定簇
B. 独特型决定簇能被体内另一些淋巴细胞识别并产生独特型抗体
C. 独特型决定簇具有自身免疫原性
D. 独特型决定簇和抗独特型抗体形成网络，对免疫应答进行调节
E. 独特型网络主要是负调节作用，也有正调节作用

31. 哪些分子参与神经－内分泌系统对免疫系统的调节
A. 肾上腺素　　B. 多巴胺
C. 5－羟色胺　　D. 甲状腺素
E. 性激素

32. 神经－内分泌系统和免疫系统之间的调节作用是通过下列哪些途径
A. 免疫细胞产生的内分泌激素
B. 免疫细胞产生的细胞因子
C. 神经及内分泌细胞表达的细胞因子受体
D. 免疫细胞产生的抗体和各种效应因子
E. 免疫细胞表达神经递质、神经肽及激素受体

33. 参与免疫调节的免疫细胞和免疫分子是：
A. T 淋巴细胞、B 淋巴细胞、巨噬细胞、NK 细胞
B. MHC 分子
C. 补体
D. 细胞因子
E. 抗体、独特型网络

34. 在免疫调节中能直接起负调节作用的细胞是
A. Treg 细胞　　B. CTL 细胞
C. Th2 细胞　　D. DCreg 细胞
E. Breg

二、名词解释

1. 免疫调节
2. AICD
3. 免疫偏离

三、填空题

1. 免疫细胞表达两类功能完全相反的受体，即______受体和______受体，参与免疫调节。
2. Th1 细胞主要通过分泌______抑制 Th2 细胞的应答，Th2 细胞主要通过分泌______抑制 Th1 细胞的应答。
3. 调节性 T 细胞主要包括______、______和______。
4. 能与B细胞表面BCR及体液中免疫球蛋白分子互补决定区特异性结合的抗体称为_______抗体。
5. 除免疫系统外，人体参与免疫调节的系统还包括_______和_______。

四、简答题

1. 为什么抑制性受体能在信号转导水平抑制免疫细胞的激活？
2. 简述抗体及免疫复合物的反馈调节机制。
3. 简述 Th1 和 Th2 类型的逆转及其临床意义。

五、病例分析题

患者，女，26 岁，因感冒、支气管肺炎，到医院就诊。医嘱于青霉素 80 万 U 肌肉注射，2 次/日，4 小时后患者由家人以急症送回医院，患者已出现胸闷、口唇青紫、呼吸困难、大汗淋漓、脉搏细弱、血压下降至 60/45mmHg。同时合并大小便失禁。临床诊断：青霉素过敏性休克。立即给予患者平卧、氧气吸入，皮下注射肾上腺素 1mg，按医嘱静注高渗糖及阿托品 0.5mg。随后出现抽搐、呼吸不规则，脉搏触摸不到，患者呈昏迷状，心电图示室颤波，立即电击除颤，建立静脉通道，遵医嘱静脉注射地西泮 10mg、地塞米松 20mg、利多卡因 200mg 等，行心肺复苏，气管插管接呼吸机，心电监护，抗休克，导尿并留置尿管。继之出现肺水肿症状，双肺底大量湿啰音，皮下注射吗啡 10mg，静注毛花苷 C（西地兰）0.4mg、地塞米松 20mg、氨茶碱 0.125g 等，呼吸机接酒精湿化瓶，抢救 2 小时后患者呼吸心跳恢复，心电图示窦性心动过速，心率 140 次/分，血压 100/83mmHg，12 小时后意识转清醒。

1. 青霉素过敏性休克属于
A. Ⅰ型超敏反应　　B. Ⅱ型超敏反应
C. Ⅲ型超敏反应　　D. Ⅳ型超敏反应
E. Ⅴ型超敏反应

2. 该超敏反应，属于哪个细胞亚群呈优势所致的免疫偏离
A. Th1 细胞　　B. Th2 细胞
C. Th3 细胞　　D. Treg 细胞
E. CTL 细胞

3. 针对Ⅰ型超敏反应的免疫生物疗法中，不是调整免疫偏离的方法是
A. 使用人源化抗 IgE 单克隆抗体
B. 使用抗 IL－5 抗体
C. 使用抗 IL－4 抗体
D. 使用 IL－12 与变应原共同免疫
E. 将变应原制备成 DNA 疫苗进行免疫

【参考答案及解析】

一、选择题

【A/型/题】

1. C

[解析] 抗原耗尽，免疫应答不会立即终止，而是在免疫细胞完成转归后方才终止。

2. C

[解析]反应初期形成的 IgM 型的免疫复合物对免疫应答主要是正调节作用。

3. C

[解析] IL-4 主要促进 Th2 细胞的分化和增殖。IL-5 抑制 Th1 细胞增殖。

4. B

[解析] CD32 即 Fc γRⅡ-B，通过结合 IgG 的 Fc 端，抑制 B 细胞对已经产生了抗体的抗原再次反应。

5. B

[解析] IFN-γ属于 Th1 型细胞因子，能够抑制 Th2 细胞的功能。

6. D

[解析] IL-4 属于 Th2 型细胞因子，IL-10 属于抑制性细胞因子，能够抑制 Th1 细胞的活化。

7. A

[解析] A 即抗体的封闭抗原作用，使游离的抗原量下降。

8. D

[解析] 与 CTLA-4 竞争性结合 B7 的是激活性受体 CD28。

9. B

[解析] 缺乏抗原和其他信号刺激主要启动被动死亡途径。

10. E

[解析] 在免疫应答的末期，T 细胞的转归过程中，活化诱导的细胞死亡是机体清除活化的 T 细胞的主要方式。

11. C

[解析]辅助 T 细胞的两个亚群 Th1 和 Th2 相互负调节，分别参与细胞免疫和体液免疫。

12. A

[解析] nTreg 即自然调节性 T 细胞，具有天然的免疫抑制作用。

13. B

[解析] IFN-γ属于 Th1 型细胞因子，主要起到增强细胞免疫应答的作用。

14. A

[解析] B 细胞作为抗原提呈细胞，通过 BCR 特异性的方式摄取抗原，起到浓集抗原的作用，增强对低浓度抗原的免疫应答。

15. B

[解析] 根据独特型-抗独特型网络的原理，抗独特型细胞是其主体。

16. D

[解析]在抗原刺激之前，体内已经存在抗独特型抗体，并已形成独特型-抗独特型网络，并保持相对平衡的状态。

17. A

[解析] MHC 的等位基因型别，BCR/TCR 的多样性均受到遗传基因控制，进而影响免疫应答。

18. B

[解析] 机体是一个完整的整体，免疫系统在执行功能时，也受到其他系统的调节和影响。

19. B

[解析] MHC 与抗原肽的结合并不具有高度特异性，仅锚定残基和锚定位的结合具有特异性。

20. D

[解析] Th2 细胞产生的细胞因子会抑制 Th1 细胞的增殖。

21. C

[解析] iTreg 并非天然存在，而是在小剂量抗原或免疫抑制性细胞因子诱导下由外周幼稚 T 细胞发育而成，主要通过分泌抑制性细胞因子发挥免疫抑制作用，抑制细胞及体液免疫。

【X/型/题】

22. ABCD

[解析]免疫应答的调节主要包括分子水平、细胞水平、整体水平和群体水平的调节。

23. AD

[解析]抗体的免疫调节作用包括封闭抗原和介导 B 细胞抑制性受体交联。

24. CD

[解析] CTLA-4 和 KIR 分别是 T 淋巴细胞和 NK 细胞表面上的抑制性受体。

25. ADE

[解析] 此三类细胞因子均属于集落刺激因子，可参与调控造血干细胞的分化。

26. CD

[解析] IL-10 和 TGF-β 属于抑制性细胞因子，可显著抑制单核/巨噬细胞及 T 细胞的功能。

27. CD

[解析] 被动死亡和活化诱导的细胞死亡是活化后 T 细胞的主要清除途径。

28. ABCDE

[解析] 以上细胞均具有免疫调节作用。

29. CD

[解析] nTreg 主要通过分泌此两种抑制性细胞因子实现免疫抑制。

30. ABCDE

31. ABCDE

[解析] 以上由神经系统释放的递质和内分泌系统分泌的激素可作用于相应受体，发挥免疫调节作用。

32. ABCE

[解析] 免疫系统产生的抗体对神经-内分泌系统并无作用。

33. ABCDE

[解析] 以上细胞和分子均能参与免疫调节。

34. ADE

[解析] Treg、Breg 和 DCreg 均能通过分泌抑制性细胞因子负调节免疫应答。

二、名词解释

1. 指免疫应答过程中体内多系统、多层次的正负反馈调节机制控制免疫细胞的活化和抑制、免疫细胞与免疫分子之间协同或拮抗，以及免疫系统与其他系统之间的相互协调作用，使免疫应答维持在适当的强度和时限，以保证机体免疫功能稳定。
2. 活化诱导的细胞死亡，主要由 Fas 和 FasL 结合实现。免疫应答后期，T 细胞高表达 Fas 和 FasL，Fas 通过结合自身的 FasL 或其他 T 细胞表面的 FasL 启动凋亡程序而被清除。
3. Th1 或 Th2 细胞任一亚群比例过高或活性过强，导致机体体液免疫应答或细胞免疫应答呈优势，称为免疫偏离。

三、填空题

1. 激活性；抑制性
2. IFN-γ；IL-10
3. nTreg；Th3；Tr1
4. 抗独特型
5. 神经；内分泌

四、简答题

1. 免疫细胞受体参与的调节作用通过信号转导实现。信号转导涉及蛋白质磷酸化。如果因磷酸化被修饰的蛋白质属于酶或是信号转导中的连接蛋白，即可使其处于激活状态，进而启动后续的信号转导级联反应。

   蛋白质的磷酸化和去磷酸化是一个可以相互转化的过程，分别由蛋白激酶和蛋白磷酸酶促成。能使蛋白质上酪氨酸残基发生磷酸化的激酶，称蛋白酪氨酸激酶（PTK），它参与免疫细胞的活化，活跃在激活信号转导的起始阶段和上游阶段。同理，能把磷酸化酪氨酸去磷酸化的磷酸酶称为蛋白酪氨酸磷酸酶（PTP）。因而对免疫细胞的激活而言，PTK 和 PTP 作用相反，可以分别发挥正、负调节作用。

   免疫细胞通常表达带有 ITAM 的激活性受体和带有 ITIM 的抑制性受体。免疫细胞活化过程中分子水平的正负反馈性调节是通过 ITAM 和 ITIM 来完成的。ITIM 中供 SH2 识别的 YxxL 虽然可以和 ITAM 中的 YxxL/V 相同，但其酪氨酸残基一侧相隔一个任意氨基酸之后必须是异亮氨酸（I）或缬氨酸（V）等疏水性氨基酸。由此造成带有 SH2 结构域的 PTP，而不是 PTK，对 ITIM 中的 Yp 进行识别。结果，PTP 被招募并进一步活化，由 PTK 参与的激活信号转导通路被阻断。

2. 高浓度抗体能与相应 B 细胞表面抗原受体竞争结合抗原，通过对相应抗原决定簇的封闭，阻断抗原与 B 细胞表面相应抗原受体的结合，使 B 细胞不被激活，处于静止状态。

   低浓度 IgG 抗体与相应抗原结合形成的小分子免疫复合物对抗体生成有抑制作用。这是由于小分子免疫复合物可通过其抗原决定簇与相应 B 细胞表面抗原受体特异性结合，同时又可以通过其 IgG 抗体的 Fc 段与同一 B 细胞表面 IgG Fc 受体（Fc γR）结合，而使 B 细胞 BCR 与 Fc γR 发生交联。这种交联作用可以刺激 B 细胞产生抑制信号，使之不被活化处于抑制状态。

3. 在细胞因子 IL-12 和 IL-4 的作用下，$CD4^+$Th0 细胞可进一步向 Th1 或 Th2 分化。Th1 主要介导细胞免疫和炎症反应，涉及抗病毒、抗胞内寄生菌和移植物排斥；Th2 主要参与 B 细胞增殖、抗体产生和超敏反应性疾病。Th1 和 Th2 都可分泌多种细胞因子，其中不同的部分对两个亚型显示不同的功能效应，例如 Th1 分泌的 IFN-γ，对 Th0 向 Th2 分化有抑制作用；而 Th2 分泌的 IL-10 以及 TGF-β，增强 Th2，而抑制 Th1 的生成。Th1 的大量扩增及其释放的细胞因子，可遏制 Th2 及其介导的免疫效应或疾病；反之，Th2 的大量扩增及其释放的细胞因子，可遏制 Th1 及其介导的免疫效应或疾病。Th1 和 Th2 各自分泌的细胞因子在功能上的差异，为免疫干预和改变特定疾病状况下的 Th 细胞类型，提供了有效的手段。例如，麻风病患者体内特异性 Th2 往往大量增殖，产生的 IL－4 和 IL－10，阻止 Th0 向 Th1 分化。而胞内寄生性麻风分枝杆菌可感染巨噬细胞，巨噬细胞只有在 Th1 的作用下，才能有效地使胞内溶酶体酶激活，杀灭胞内麻风分枝杆菌。Th1 不能充分激活，造成病情难以控制。应用 IFN－γ，可抑制 Th2 而上扬 Th1，使两种细胞间的比例发生逆转，促使 Th1 发挥功能。结果巨噬细胞被有效地激活并杀灭麻风分枝杆菌，瘤型麻风（重型）有希望向结核型麻风（轻型）转化。

五、病例分析题

1. A

［**解析**］青霉素过敏性休克，是具有青霉素致敏肥大细胞的个体，注射青霉素后引发的致敏肥大细胞脱颗粒引发的生理功能紊乱，属于全身性Ⅰ型超敏反应。

2. B

［**解析**］Ⅰ型超敏反应是由 IgE 介导的肥大细胞脱颗粒现象，IgE 的产生和 Th2 型细胞因子 IL－4 密切相关。

3. A

［**解析**］BCDE 选项采用的免疫生物疗法，均是以诱导 Th1 型免疫应答，抑制 Th2 型免疫应答为目的，调整过敏体质人群的免疫偏离；而 A 选项的人源化抗 IgE 单抗是直接作用于 IgE，抑制肥大细胞和嗜碱性粒细胞脱颗粒。

（罗怀青）

第十五章　超敏反应

【同步习题】

一、选择题

【A1/型/题】

1. 参与Ⅰ型超敏反应的抗体是

A. IgE　B. IgD

C. IgM　D. IgA

E. IgG

2. 下列选项中与Ⅰ型超敏反应的发生有关的是

A. 补体依赖的细胞毒作用

B. 肥大细胞脱颗粒

C. IC沉积激活补体

D. $CD4^+T$ 细胞介导的炎症反应

E. 特异性免疫无应答性

3. 介导Ⅰ型超敏反应晚期相的最主要介质是

A. 组胺　B. 白三烯

C. 肝素　D. 腺苷酸环化酶

E. 血小板活化因子

4. 关于Ⅰ型超敏反应皮肤试验下列错误的是

A. 一般在15～20分钟观察结果

B. 局部皮肤有丘疹，周围有红晕

C. 组织改变为局部水肿、充血

D. 可检测引起Ⅰ型超敏反应的变应原

E. 可有单个核细胞浸润

5. 脱敏治疗可用于

A. 冷空气过敏　B. 食物过敏

C. 血清病　D. 接触性皮炎

E. 血清过敏性休克

6. 属于Ⅱ型超敏反应的疾病是

A. 新生儿溶血症　B. 系统性红斑狼疮

C. 血清病　D. 接触性皮炎

E. 青霉素过敏性休克

7. 免疫复合物沉积引起血管炎的主要原因是

A. 组胺和白三烯　B. 攻膜复合体

C. 细胞毒性T细胞　D. 细胞因子

E. 中性粒细胞的溶酶体酶

8. 下列哪一种物质可以引起Ⅲ型超敏反应

A. 细胞因子　B. 单核吞噬细胞

C. 补体　D. 免疫球蛋白

E. 免疫复合物

9. 下列哪一种物质与Ⅲ型超敏反应的炎症无关

A. 蛋白水解酶　B. 弹性纤维酶

C. IL-4　D. 胶原酶

E. 血管活性胺类物质

10. 属于Ⅳ型超敏反应的疾病是

A. 输血发硬　B. 支气管哮喘

C. 类风湿关节炎　D. 接触性皮炎

E. 青霉素过敏性休克

11. 抗体介导的超敏反应有

A. Ⅰ、Ⅱ、Ⅳ型超敏反应

B. Ⅰ、Ⅱ、Ⅲ型超敏反应

C. Ⅰ、Ⅲ、Ⅳ型超敏反应

D. Ⅱ、Ⅲ、Ⅳ型超敏反应

E. Ⅱ、Ⅳ型超敏反应

12. 预防Rh血型不符的新生儿溶血症的方法是

A. 用抗Rh血清给新生儿进行人工被动免疫

B. 给胎儿输入母亲的红细胞

C. 用过量的抗原中和母亲的抗Rh球蛋白

D. 用免疫抑制剂抑制母亲产生抗Rh抗体

E. 分娩72小时内给产妇注射抗Rh免疫血清

13. Ⅱ型超敏反应的发生机制是

A. Mϕ直接吞噬靶细胞

B. CTL特异性杀伤靶细胞

C. 补体依赖的细胞毒作用

D. 中性粒细胞释放溶酶体酶

E. 嗜酸性粒细胞介导的ADCC

14. 下列哪种因素出现时可能发生血清病

A. 存在抗肾小球基底膜抗体

B. 大量IgE产生

C. 补体水平升高

D. 巨噬细胞功能亢进

E. 中等大小可溶性免疫复合物形成

15. 引起Arthus反应的主要原因是

A. Th1释放的淋巴因子的作用

B. 单个核细胞浸润引起的炎症

C. 肥大细胞脱颗粒

D. IgE抗体大量产生
E. IC引起的补体活化

16. 能使胎儿Rh[+]红细胞发生溶解破坏的抗体是
A. IgM　　B. IgA
C. IgD　　D. IgG
E. IgE

17. 下列与Ⅰ型超敏反应无关的是
A. 组胺　　B. 备解素
C. 激肽　　D. 白三烯
E. 前列腺素

18. Ⅲ型超敏反应的重要免疫学特征是
A. 巨噬细胞浸润
B. 淋巴细胞浸润
C. 嗜酸性粒细胞浸润
D. 中性粒细胞浸润
E. 红细胞浸润

19. 与Ⅱ型超敏反应发生无关的成分是
A. 补体　　B. 吞噬细胞
C. 肥大细胞　　D. IgG
E. IgM

20. 不能引起肥大细胞和嗜碱性粒细胞脱颗粒的因素是
A. 细胞表面IgE与多价Ag结合
B. C3a、C5a
C. 植物凝集素与细胞表面IgE结合
D. 细胞表面IgE与单价Ag结合
E. 抗FcεRⅠ抗体

21. 重组可溶性IL－4受体能够治疗Ⅰ型超敏反应的可能机制是
A. 降低Th1型细胞的活性
B. 升高Th2型细胞的活性
C. 减少IgG4的产生
D. 减少组胺酶的产生
E. 减少IgE的产生

22. 同哮喘和湿疹发生非密切相关的遗传因素是
A. 编码FcεRⅠ的基因
B. 编码IL－4的基因
C. 编码IL－13的基因
D. 编码IL－12的基因
E. 编码FcγRⅢ的基因

23. 表达高亲和力的FcεRⅠ的细胞是
A. 单核细胞、巨噬细胞
B. 中性粒细胞、肥大细胞
C. 中性粒细胞、嗜碱性粒细胞
D. 肥大细胞、嗜碱性粒细胞
E. 嗜酸性粒细胞、嗜碱性粒细胞

24. 与诱发慢性哮喘无关的因素是
A. Th2细胞　　B. 嗜酸性粒细胞
C. IL－4　　D. IFN－γ
E. IgE

25. 下列疾病属于免疫复合物型超敏反应的是
A. 过敏性休克
B. 特应性皮炎
C. 新生儿溶血症
D. 链球菌感染后肾小球肾炎
E. 肺出血肾炎综合征

26. 下列不属于免疫复合物病的是
A. 自身免疫性溶血性贫血
B. 链球菌感染后肾小球肾炎
C. 血清病
D. 血管炎
E. Arthus反应

27. 变应原为半抗原引起的疾病是
A. 系统性红斑狼疮
B. 农民肺
C. 青霉素治疗后发生溶血性贫血
D. 风湿性关节炎
E. 对移植肾的排斥反应

28. 下列与免疫复合物性疾病发生无关的因素是
A. 血管活性物质的释放
B. 免疫复合物在血管壁沉积
C. 激活补体活化产生大量C3a、C5a
D. 大量免疫复合物形成
E. 大量淋巴细胞局部浸润

29. 属于Ⅳ型超敏反应的疾病是
A. 新生儿溶血症　　B. 支气管哮喘
C. 血清病　　D. 接触性皮炎
E. 过敏性哮喘

30. 青霉素可以引起哪些类型超敏反应
A. Ⅰ、Ⅱ型超敏反应
B. Ⅰ、Ⅱ、Ⅲ型超敏反应
C. Ⅱ、Ⅳ型超敏反应
D. Ⅰ、Ⅱ、Ⅲ、Ⅳ型超敏反应
E. Ⅰ、Ⅱ、Ⅳ型超敏反应

31. 患者体内有维生素B_{12}（Vit B_{12}）辅助因子的抗体，此抗体可使肠道Vit B_{12}吸收障碍，该种贫血属于
A. ABO血型不符
B. 新生儿溶血症
C. 自身免疫性溶血性贫血

D. 恶性贫血
E. 药物过敏性溶血性贫血

【B/型/题】

A. 引起Ⅰ型超敏反应
B. 引起Ⅱ型超敏反应
C. 引起Ⅲ型超敏反应
D. 引起Ⅳ型超敏反应
E. 是Ⅰ型超敏反应的介质
32. ABO 抗原
33. 花粉
34. 中等大小可溶性免疫复合物
35. 海产品
36. 结核分枝杆菌

A. 自身变性的 IgG
B. IgE
C. ABO 血型抗体
D. 抗甲状腺刺激素受体的抗体
E. DNA－抗 DNA 复合物
37. 与过敏性休克相关的是
38. 与格雷夫斯病（Graves 病）有关的是
39. 主要与系统性红斑狼疮有关的是

A. ABO 血型不合
B. 抗原－抗体复合物沉积
C. RF 产生
D. 抗核抗体产生
E. IILA 抗原
40. 引起移植物排斥反应的主要抗原是
41. 血清病发病的始动因素是
42. 输血反应的常见原因是

【X/型/题】

43. 抗毒素脱敏疗法的机制是
A. 小剂量变应原只引起微量的生物活性介质的释放
B. 少量介质作用时间短不引起明显的临床症状
C. 短期内小剂量、多次注射逐渐消耗肥大细胞上的 IgE
D. IgE 耗尽，机体处于暂时脱敏状态
E. 脱敏治疗后接受大量变应原，不引起超敏反应
44. 在Ⅰ型超敏反应防治中，最常使用的肾上腺素具有的主要作用是
A. 稳定肥大细胞胞膜
B. 解除支气管平滑肌痉挛
C. 提高胞内 cAMP 浓度
D. 减少腺体分泌
E. 抑制磷酸二酯酶
45. 有 IgE 抗体参与的免疫过程是
A. 血清病　B. Arthus 反应
C. 过敏性鼻炎　D. 过敏性胃肠炎
E. 支气管哮喘
46. T 细胞介导的超敏反应结果可以是
A. 肉芽肿形成　B. 皮肤局部红肿、硬结
C. 移植排斥反应　D. 剥脱性皮炎
E. 支气管哮喘
47. 参与Ⅲ型超敏反应的细胞和分子是
A. 血小板　B. IgG 和 IgM
C. 补体　D. NK 细胞
E. 中性粒细胞
48. 与补体有关的超敏反应性疾病是
A. 自身免疫性溶血性贫血
B. 新生儿溶血
C. 链球菌感染后肾小球肾炎
D. 甲状腺功能亢进
E. 血小板减少性紫癜
49. 与免疫复合物型超敏反应发病有关的因素是
A. 血管活性物质的释放
B. 沉积的 IC 激活补体
C. 吞噬细胞释放过敏毒素
D. 中等大小循环 IC 的形成
E. 可通过攻膜复合物加重组织损伤
50. 具有 FcεR 的细胞是
A. 巨噬细胞　B. B 细胞
C. 嗜碱性粒细胞　D. 树突状细胞
E. 肥大细胞
51. 介导Ⅰ型超敏反应的预先形成储备的介质是
A. 组胺　B. 激肽原酶
C. PAF　D. PGD2
E. LTs
52. 能引起速发型超敏反应的物质是
A. 破伤风抗毒素　B. 青霉素
C. 屋尘　D. 牛奶
E. 豕草花粉
53. 属于Ⅰ型超敏反应的疾病是
A. ABO 血型不合新生儿溶血症
B. 支气管哮喘

C. 接触性皮炎

D. 初次注射血清病

E. 青霉素过敏症

54. 以下哪些疾病属于免疫复合物病

A. 甲状腺功能亢进

B. 链球菌感染后的肾小球肾炎

C. 血清病

D. 变应性鼻炎

E. 传染性变态反应

55. 参与Ⅱ型超敏反应的细胞与分子是

A. 补体　　B. 巨噬细胞

C. NK 细胞　　D. IgG

E. IgM

56. 发病机制属于Ⅲ型超敏反应的疾病是

A. 系统性红斑狼疮

B. 链球菌感染后的肾小球肾炎

C. 再次注射血清病

D. Arthus 反应

E. 类风湿关节炎

57. 参与Ⅳ型超敏反应的成分是

A. T 细胞　　B. 巨噬细胞

C. 淋巴细胞　　D. 单核细胞

E. 补体

58. 与Ⅰ型超敏反应的有关的细胞是

A. 血管内皮细胞　　B. 嗜碱性粒细胞

C. 肥大细胞　　D. 成纤维细胞

E. 嗜酸性粒细胞

59. Ⅰ型超敏反应中肥大细胞释放的活性介质可引起

A. 趋化作用　　B. 毛细血管扩张

C. 血管通透性增加　　D. 平滑肌收缩

E. 黏膜腺体分泌增加

60. Ⅰ型超敏反应的特点有

A. 发生快　　B. T 细胞介导

C. 细胞溶解　　D. IgE 介导

E. 无后遗症

61. 药物过敏性血细胞减少症主要有

A. 造血功能障碍

B. 溶血性贫血

C. 白细胞减少症

D. 血小板减少性紫癜

二、名词解释

1. 超敏反应
2. Arthus 反应
3. 变应原
4. 类风湿因子（RF）
5. 接触性皮炎
6. 免疫复合物
7. 血清病
8. 迟发相反应

三、填空题

1. 引起超敏反应的抗原也称为__________。它可以是完全抗原，如________、________；也可以是半抗原，如_________等。
2. Ⅱ型超敏反应导致靶细胞破坏的三条途径是_________、__________、__________。
3. 肥大细胞释放的生物活性物质作用于效应器官可产生__________、___________、___________等病理变化，从而出现各种过敏症状。
4. 青霉素皮试后，于________观察结果，而 OT 试验则应于_________观察结果。（建议替换掉这类临床型题目）
5. 参与Ⅱ型超敏反应的抗体是_________、__________。
6. 补体不参与________和_________型超敏反应
7. 在注射抗毒素时，如遇皮肤反应阳性者，可采用__________、__________、__________注射抗毒素的方法进行脱敏治疗。

四、简答题

1. Ⅰ型超敏反应的特点及其防治原则。
2. 请以结核分枝杆菌感染为例，试述Ⅳ型超敏反应的发生机制与其他三型有何不同。
3. 应用Ⅱ型超敏反应发生机制，解释新生儿溶血症。

五、病例分析题

某患者，28 岁，女性，自幼患有哮喘病，并有家族史，咽痛，发热 2 日，去医院就诊，医生给予注射青霉素 80 万单位（无青霉素过敏史，由于病情未见明显好转，第 2 天再次注射青霉素，注射后 3 分钟，患者咽喉痉挛、全身发绀、呼吸困难，立刻注射肾上腺素后，患者在 30 分钟内几乎完全康复。

问题：

1. 为什么过去无青霉素过敏史的患者也会对青霉素发生超敏反应？
2. 青霉素是抗原还是半抗原？
3. 人体对青霉素的超敏反应是否均为速发型超敏反应？

【参考答案及解析】

一、选择题

【A1/型/题】

1. A

[解析] Ⅰ型速发型超敏反应的抗体为 IgE。

2. B

[解析] Ⅰ型超敏反应中肥大细胞与嗜碱性粒细胞脱颗粒释放生物活性介质。

3. B

[解析] 介导Ⅰ型超敏反应晚期相的最主要介质是白三烯。

4. E

[解析] 单个核细胞浸润为Ⅳ型超敏反应的特征。

5. E

[解析] 血清过敏性休克可采用脱敏治疗方法。

6. A

[解析] 临床常见的Ⅱ型超敏反应的疾病有：输血反应、新生儿溶血症、药物过敏性血细胞减少症、肺出血－肾炎综合征等。

7. E

[解析] 免疫复合物沉积部位聚集的中性粒细胞在吞噬免疫复合物的同时，释放多种溶酶体酶，损伤血管及局部组织。

8. E

[解析] Ⅲ型超敏反应称为免疫复合物型变态反应，是由于抗原与抗体结合形成中等大小的可溶性免疫复合物沉积而引起。

9. C

[解析] IL－4 可诱导 B 细胞发生抗体类别转化而产生 IgE，与Ⅰ型超敏反应有关。其他选项均为Ⅲ型超敏反应致炎因素。

10. D

[解析] 接触性皮炎属于Ⅳ型超敏反应。输血发硬为Ⅰ型超敏反应，类风湿关节炎为Ⅲ型超敏反应，支气管哮喘和青霉素过敏性休克均为Ⅰ型超敏反应。

11. B

[解析] Ⅰ、Ⅱ、Ⅲ型超敏反应均由抗体介导，Ⅳ型超敏反应由 T 细胞介导。

12. E

[解析] 分娩 72 小时内给产妇注射抗 Rh 免疫血清，可以及时结合进入母体的 Rh 血型抗原，阻止母体内产生抗 Rh 抗体。

13. C

[解析] Ⅱ型超敏反应的发生机制是补体依赖的细胞毒作用。

14. E

[解析] 血清病是由于患者体内新产生的针对抗毒素的抗体与大量未排除的抗毒素结合形成大量中分子免疫复合物所致。

15. E

[解析] Arthus 反应是马血清反复免疫诱导机体产生大量抗体，与再次注射的抗原在血管壁相遇，结合成为 IC 引起补体活化。

16. D

[解析] 唯一能通过胎盘的抗体是 IgG 类，因此也只有 IgG 抗体能使胎儿 Rh^+红细胞发生溶解破坏。

17. B

[解析] 组胺、激肽、白三烯和前列腺素均为Ⅰ型超敏反应炎症介质。

18. D

[解析] Ⅲ型超敏反应的免疫学特征为中性粒细胞浸润。

19. C

[解析] 肥大细胞参与Ⅰ型超敏反应，补体、吞噬细胞、IgG 和 IgM 参与Ⅱ型超敏反应。

20. D

[解析] 变应原与致敏细胞表面的 2 个以上相邻 IgE 结合，使多个 FcεRI 交联形成复合物，才能启动活化信号，引起致敏细胞脱颗粒。

21. E

[解析] IL－4 可促进 B 细胞产生 IgE，重组可溶性 IL－4 受体与 IL－4 结合后，可减少 IgE 的产生。

22. E

[解析] FcγRⅢ结合的是 IgG 的 Fc 段，哮喘和湿疹属Ⅰ型超敏反应，由 IgE 介导。

23. D

[解析] 肥大细胞、嗜碱性粒细胞表达高亲和力的 FcεRⅠ。

24. D

[解析] IFN－γ 是促进 Th1 细胞生成，与慢性哮喘无关，哮喘的发生与抗体 IgE 有关，Th2 细胞、嗜酸性粒

细胞、IL-4 均参与。

25. D

[解析] 链球菌感染后体内部生抗链球菌抗体，与链球菌可溶性抗原结合形成循环免疫复合物，沉积在肾小球基底膜上，引起免疫复合物型肾炎。

26. A

[解析] 自身免疫性溶血性贫血为Ⅱ型超敏反应（溶细胞型或细胞毒型），其他几种疾病均为免疫复合物病。

27. C

[解析] 青霉素是一种半抗原，本身无免疫原性，青霉素治疗后的可与血细胞包膜蛋白或血浆蛋白结合获得免疫原性，刺激机体产生针对药物的特异性抗体，抗体与抗原结合形成 IC 复合物，发生溶血。

28. E

[解析] 大量淋巴细胞局部浸润为迟发型超敏反应特点，其他选项均为免疫复合物性疾病发生机制。

29. D

[解析] 接触性皮炎为Ⅳ型超敏反应。

30. D

[解析] 青霉素可以引起Ⅰ、Ⅱ、Ⅲ、Ⅳ型超敏反应。

31. D

[解析] 有的恶性贫血与抗体内源性因子即肠道吸收维生素 B_{12} 辅因子的自身抗体有关。自身抗体与该因子结合后，辅因子功能被抑制，结果维生素 B_{12} 缺乏，造成血细胞生成异常和巨幼细胞贫血。

【B/型/题】

32. B　33. A　34. C　35. A　36. D

[解析] ABO 抗原为同种异体抗原，可引起Ⅱ型溶细胞型超敏反应；花粉、海产品往往引起Ⅰ型超敏反应；中等大小可溶性免疫复合物是引起Ⅲ型超敏反应的始动因素；结核分枝杆菌引起Ⅳ型超敏反应。

37. B　38. D　39. E

[解析] 过敏性休克为速发型超敏反应，主要由抗体 IgE 介导；Graves 病是由于产生了抗甲状腺刺激素（TSH）受体的抗体，结合 TSH，刺激甲状腺细胞持续分泌大量甲状腺素，引起 Graves 病；系统性红斑狼疮是由于 DNA-抗 DNA 复合物。

40. E　41. B　42. A

[解析] 引起移植物排斥反应的是 HLA 抗原；血清病发病的始动因素是机体针对注射的血清产生大量的抗体，导致抗原-抗体复合物沉积；输血反应的常见原因是 ABO 血型不合。

【X/型/题】

43. ABCD

[解析] 以上 ABCD 均为抗毒素脱敏疗法的机制，但此种脱敏是暂时的，经一定时间后机体又可重新被致敏，所以脱敏治疗后接受大量变应原，会引起超敏反应。

44. BCD

[解析] 在Ⅰ型超敏反应防治中，肾上腺素具有的主要作用是解除支气管平滑肌痉挛；可通过激活腺苷酸环化酶促进 cAMP 合成，提高胞内 cAMP 浓度；也可减少腺体分泌。

45. CDE

[解析] IgE 抗体参与Ⅰ型超敏反应，过敏性鼻炎、过敏性胃肠炎、支气管哮喘均属Ⅰ型超敏反应疾病。

46. ABCD

[解析] E 为Ⅰ型超敏反应，其他选项均为迟发型超敏反应结果。

47. ABCE

[解析] 参与Ⅲ型超敏反应的细胞和分子有：血小板、IgG 和 IgM、补体和中性粒细胞；NK 细胞一般参与Ⅱ型超敏反应，发挥 ADCC 作用。

48. ABCE

[解析] 补体参与的超敏反应用Ⅱ和Ⅲ型，以上五项均属Ⅱ、Ⅲ型超敏反应，但是甲状腺功能亢进是 TSH 受体与抗 TSH 受体的抗体结合引起，没有补体参与。

49. AB

[解析] 与免疫复合物型超敏反应发病有关的因素是：血管活性物质的释放和沉积的 IC 激活补体；释放过敏毒素是补体激活过程中产生的过敏毒素 C3a 和 C5b；中等大小循环 IC 形成后沉积激活补体才会引起Ⅲ型超敏反应。

50. CE

[解析] 嗜碱性粒细胞、肥大细胞高表达 IgE Fc 受体。

51. AB

[解析] Ⅰ型超敏反应的预先形成储备的介质主要是组胺和激肽原酶；PAF、PGD2、LTs 是过敏反应中新合成的介质。

52. ABCDE

[解析] 以上全是能引起速发型超敏反应的变应原。

53. BE

[解析] 支气管哮喘、青霉素过敏症属于Ⅰ型超敏反应的疾病；ABO 血型不合新生儿溶血症为Ⅱ型超敏反应疾病；初次注射血清病为Ⅲ型超敏反应疾病；接触性皮炎为Ⅳ型超敏反应疾病。

54. BC

[解析] 链球菌感染后的肾小球肾炎、血清病属于免疫复合物病。

55. ABCDE

［解析］以上选项全为参与Ⅱ型超敏反应的细胞与分子。

56. ABDE

［解析］再次注射血清病为Ⅰ型速发型超敏反应，其他选项发病机制属于Ⅲ型超敏反应。

57. ABCD

［解析］补体不参与Ⅰ和Ⅳ型超敏反应，其他选项均为Ⅳ型超敏反应的成分。

58. BCE

［解析］与Ⅰ型超敏反应的有关的细胞有：嗜碱性粒细胞、肥大细胞、嗜酸性粒细胞。

59. ABCDE

［解析］以上均为肥大细胞释放的活性介质引起。

60. ADE

［解析］Ⅰ型超敏反应的特点有：发生快、IgE 介导、无后遗症。

61. BCD

［解析］溶血性贫血、白细胞减少症、血小板减少性紫癜均为药物过敏性血细胞减少症，为Ⅱ型超敏反应。

二、名词解释

1. 是指机体受到某些抗原刺激时，出现生理功能紊乱或组织细胞损伤的异常适应性免疫应答，又称变态反应或过敏反应。
2. 是一种动物实验性Ⅲ型超敏反应。用马血清经皮下多次注射家兔后，当再次注射马血清时，可在注射局部出现红肿、出血、坏死等剧烈炎症反应，此现象被称为 Arthus 反应。这是抗原在注入局部与已经产生的相应抗体结合，形成免疫复合物所致。
3. 是指能选择性地激活 $CD4^+$ Th2 细胞及 B 细胞，诱导产生特异性 IgE 抗体应答，引起超敏反应的抗原性物质。
4. 是抗变性 IgG 的自身抗体，以 IgM 为主，也可是 IgG 或 IgA 类抗体，最常见于类风湿关节炎患者血清中。它可与变性 IgG 结合形成免疫复合物，反复沉积于小关节滑膜，引起进行性关节炎。
5. 为典型的接触性迟发型超敏反应。通常是由于接触小分子的半抗原物质，如油漆、染料、农药、化妆品和小某些药物等引起。小分子的半抗原与体内蛋白质结合成完全抗原，经朗格汉斯细胞摄取提呈给 T 细胞，并刺激效应 T 细胞的产生。机体再次接触相同的抗原时发生以皮肤损伤（红肿、皮疹、水肿）为主要特征的Ⅳ型超敏反应。
6. 由抗原与抗体结合形成的复合物。当抗体足够量时同抗原交叉连接成的大的复合物，可被表达 Fc 受体的细胞清除；抗原量过剩时形成小的复合物，易沉积于小血管引起组织损伤。
7. 是一种由循环免疫复合物引起的全身性超敏反应。一般发生于初次注射抗毒素血清后 1～2 周，以发热、皮疹、淋巴结肿大、关节肿痛和一过性蛋白尿等为其临床特征。病程短，有自限性。
8. 在变应原刺激后 4～6 小时，可持续数天以上，表现为局部的以嗜酸性粒细胞、中性粒细胞、巨噬细胞、Th2 细胞和嗜碱性粒细胞浸润为特征的炎症反应。

三、填空题

1. 变应原；病原微生物；动物血清；青霉素
2. 补体激活；吞噬细胞吞噬；NK 细胞 ADCC 作用
3. 平滑肌收缩；毛细血管扩张通透性增加；黏膜腺体分泌增加
4. 15～20 分钟；48～72 小时
5. IgG；IgM
6. Ⅰ；Ⅳ
7. 小剂量；短间隔；多次

四、简答题

1. （1）特点

①反应发生快、消退也快；②主要由 IgE 类抗体介导；③主要表现为生理功能紊乱，无明显的组织损伤；④有明显的个体差异和遗传背景；⑤没有补体参与。

（2）防治原则

①变应原检测：可通过皮试查明变应原，避免与之接触；②脱敏治疗：适合于抗毒素皮试阳性的白喉、破伤风患者和已查明而又难以避免接触的变应原；③药物防治：抑制生物活性介质合成和释放的药物，如肾上腺素；生物活性介质拮抗药；改善效应器官反应性的药物。

2. 结核分枝杆菌感染属于Ⅳ型超敏反应性疾病，是迟发型超敏反应。与其他三型相比，其最大的不同点是，前三型超敏反应都有抗体与补体参与。Ⅳ型超敏反应是抗原诱导的一种细胞性免疫应答，效应细胞与特异性抗原结合后，引起以单个核细胞浸润和组织损伤为主要特征的炎症反应。此型超敏反应发生较慢，通常在接触相同抗原后 24～72 小时出现炎症反应。此型超敏反应与抗体和补体无关，而与效应 T 细胞和吞噬细胞及其产生的细胞因子或细胞毒性介质有关。
3. 血型为 Rh^- 的母亲由于输血流产或分娩等原因接受红细胞表面 Rh 抗原刺激后，产生抗 Rh 抗体，此类抗体本质为 IgG，可通过胎盘。当体内产生抗 Rh 抗体的母亲妊娠或再次妊娠，且胎儿血型为 Rh^+ 时，母体内的 Rh 抗体便可通过胎盘进入胎儿体内，与其红细胞结合使之溶解破坏，引起流产或新生儿溶血症。

五、病例分析题

1. 注射青霉素是否发生超敏反应很难预测，有些人在初次注射青霉素时也可以发生过敏性休克，可能与其曾经使用过被青霉素污染的注射器等医疗器械，或吸入空气中青霉素孢子而使机体处于致敏状态有关。也可能是对抗生素制剂中杂物有超敏反应或由于对相关抗生素如头孢霉素超敏反应引起交叉敏感性。以前接触青霉素无反应并不能保证以后可随便应用而不发生意外。
2. 青霉素具有抗原表位，本身无免疫原性，对青霉素的致敏是由于其降解产物青霉噻唑醛酸或青霉烯酸，与体内组织蛋白共价结合形成青霉素噻唑蛋白或青霉素烯酸蛋白，引起免疫球蛋白应答，其中最主要的是 IgE 应答，几乎主要是针对复合物的青霉素半抗原部分，因此当青霉素属于半抗原。
3. 人体对青霉素的超敏反应并非都属于速发型超敏反应，也可引起细胞毒型超敏反应、免疫复合物型和迟发型超敏反应。

（郭　靖）

第十六章　自身免疫和自身免疫性疾病

【同步习题】

一、选择题

【A/型/题】

1. 下列哪一项不是器官特异性自身免疫疾病
A. 系统性红斑狼疮
B. 桥本甲状腺炎
C. 毒性弥漫性甲状腺肿
D. 胰岛素依赖性糖尿病
E. 自身免疫性肝炎

2. 下列哪一项不是自身免疫性疾病发病的相关因素
A. 遗传因素　B. 年龄因素
C. 免疫调节紊乱　D. 性别因素
E. 高血脂

3. 下列哪项是自身抗原改变的原因
A. 激素水平变化　B. 体温变化
C. 机械损伤　D. 药物
E. 遗传

4. 穿透伤导致的自身免疫性交感性眼炎的发病原因是
A. 免疫隔离部位抗原的释放
B. 自身抗原的改变
C. 分子模拟
D. MHC-Ⅱ类分子的异常表达
E. 免疫忽视的打破

5. 下列哪一项不是自身免疫性疾病的特点
A. 患者体内可检测到自身抗体
B. 患者体内可检测到自身反应性淋巴细胞
C. 病情的转归与自身免疫反应强度密切相关
D. 免疫系统先天发育不全
E. 易反复发作，慢性迁延

6. 下列哪一项不是全身性自身免疫性疾病
A. 系统性红斑狼疮　B. 1型糖尿病
C. 类风湿关节炎　D. 口眼干燥综合征
E. 强直性脊柱炎

7. HLA-B27基因与哪种疾病相关
A. 系统性红斑狼疮　B. 1型糖尿病
C. 类风湿关节炎　D. 口眼干燥综合征
E. 强直性脊柱炎

8. 系统性红斑狼疮的诊断标准不包括
A. 补体增高　B. 抗核抗体阳性
C. 抗Sm抗体阳性　D. 抗双链DNA抗体阳性
E. 蛋白尿、管型尿或血尿

9. 乙型溶血性链球菌感染后引起肾小球肾炎是由于
A. 链球菌与肾小球基膜有共同抗原
B. 自身抗原的改变
C. 免疫功能缺陷
D. 隐蔽抗原的释放
E. 免疫调节功能异常

10. 女性，60岁，确诊类风湿关节炎20余年，近年来出现干咳，活动后呼吸困难。肺功能提示弥散功能障碍，最可能的合并疾病是
A. 肺炎　B. 肺结核
C. 慢性心功能不全　D. 肺间质纤维化
E. 哮喘

11. 女性，38岁，双手近端指间关节和掌指关节肿痛明显，持续6个月，晨僵超过60分钟，伴双侧腕关节疼痛，下颌关节疼痛。查体双手腕关节局部肿胀，压痛+，化验ESR 60mm/h，RF（-），X线示轻度骨质增生。最可能诊断是
A. 反应性关节炎　B. 风湿性关节炎
C. 骨关节炎　D. 类风湿关节炎
E. 血清阴性脊柱关节病

12. 女性，32岁，产后2月，多关节痛，口腔溃疡，双手血管炎样皮疹，面部皮疹一月，发热1周。ANA阳性，抗SSA阳性，抗Sm阳性，血尿常规正常，胸片正常，无感染证据。治疗方案是
A. 波尼松1mg/kg+NSAID
B. 波尼松2mg/kg以上
C. 波尼松1mg/kg+CTX
D. 波尼松1mg/kg+CTX+NSAID
E. 波尼松1mg/kg+NSAID+抗生素

13. 女性，35岁，反复口腔溃疡，乏力口干，心悸，超声心动图示心包积液，24小时蛋白尿0.5g，ANA阳性，可能的诊断是
A. 干燥综合征　B. 系统性硬化症

C. 风湿性心脏病　　D. 系统性红斑狼疮
E. 混合结缔组织病

14. 男性，16 岁，确诊 1 型糖尿病 2 年，平日注射胰岛素治疗，血糖控制良好。近 2 个月无明显诱因下血糖控制不佳，胰岛素每日 90U，无低血糖反应，可能原因是
A. 使用了不合格胰岛素
B. 体内对抗胰岛素激素分泌过多
C. 产生了胰岛素抗体
D. 可能发生糖尿病肾病
E. 胰岛素过敏

15. 重症肌无力的自身抗原是
A. 平滑肌　　B. 乙酰胆碱受体
C. 胰岛素受体　　D. 细胞核
F. 血小板

16. 环孢霉素 A 治疗自身免疫病的机制是
A. 抑制 IL-2 基因的转录
B. 抑制 CD28 的表达
C. 阻断抗原和抗体的结合
D. 抑制抗原呈递
E. 降低自身抗原含量

【B/型/题】

A. ANA　　B. 抗 Sm 抗体
C. 抗 RNP 抗体　　D. 抗 dsDNA 抗体
E. 抗磷脂抗体

17. 对 SLE 诊断敏感性最高的抗体是
18. 对 SLE 诊断特异性最高的抗体是
19. 与 SLE 疾病活动性相关的抗体是
20. 提示肾脏累及的抗体
21. SLE 患者易形成动、静脉血栓的提示抗体是

A. 面部皮肤对称性红斑
B. 手关节天鹅颈样畸形
C. 口腔、阴部溃疡
D. 眼睑面阳性皮疹
E. 面容刻板、张口困难

22. SLE 可能出现
23. 白塞病可能出现
24. 系统性硬化症可能出现
25. RA 可能出现

【X/型/题】

26. 关于自身免疫和自身免疫病的关系，下列正确的是
A. 自身免疫等同于自身免疫病
B. 自身免疫不同于自身免疫病
C. 自身免疫不一定引起自身免疫病
D. 自身免疫可引起自身免疫病
E. 自身免疫可以对机体有利，自身免疫病对机体有害

27. 自身抗体可通过哪些方式引起自身细胞的破坏
A. 激活补体系统形成攻膜复合物而破坏细胞
B. 结合自身抗体的细胞由表达 Fc 受体的吞噬细胞清除
C. 通过抗体依赖的细胞介导细胞毒作用杀伤
D. 补体裂解片段招募中性粒细胞并释放酶和介质引起细胞损伤
E. 自身抗体直接攻击自身细胞引起细胞损伤

28. 引起自身免疫病的抗原因素有
A. 隐蔽抗原的释放　　B. 表位扩展
C. 抗原的分子量　　D. 分子模拟
E. 自身抗原的改变

29. 属于自身免疫疾病的是
A. 重症肌无力　　B. 过敏性哮喘
C. 类风湿关节炎　　D. 鼻炎
E. SLE

30. 病毒感染通过哪些途径引起自身免疫或自身免疫病
A. 激活多克隆 B 细胞
B. 可增强 MHC 分子的表达
C. 使宿主细胞膜抗原发生改变
D. 激活独特型网络
E. 损伤免疫系统，引起免疫调节功能紊乱

31. 自身免疫病主要的基本特征有
A. 可检出高滴度自身抗体或自身致敏
B. 大多为自发性
C. 女性发病率高于男性
D. 病程一般较长
E. 可彻底治愈

32. 能引起免疫组织损伤的免疫分子或细胞包括
A. 抗体　　B. 补体
C. 免疫复合物　　D. T 淋巴细胞
E. NK 细胞

33. 免疫调节机制紊乱引起自身免疫病表现在哪几方面
A. MHC-Ⅰ类分子表达异常
B. MHC-Ⅱ类分子表达异常
C. 细胞因子平衡失调
D. 激素紊乱
E. 抑制性免疫调节作用减弱

34. 自身抗体引起自身免疫病的病理原因有哪些
A. 形成中等大小抗原–抗体复合物
B. 抗体调理吞噬细胞的吞噬功能
C. 抗体封闭细胞受体
D. 抗原–抗体复合物活化补体导致细胞溶解
E. ADCC

35. 自身免疫病的治疗原则包括
A. 抗炎药物　B. 免疫抑制剂
C. 免疫调节　D. 抗感染
E. 口服自身抗原诱导耐受

36. 引起病理性自身免疫应答的抗原有
A. 隐蔽抗原的释放
B. 经改变的自身抗原
C. 交叉抗原的存在
D. 超抗原
E. 热休克蛋白

37. 下列哪些因素可能与自身免疫病的发生有关
A. 微生物感染　B. 基因缺陷
C. 遗传因素　D. 激素水平异常
E. 环境因素

38. 下列哪些情况可产生自身抗体
A. 心肌梗死　B. 冻伤
C. 病毒感染　D. 放射性辐射
E. 烧伤

39. 下列哪些是隐蔽抗原
A. 晶状体蛋白　B. 甲状腺球蛋白
C. 精子　D. 神经鞘磷脂碱性蛋白
E. 胃壁细胞特异的微粒体抗原

40. 下列哪些属于生理性自身免疫现象
A. 自身混合淋巴细胞反应
B. 抗细胞因子的天然自身抗体阳性
C. 抗肌动蛋白的天然自身抗体阳性
D. 免疫细胞间 MHC 限制
E. 独特型–抗独特型网络

二、名词解释
1. 自身免疫
2. 自身免疫性疾病
3. 分子模拟
4. 表位扩展
5. 免疫忽视

三、简答题
1. 简要叙述自身免疫病的基本特征。
2. 简述自身免疫性疾病的防治原则。
3. 列举自身免疫性疾病的治疗药物类型。

四、病例分析题
患者，男，55 岁，因“进行性四肢无力 6 个月，气促、消瘦 2 个月”来诊。既往有化妆品过敏史，但仍间断应用化妆品。查体：体温 36.5℃，脉搏 110 次/分，呼吸 30 次/分，血压 110/80mmHg；面部皮肤有火焰色红斑；左侧颈部可触及鸽蛋大小淋巴结，质稍硬；双下肺可闻及湿性啰音；四肢肌力 3 级。实验室检查：WBC 11.4×10^9/L，N 0.75，L 0.25；CK–MB 96 U/L；ANA（+），抗 ds–DNA 抗体（–），LDH 升高。肌电图：肌源性损害。胸部 X 线片：间质性肺炎。食管钡餐：食管蠕动差。
问题 1. 本病案需要进一步做哪些检查？
问题 2. 进一步检查时表现呼吸困难进一步加重，伴有咳嗽、咳痰，发热，吞咽困难，此时应做哪些进一步处理？
问题 3. 喉镜检查发现咽后壁有一息肉样物，详细询问病史发现平时有咯血丝史。需要进一步完善哪些检查项目？
问题 4. EBV 抗体 IgM（+）；组织病理学鳞状细胞非典型增生。该患者最可能的诊断是什么？

【参考答案及解析】

一、选择题

【A/型/题】

1. A
[解析] 器官特异性自身免疫疾病，患者的病变一般局限于某一特定的器官。系统性红斑狼疮是系统性自身免疫疾病，患者的病变可见于多种器官和组织。

2. E
[解析] 遗传与表观遗传因素、抗原识别机制、免疫调节紊乱、性别因素、环境刺激等多种因素与自身免疫性疾病的发生发展存在关联。

3. D
[解析] 生物、物理、化学以及药物等因素可以使自身抗原发生改变。

4. A
[解析] 穿透伤导致的自身免疫性交感性眼炎因免疫隔离部位抗原的释放引起。

5. D

[解析] 免疫系统先天发育不全导致的是免疫缺陷病，不是自身免疫性疾病的特点。

6. B

[解析] 1 型糖尿病属于器官性自身免疫病，其他四项都是全身性自身免疫性疾病。

7. E

[解析]HLA－B27 基因与强直性脊柱炎存在强相关性。

8. A

[解析] SLE 的临床诊断标准：①面部蝶形红斑；②盘状红斑狼疮；③日光过敏；④关节炎：不伴有畸形；⑤胸膜炎、心包炎；⑥癫痫或精神症状；⑦口、鼻腔溃疡；⑧尿蛋白 0.5g/日以上或有细胞管型；⑨抗 DNA 抗体，抗 Sm 抗体，LE 细胞，梅毒生物学试验假阳性；⑩抗核抗体（ANA）阳性（荧光抗体法）；⑪抗核性贫血，白细胞减少（4000/mm^3 以下），淋巴细胞减少（1500/mm^3 以下），血小板减少（10 万/mm^3 以下）；以上 11 项中 4 项或以上阳性者确诊为红斑狼疮（SLE），但应排除感染性疾病，肿瘤或其他风湿性疾病。

9. A

[解析] 链球菌与肾小球基膜有共同抗原，感染乙型溶血性链球菌后，针对该细菌的抗体也会与肾小球基膜表面抗原发生交叉反应，引起急性肾小球肾炎。

10. D

[解析] 肺间质纤维化的主要症状之一是呼吸困难，劳力性呼吸困难并进行性加重。

11. D

[解析] 类风湿关节炎的临床诊断标准：①早晨起来关节僵硬，持续至少 1 小时。②有 3 个或 3 个以上的关节部位的软组织肿胀（关节炎）。③掌指关节、近端指间关节或腕关节肿胀超过 6 周或 12 周。④对称性肿胀（关节炎），即身体两侧相同关节同时或先后发病。⑤皮下类风湿结节。⑥X 线片显示手和（或）腕关节软骨面呈糜烂样和（或）关节周围骨质稀疏改变。⑦类风湿因子阳性。以上 1～4 条必须持续出现至少 6 周或 12 周。具备 4 条或 4 条以上者，可诊断为类风湿关节炎。类风湿因子阳性并不能一定确诊为类风湿。

12. C

[解析] 该女性为 SLE，糖皮质激素是治疗 SLE 的主要药物，一般选用波尼松或波尼松龙，用量 1mg/kg。SLE 患者免疫能力太高，需要抑制。CTX 是环磷酰胺，作为一种免疫抑制剂，可与激素联合应用。

13. D

[解析] 参见第 8 题解析。

14. C

[解析] 由于注射胰岛素有 2 年，又无明显诱因却血糖控制不佳，可能是身体产生了抗胰岛素的抗体，可中和胰岛素，使胰岛素无法发挥功能。

15. B

[解析] 重症肌无力（MG）是一种神经肌肉系统疾病，由于患者的抗乙酰胆碱受体抗体与神经肌肉接头处的乙酰胆碱受体结合，对乙酰胆碱受体可以起到封闭和破坏作用，使得神经冲动不能传导至肌肉而表现为肢体的软弱无力。

16. A

[解析]环孢素 A 能有效阻断 T 细胞合成与分泌 IL－2，使 T 细胞增殖分化过程受阻，对克罗恩病、系统性红斑狼疮、类风湿关节炎、重症肌无力等均有一定的治疗效果。

【B/型/题】

17. A　18. B　19. D　20. D　21. E

[解析] 对 SLE 诊断敏感性最高的抗体是抗核抗体（ANA），ANA 是与 SLE 疾病活动性相关的抗体；抗 Sm 抗体是诊断系统性红斑狼疮（SLE）的标记性抗体之一，特异性 99%，敏感性 25%；高滴度的抗 dsDNA 抗体不仅表示疾病的活动性，而且提示疾病累及肾脏的可能性；SLE 患者易形成动、静脉血栓的提示抗体是抗磷脂抗体。

22. A　23. C　24. E　25. B

[解析] SLE 可能出现面部皮肤对称性红斑；白塞病主要表现为反复口腔和会阴部溃疡、皮疹、下肢结节红斑、眼部虹膜炎、食管溃疡、小肠或结肠溃疡及关节肿痛等；系统性硬化症可能出现面容刻板、张口困难；RA 可能出现手关节天鹅颈样畸形。

【X/型/题】

26. BCDE

[解析] 自身免疫与自身免疫病不同，其他选项都正确。

27. ABCD

[解析] ABCD 选项都是自身抗体引起自身细胞的破坏的方式。

28. ABDE

[解析] 引起自身免疫病的抗原因素有隐蔽抗原的释放，自身抗原的改变、分子模拟，表位扩展。

29. ACE

[解析] 过敏性哮喘和鼻炎不是自身免疫疾病。

30. ABCDE

[解析] 五个选项都是病毒感染后引起自身免疫或自身免疫病的途径。

31. ABCD

[解析] ABCD都是自身免疫病的基本特征，自身免疫病无法彻底治愈。

32. ABCDE

[解析] 五个选项都是能引起免疫组织损伤的免疫分子或细胞。

33. BCDE

[解析] BCDE都是免疫调节机制紊乱引起的自身免疫病的表现。

34. ABCDE

[解析] 五个选项都是自身抗体引起自身免疫病的病理原因。

35. ABCDE

[解析] 五个选项都是自身免疫病的治疗原则。

36. ABCDE

[解析] 五个选项都是引起病理性自身免疫应答的抗原。

37. ABCDE

[解析] 五个选项因素都可能与自身免疫病的发生有关。

38. ABCDE

[解析] 五个选项情况都可产生自身抗体。

39. ABCDE

[解析] 五个选项成分都是隐蔽抗原。

40. ABCDE

[解析] 五个选项都属于生理性自身免疫现象。

二、名词解释

1. 机体免疫系统对自身成分产生免疫应答的能力，这种现象存在于所有的个体，体内出现低水平的自身抗体和反应性T细胞，但通常情况下不会对机体产生危害，过度放大的自身免疫将引起免疫病理损伤，引发自身免疫性疾病。
2. 是机体在某些内因和外因诱发下，自身免疫耐受状态被打破，持续迁延的自身免疫反应对自身抗原产生异常的免疫应答，造成了自身细胞破坏、组织损伤或功能异常从而导致的临床症状。
3. 有些微生物与人体细胞或细胞外成分有相同或类似的抗原表位；人体会针对微生物抗原产生免疫应答，可能攻击含有相同或相似抗原表位的人体细胞或细胞外成分，引起免疫病理损伤，这种现象即为分子模拟。
4. 免疫系统针对一个优势表位发生免疫应答后，如果未能及时清除抗原，可能对隐蔽表位也相继发生应答，这种现象被称为表位扩展。
5. 是指机体对低水平自身抗原，或低亲和力抗原不发生自身反应性免疫应答的现象。

三、简答题

1. ①患者体内可检测到高效价的自身抗体和（或）自身反应性T细胞，而血清中补体总量或C3浓度降低；②自身抗体和（或）自身反应性T淋巴细胞介导对自身细胞或自身成分的免疫应答，造成损伤或功能障碍，病情转归与自身免疫应答的强度相关；③应用免疫抑制剂治疗有效；④病变组织中有Ig沉积或淋巴细胞浸润；⑤通过血清或淋巴细胞可以被动转移疾病，应用自身抗原或自身抗体可复制出具有相似病理变化的动物模型；⑥多数为女性患者；⑦有家族遗传的倾向（常反复发作，慢性迁移）。
2. ①预防和控制微生物感染：采用疫苗和抗生素控制微生物的感染，尤其是微生物持续性感染，可降低某些自身免疫病的发生率。②应用免疫抑制剂：免疫抑制剂是治疗自身免疫性疾病的有效药物，一些真菌代谢物如环孢素以及FK506对多种自身免疫性疾病的治疗有明显的临床疗效。③应用抗细胞因子及其受体的抗体（或阻断剂）：通过拮抗病理性的细胞因子从而缓解自身免疫性疾病。④应用抗免疫细胞表面分子抗体：（用抗体阻断相应免疫细胞的活化，或清除自身反应性T、B细胞克隆，可抑制自身免疫应答）该类药物的代表是Rituximab，即利妥昔单抗，是一种针对CD20的人鼠嵌合抗体；CD20主要存在于B细胞表面，利妥昔单抗可通过ADCC或CDC作用，去除B细胞，该药被广泛应用于治疗白血病、移植排斥和自身免疫性疾病，例如自身免疫性贫血、类风湿关节炎等。⑤应用单价抗原或表位肽：自身抗原的单价抗原或表位肽可特异性结合自身抗体，封闭抗体的抗原结合部位，达到阻断自身抗体与自身细胞结合的目的。⑥重建免疫耐受：通过口服自身抗原诱导免疫耐受；通过模拟胸腺阴性选择诱导免疫耐受。
3. 目前，自身免疫性疾病的治疗仍缺乏理想的方法。通常针对免疫应答的各个环节进行阻断或调解以影响疾病进程，或是根据疾病的病理变化和组织损伤所致的后果进行相应处理，来达到治疗的目的。药物主要有：抗炎药物；免疫抑制剂；生物制剂药物；小分子化合物类药物。

四、病例分析题

1. 抗Jo-1抗体、肌肉活检、淋巴结活检、肺CT、肿瘤标志物筛查。

[解析] 多发性肌炎和皮肌炎是一种较常见的风湿性疾

病，常累及近端肢带肌，颈肌和咽肌等，皮肤、心脏、胃肠、肺等多系统亦可受累。考虑到该患者面部皮肤有火焰色红斑；左侧颈部可触及鸽蛋大小淋巴结，质稍硬；双下肺可闻及湿性啰音，考虑多发性肌炎或皮肌炎或肿瘤，而抗 Jo–1 抗体对多发性肌炎的诊断具有较强的特异性，是目前公认的多发性肌炎的血清标记抗体。

2. 加强抗感染、持续吸氧、化痰、血气分析、上监护仪。

[**解析**] 针对呼吸困难加重应该给予吸氧，进行血气分析，用监护仪监护；针对伴有咳嗽、咳痰，发热，吞咽困难，考虑感染，应加强抗感染治疗。

3. EBV 抗体检查、息肉切除、组织病理学、术前查凝血全套、抗感染治疗。

[**解析**] 喉镜检查发现咽后壁有一息肉样物，详细询问病史发现平时有咯血丝史，考虑是否是由于疱疹病毒感染，需查 EBV 抗体。息肉切除进行组织病理学检查，术前需考虑到患者的凝血功能，检查凝血全套，同时加强抗感染治疗。

4. 该患者最可能的诊断是恶性肿瘤（鼻咽癌）相关的皮肌炎。

[**解析**] 结合患者的症状，如面部、颈部、实验室检查、肌电图等，考虑皮肌炎。EBV 抗体 IgM（+），说明近期有 EBV 感染，组织病理学鳞状细胞非典型增生，考虑肿瘤。

（郭旭丽）

第十七章　抗感染免疫

【同步习题】

一、选择题

【A1/型/题】

1. 关于抗感染免疫的叙述，下列错误的是
   A. 完整的皮肤与黏膜屏障是抗感染的第一道防线
   B. 体液中的杀菌物质和吞噬细胞是抗感染的第二道防线
   C. 体液免疫主要针对胞外寄生菌的感染
   D. 细胞免疫主要针对胞内寄生菌的感染
   E. 抗体与细菌结合可直接杀死细菌
2. 根据病原体和宿主两方面因素，抗感染免疫的发展过程和最终结局一般不会出现下列哪种情形
   A. 感染消除
   B. 感染形成但逐渐消退，患者康复
   C. 感染迁延不愈，慢性感染
   D. 感染扩散，患者致死
   E. 感染与宿主达成平衡
3. 下列细菌不属于胞内菌的是
   A. 结核分枝杆菌　　B. 淋病奈瑟菌
   C. 伤寒沙门菌　　D. 布氏杆菌
   E. 嗜肺军团菌
4. 胞内菌能直接活化 NK 细胞或通过刺激巨噬细胞产生的哪种细胞因子活化 NK 细胞，NK 细胞又反过来作用于这些细菌本身
   A. IL－12　　B. IL－1
   C. IL－2　　D. IL－6
   E. TNF－α
5. 抗胞内菌感染主要依赖细胞介导的适应性免疫反应，该免疫反应常引起
   A. 速发型过敏反应
   B. 迟发型过敏反应
   C. 细胞毒型过敏反应
   D. 抗原抗体复合物性过敏反应
   E. 过敏反应
6. 抗体对病毒的中和作用主要是
   A. 抑制病毒生物合成
   B. 诱导干扰素产生
   C. 阻止病毒与靶细胞相互作用
   D. 中和病毒毒素
   E. 杀伤细胞内的病毒
7. 下列关于病毒的描述不正确的是
   A. 病毒是严格细胞内寄生的病原体
   B. 自身不能复制
   C. 只能利用宿主细胞的资源进行组装
   D. 有时也能在细胞外自身复制
   E. 大多数病毒感染是通过与宿主细胞表面的受体结合
8. 在病毒感染早期，树突细胞产生的能提高 NK 细胞溶细胞活性的细胞因子是
   A. IL－12　　B. IL－1
   C. IL－6　　D. IL－8
   E. IL－2
9. 大多数病毒感染是通过与宿主细胞表面的受体结合。如，人 HIV－1 的受体是人 T 细胞的
   A. CD8 分子　　B. CD34 分子
   C. CD4 分子　　D. CD32 分子
   E. CD13 分子
10. 抗病毒感染适应性免疫的主要机制是哪种细胞介导的特异性杀伤
    A. $CD8^+T$ 细胞　　B. $CD34^+T$ 细胞
    C. $CD4^+T$ 细胞　　D. $CD32^+T$ 细胞
    E. $CD13^+T$ 细胞
11. 新型隐球菌常定植在免疫力低下宿主的肺和脑，需什么协作将其消灭
    A. IgG 抗体　　B. $CD4^+Th1$ 细胞
    C. 补体　　D. CTL
    E. $CD4^+$和 $CD8^+T$ 细胞
12. 吞噬杀伤真菌最有效的吞噬细胞是
    A. 中性粒细胞　　B. 巨噬细胞
    C. NK 细胞　　D. 淋巴细胞
    E. 单核细胞
13. 经皮肤进入肺时，将宿主的 ABO 血型糖脂组分和 MHC 分子等包装在其外层，使宿主免疫细胞误认为自身组织，幼虫得以生存的是
    A. 血吸虫　　B. 疟原虫

C. 弓形虫　　D. 曼氏肺吸虫

E. 阿米巴

14. 病原体刺激机体过度产生以下哪种成分可导致机体产生一系列症状，严重时甚至休克

A. 抗体　　B. 抗原

C. 补体　　D. 白细胞

E. 细胞因子

15. 由于巨噬细胞的细胞质不含以下哪种成分，因此是胞内菌的安全场所

A. 内毒素　　B. 杀菌物质

C. 葡萄糖　　D. 营养成分

E. 补体

16. 大多数病毒感染是通过与宿主细胞表面的哪种成分结合

A. 受体　　B. 抗原

C. 抗体　　D. 表位

E. 补体

17. 在特异性免疫应答形成前，以下哪种成分杀伤是感染早期的主要抗病毒机制

A. 中性粒细胞　　B. 树突状细胞

C. NK 细胞　　D. 补体

E. 抗体

18. 病毒侵入的细胞被特异性细胞毒 T 淋巴细胞（CTL）破坏、裂解，使病毒

A. 扩散　　B. 生存

C. 复制　　D. 失去复制环境

E. 凋亡

19. 病毒持续感染后形成的循环免疫复合物可导致哪种超敏反应，若沉积于血管则发生全身性血管炎，如乙型肝炎病毒

A. Ⅰ型　　B.Ⅱ型

C. Ⅲ型　　D. Ⅳ型

E. 混合型

20. 某些病毒与宿主组织间有共同氨基酸序列存在，则当这些病毒感染后产生免疫效应物质，有可能攻击宿主自身组织的

A. 共同抗原　　B. 共同抗体

C. 不同抗原　　D. 不同抗体

E. 相似抗体

21. 以下哪种病毒的包膜糖蛋白与 C3b 结合后可同时抑制补体经典和替代两条激活途径

A. 单纯疱疹病毒　　B. 腺病毒

C. 鼻病毒　　D. 流感病毒 A

E. 流感病毒 B

22. 胞外菌感染机体主要的保护性反应是适应性免疫中的体液免疫应答，即产生

A. 细胞因子　　B. 趋化因子

C. 炎症介质　　D. 抗体

E. 致敏淋巴细胞

23. 胞外菌感染诱导产生的抗体，通常是由局部淋巴结和呼吸道、胃肠道黏膜下层的哪种细胞分泌

A. 上皮细胞　　B. 间皮细胞

C. 纤维细胞　　D. 巨噬细胞

E. 浆细胞

24. 以多种方式来保护机体，避免细菌入侵，包括消灭细菌、中和细菌毒素的成分是

A. 补体　　B. 抗体

C. 细胞因子　　D. 趋化因子

E. 生长因子

25. 以下哪种细胞在病毒感染早期产生的 IL－12 能提高 NK 细胞的溶细胞活性

A. 树突状细胞　　B. Th1

C. Th2　　D. Th17

E. Treg

【A2/型/题】

26. 患者，男性，细菌感染后并发肾小球肾炎，最大的可能是哪种细菌引起的免疫反应

A. 链球菌感染　　B. 葡萄球菌感染

C. 淋球菌　　D. 肺炎球菌

E. 大肠埃希菌

27. 患者，男，乙型肝炎病毒感染并发血管炎，请问属于哪型超敏反应

A. Ⅰ 型　　B. Ⅱ型

C. Ⅲ型　　D. Ⅳ型

E. 混合型

28. 患者来自湖区，怀疑感染血吸虫，血常规能发现的特征性改变是

A. 淋巴细胞升高

B. 中性粒细胞减少

C. 嗜酸性粒细胞升高

D. 嗜碱性粒细胞升高

E. 单核细胞升高

29. 患者，男，革兰阴性菌感染后出现休克，PCT 中度升高，高度怀疑脓毒性休克，导致休克的原因除了菌体本身还与下列哪种因素有关

A. 病原体刺激机体过度产生细胞因子

B. 严重脱水

C. 身体虚弱
D. 细菌毒性太强
E. 免疫力低下

30. HIV 患者，下列哪类细胞受病毒攻击
A. 巨噬细胞　　B. B 细胞
C. $CD8^+$细胞　　D. $CD4^+$细胞
E. T 细胞

【B/型/题】

A. 宿主通过分泌 IgA 抗体阻止细菌的黏附
B. 宿主的中性粒细胞和巨噬细胞吞噬细菌
C. 补体介导的溶解和局部炎症反应
D. 抗体中和毒素
E. 抗体介导的凝集

细菌逃逸上述宿主抗感染免疫反应的机制是

31. 形成抑制吞噬细胞吞噬的表面结构
32. 革兰阳性菌广泛抵抗补体介导的溶解；革兰阴性菌细胞壁脂多糖的长侧链阻止膜攻击复合物的插入
33. 细菌分泌蛋白酶切割分泌型 IgA 黏附部件发生抗原变异
34. 分泌弹性蛋白酶
35. 分泌透明质酸酶，增强细菌的侵袭力

A. 荚膜组织胞浆菌　　B. 新型隐球菌
C. 白色念珠菌　　D. 真菌感染
E. 抗体

以下描述分别对应的是：

36. 一种兼性胞内病原菌，寄居在巨噬细胞内。清除该菌的免疫机制与消火胞内菌基本相同，这种菌是
37. 常定植在免疫力低下宿主的肺和脑，需 $CD4^+$和 $CD8^+$T 细胞协作将其消灭，该细菌是
38. 此细菌感染常始于黏膜表面，细胞免疫可阻止其扩散至组织中，该菌是
39. 一般是 Th1 应答对宿主有保护作用，Th2 应答可造成损害
40. 抗真菌感染的作用不大，可用作血清学诊断

【X/型/题】

41. 抗感染免疫是机体的免疫系统抵抗病原生物的入侵、维持生理稳定的一种防御功能，主要可分为以下几大类
A. 固有免疫　　B. 适应性免疫
C. 伴随免疫　　D. 垂直免疫
E. 过继免疫

42. 在固有免疫阶段发挥吞噬作用的细胞有
A. 中性粒细胞　　B. T 淋巴细胞
C. B 淋巴细胞　　D. 上皮细胞
E. 巨噬细胞

43. 根据细菌感染的特点可将细菌感染分为
A. 核内感染　　B. 胞内菌感染
C. 胞外菌感染　　D. 病毒感染
E. 寄生虫感染

44. 胞外菌感染的机制包括
A. 产生外毒素　　B. 产生内毒素
C. 引起炎症反应　　D. 引起过敏反应
E. 形成肉芽肿

45. 属于胞外菌的有
A. 葡萄球菌　　B. 链球菌
C. 脑膜炎球菌　　D. 淋球菌
E. 结核分枝杆菌

46. 机体免疫系统在抗病毒感染中起主要作用的是
A. 干扰素　　B. 中性粒细胞
C. 致敏 T 细胞　　D. 中和抗体
E. 抗毒素

47. 干扰素抗病毒作用的特点包括
A. 有种属特异性　　B. 间接作用
C. 发挥效应早　　D. 广谱抗病毒作用
E. 低毒性

48. 病毒的特异性免疫是直接针对
A. 病毒表面成分
B. 病毒在宿主细胞内合成的病毒蛋白
C. 宿主细胞膜上的病毒特异性蛋白
D. 病毒相关的酶类
E. 病毒的核酸

49. 根据病毒感染对靶细胞的杀伤效应，将病毒分为
A. 亲细胞病毒　　B. 杀细胞病毒
C. 非杀细胞病毒　　D. 斥细胞病毒
E. 抗细胞病毒

50. 能不断更换表膜失去其原有表面抗原，有时连同已结合的特异性抗体一并脱落从而使寄生虫免受宿主免疫攻击的寄生虫有
A. 溶组织阿米巴　　B. 血吸虫幼虫
C. 锥虫　　D. 疟原虫
E. 丝虫

二、名词解释

1. 抗感染免疫
2. 胞外菌
3. 伴随免疫

4. 免疫逃逸
5. 兼性胞内菌

三、简答题

1. 在细菌感染过程中宿主怎样进行免疫防御？
2. 胞外菌和胞内菌感染引起的免疫反应有何区别？
3. 病毒感染的固有免疫机制有哪些？
4. 试述抗体在抗病毒感染中的作用。
5. 抗病毒感染的免疫应答可能产生哪些方面的疾病？
6. 简述病毒感染的免疫逃逸机制。
7. 简述抗真菌感染的适应性免疫反应。
8. 简述寄生虫感染的适应性免疫反应机制。
9. 简述寄生虫的免疫逃逸机制。

四、病例分析题

女性，17 岁。水肿伴血尿 5 天，尿量减少 2 天。患者 5 天前无明显诱因出现颜面及双足背水肿，下午明显，进行性加重，逐渐蔓延至膝下。同时发现尿液呈洗肉水样，无尿频、尿急、尿痛。2 天前出现尿量减少，500～600ml/日，伴头痛。发病以来无夜尿增多，无发热、皮疹、关节痛。3 周前因患“急性扁桃体炎”，于外院经“青霉素”抗感染治疗后好转。无肝炎、结核病史，无高血压、肾脏疾病病史及其家族史。查体：T36.8℃，P74 次/分，R18 次/分，BP150/95mmHg。皮肤无出血点及皮疹，浅表淋巴结未触及肿大，双眼睑水肿，双扁桃体Ⅰ度肿大、无充血。心界不大，律齐，未闻及杂音。腹平软，无压痛，肝脾肋下未触及，移动性浊音（–）。双下肢中度水肿。实验室检查：血常规：WBC 7.8×10^9/L，N 0.73，Hb 112g/L，Plt 246×10^9/L。BUN 7.9mmol/L，Cr 168μmol/L。ASO 升高，ANCA 阳性。尿常规：RBC++++/HP，Pro（+++）。

问题：

1. 本病的可能诊断是什么？请提出诊断依据。
2. 进一步进行哪些检查以明确诊断？

【参考答案及解析】

一、选择题

【A1/型/题】

1. E

[解析] 抗体与细菌结合不是直接杀死细菌，而是通过调理、增强吞噬来清除细菌。

2. E

[解析] 抗感染免疫的发展过程和最终结局根据病原体和宿主两方面因素可有几种情形：感染消除；感染形成但逐渐消退，患者康复；感染迁延不愈，慢性感染；感染扩散，患者致死。

3. B

[解析] 淋球菌属于胞外菌。

4. A

[解析] IL–12 能导向 Th1 细胞分化和活化 CTL 及 NK 细胞，从而在固有免疫和适应性免疫应答间架起重要联系。

5. B

[解析] 胞内菌的胞内寄生使得补体、抗体等体液性抗菌物质无法发挥作用。在过敏反应中，$CD4^+T$ 细胞分泌的细胞因子（尤其是 γ –干扰素）激活巨噬细胞有效杀伤病原菌，属于细胞介导的迟发型超敏反应。

6. C

[解析] 中和性抗体与病毒包膜或衣壳蛋白结合，阻挡病毒与靶细胞的接触从而不能入侵细胞。

7. D

[解析] 病毒是严格细胞内寄生的病原体，自身不能复制，只能利用宿主细胞的资源进行组装，大多数病毒感染是通过与宿主细胞表面的受体结合。

8. A

[解析] Ⅰ类干扰素与 NK 细胞结合促进 NK 细胞的溶细胞活性从而促进对感染细胞的溶解，树突细胞在病毒感染早期产生的 IL–12 能提高 NK 细胞的溶细胞活性。

9. C

[解析] 人 HIV–1 通过 gp120 与 T 细胞的 CD4 分子结合入侵宿主细胞。

10. A

[解析] 抗病毒感染适应性免疫的主要机制是 CD8+T 细胞介导的特异性杀伤，即细胞免疫。

11. E

[解析] 新型隐球菌常定植在免疫力低下宿主的肺和脑，需 $CD4^+$ 和 $CD8^+T$ 细胞协作将其消灭。

12. A

[解析] 中性粒细胞是吞杀真菌的最有效的吞噬细胞，在中性粒细胞缺失患者，常见播散性念珠菌病和侵袭性烟曲霉病。巨噬细胞在抗真菌防御中也有一定作用，但不如中性粒细胞。NK 细胞有一定的抑制新型隐球菌生长的作用。

13. D

[解析]将宿主的ABO血型糖脂组分和MHC分子等包装在其外层，使宿主免疫细胞误认为是自身组织，是寄生虫的免疫逃逸机制之一。

14. E

[解析] 病原体感染引起的症状除了病原体本身还有病原体刺激机体产生的免疫反应，主要是过度产生的细胞因子引起。

15. B

[解析] 巨噬细胞吞噬胞内菌，但巨噬细胞细胞质不含任何能杀灭细菌的物质，因此胞内菌在巨噬细胞内既不能直接被杀伤又不能被其他细胞杀伤，但巨噬细胞释放的IL-12能活化NK细胞，对细菌进行杀伤。

16. A

[解析] 病原体属于病原体相关分子模式（PAMP），与免疫细胞表面表达的模式识别受体（PRR）结合启动免疫反应。

17. C

[解析] NK细胞的杀伤活性无MHC限制，不依赖抗体，因此称为自然杀伤活性。NK细胞作用于靶细胞后杀伤作用出现早，在体外1小时、体内4小时即可见到杀伤效应。

18. D

[解析] 病毒没有自己的代谢机构及酶系统，需细胞内寄生，借助宿主细胞中的物质和能量进行复制、转录和转译，按照它自己的核酸所包含的遗传信息产生和它一样的新一代病毒。

19. C

[解析] 病毒持续感染，产生抗体，病毒与抗体形成抗原抗体复合物在血流中循环，若沉积在血管则发生血管炎，属于Ⅲ型免疫复合物型超敏反应。

20. A

[解析] 一些病毒抗原与宿主的某些组织有着共同的抗原表位，病毒刺激机体产生的相应抗体也能够与这些有着共同抗原表位的组织结合导致病理损伤。

21. A

[解析] 单纯疱疹基因编码的晚期蛋白中有11种包膜糖蛋白（gB、gC、gD、gE、gG、gH、gI、gJ、gK、gL、gM），其中gC是补体C3b－结合蛋白。

22. D

[解析] 抗体可与胞外菌表面的抗原结合激活补体对细菌进行杀伤或调理吞噬，抗体还能中和毒素。

23. E

[解析] 胞外菌入侵时抗原提呈细胞将细菌抗原提呈给T淋巴细胞，然后活化B淋巴细胞产生抗体，局部淋巴结和呼吸道、胃肠道黏膜下层浆细胞产生抗体有利于局部对胞外菌进行清除。

24. B

[解析] 抗体可与细菌表面的抗原结合激活补体对细菌进行杀伤或调理吞噬，抗体还能中和毒素。

25. A

[解析] DC分泌的IL-12对NK细胞的活化和分化有正向调节作用。

【A2/型/题】

26. A

[解析] 链球菌感染刺激机体产生相应的抗体，该抗体能与肾小球基底膜结合导致肾小球肾炎，因为肾小球基底膜与链球菌有相同的抗原表位。

27. C

[解析] 乙肝病毒与相应的抗体结合形成抗原抗体复合物，在血管壁沉积引起血管炎症，属于Ⅲ型超敏反应。

28. C

[解析] 寄生虫感染刺激 $CD4^+$Th2 细胞使分泌 IL-4 和 IL-5，前者诱发产生IgE，后者促进嗜酸性粒细胞的发育与活化，因此可检出外周血嗜酸性粒细胞增多。

29. A

[解析] 革兰阴性菌细胞壁内毒素活化巨噬细胞产生高水平的IL-1及TNF-α导致脓毒性休克。

30. D

[解析] 因为人T细胞的CD4分子是HIV-1的受体。

【B/型/题】

31. B　32. C　33. A　34. E　35. D　36. A　37. B
38. C　39. D　40. E

【X/型/题】

41. AB　42. AE　43. BC　44. ABC　45. ABCD
46. ACD　47. ABCDE　48. AC　49. BC　50. ABC

二、名词解释

1. 抗感染免疫是机体的免疫系统抵抗病原生物的入侵、清除机体病原体感染，维持机体正常生理稳定的一种防御功能。可分为固有免疫和适应性免疫，两者协同发挥作用。
2. 胞外菌指寄居在宿主细胞外的细菌。胞外菌主要停留在细胞外的体液（血液、淋巴液、组织液）中。人类的多数致病菌属胞外菌，如葡萄球菌、链球菌等化脓性细菌以及霍乱弧菌、白喉杆菌、破伤风杆菌等。
3. 人感染某些蠕虫（如血吸虫）后可获得部分免疫力，患者门静脉内仍有成虫寄生和产卵，但宿主对再感染有一定免疫力，而无损于体内的成虫，当体内成虫消失后此免疫力也消失，这种免疫称为伴随免疫。

4. 免疫逃逸是病原体通过其结构和非结构产物，拮抗、阻断和抑制机体的免疫应答的现象。

5. 可在宿主体内寄居在细胞内生长繁殖，也可在体外无活细胞的适宜环境中生存与繁殖的一类细菌。

三、简答题

1. ①在细菌黏附宿主细胞表面时，宿主通过分泌 IgA 抗体阻止细菌的黏附；②在细菌增殖过程中，宿主的吞噬细胞（主要是中性粒细胞和巨噬细胞）发挥吞噬、杀灭的作用，并激活补体替代途径介导调理作用以及补体介导的溶解和局部炎症反应；③随后阶段则以抗体介导的体液免疫为主，如抗体介导的凝集以及抗体中和细菌产生的毒素。

2. （1）胞外菌感染引起的固有免疫包括：①中性粒细胞、单核细胞和组织巨噬细胞吞噬、杀灭；②激活补体替代途径；③产生细胞因子，诱发局部急性炎症，引起发热和刺激急性期蛋白的合成，Th1 细胞分化和活化 CTL 及 NK 细胞。而在胞内菌引起的固有免疫中吞噬细胞可吞噬胞内菌但一般不能将其杀死，反而成为这些细菌的庇护场所，因此天然免疫对抗胞内菌感染的作用不佳。但胞内菌能活化 NK 细胞反过来作用这些细菌本身，可直接活化亦可通过刺激巨噬细胞产生能激活 NK 细胞的细胞因子 IL－12 活化，因此，在胞内菌感染的固有免疫阶段 NK 细胞担负着早期的防御功能。

（2）胞外菌感染引起的机体适应性免疫主要为体液免疫应答，即产生抗体，胞内菌感染主要依赖细胞介导的适应性免疫反应，特别是迟发型过敏反应。

3. （1）病毒刺激宿主细胞产生 IFN－α/β　抗病毒天然免疫主要是从识别病原体相关分子模式（pathogen associated molecular patterns，PAMPs）开始，导致抗病毒效应分子的产生。例如，双链 RNA 分子及其他病毒特异性结构被 PAMP 受体中的一个检测到，便诱导Ⅰ型干扰素（IFN－α 及 IFN－β）的产生，细胞内炎症复合物聚集以及 NK 细胞的活化。Ⅰ类干扰素（IFN－α/β）还能诱导 ds RNA 依赖蛋白激酶（PKR）导致蛋白质合成失活从而阻断病毒在感染细胞内复制。Ⅰ类干扰素与 NK 细胞结合促进 NK 细胞的溶细胞活性从而促进对感染细胞的溶解，树突细胞在病毒感染早期产生的 IL－12 能提高 NK 细胞的溶细胞活性。

（2）NK 细胞溶解感染细胞　在特异性免疫应答形成前，NK 细胞杀伤是感染早期的主要抗病毒机制。IFN－α/β 能增强 NK 细胞的杀伤作用，是通过与 IFN－α/β 受体结合抑制病毒复制，活化 JAK－STAT 通路导致病毒降解。

4. 抗体的作用具体有：①中和性抗体与病毒包膜或衣壳蛋白结合，阻挡病毒与靶细胞的接触从而不能入侵细胞；②调理性抗体与病毒结合后，可促进病毒颗粒的吞噬性廓清（phagocytic clearance）；③SIgA 类抗体对经消化道或呼吸道入侵的病毒有重要的中和作用；④有补体存在时，抗体可增强吞噬作用，对具有脂质包膜的病毒尚可有直接溶解作用。

5. 抗病毒感染的免疫应答可能产生的疾病有两方面：①持续感染后形成的循环免疫复合物可导致Ⅲ型超敏反应，若沉积于血管则发生全身性血管炎。②某些病毒与宿主组织间有共同氨基酸序列存在，则当这些病毒感染后产生免疫效应物质，有可能攻击有共同抗原的宿主自身组织，导致自身免疫病的发生。

6. ①改变其抗原以避免宿主的免疫攻击；②破坏 IFN－α/β 的作用；③中断补体级联反应避免补体介导的杀伤；④造成宿主广泛性免疫抑制。

7. ①主要为细胞免疫。荚膜组织胞浆菌是一种兼性胞内病原菌，寄居在巨噬细胞内，清除该菌的免疫机制与消灭胞内菌基本相同；新型隐球菌常定植在免疫力低下宿主的肺和脑，需 $CD4^+$ 和 $CD8^+T$ 细胞协作将其消灭；白色念珠菌感染常始于黏膜表面，细胞免疫可阻止其扩散至组织中；在真菌感染中，一般是 Th1 应答对宿主有保护作用，Th2 应答可造成损害。②真菌感染常有特异性抗体产生，但抗真菌感染的作用不大，可用作血清学诊断。

8. 原虫生长在宿主细胞内，其保护性免疫机制与胞内寄生的细菌和病毒类似，蠕虫寄生在细胞外的组织中，去除它们依靠抗体应答中的一种特殊形式。①CMI（cell－mediated immunity）是对存在于巨噬细胞内原虫的主要免疫机制，$CD4^+Th1$ 细胞产生 IFN－γ 可活化巨噬细胞，促进对胞内原虫的杀灭；Th2 细胞衍生的 IL－4 为主的细胞因子可促进特异性抗体生成，但无保护作用；IL－2 能诱导具有免疫保护的 Th1 细胞应答。②CTL（cytotoxic T cell）应答，主要针对在宿主细胞内繁殖和使细胞裂解的原虫，CMI 中的 $CD8^+CTL$ 在疟原虫感染的红细胞外期起重要作用，可以是直接裂解子孢子感染的肝细胞，或间接分泌 IFN－γ 和活化肝细胞使产生 NO 等杀原虫物质。③IgE 抗体和嗜酸性粒细胞介导抗多种蠕虫感染。IgE 抗体先结合至蠕虫表面，嗜酸性粒细胞经 Fcε 受体与 IgE 抗体再结合从而被激活，脱颗粒放出主要碱性蛋白（MBP）杀死寄生虫，针对在宿主体内发育中的幼虫阶段，例如血吸虫童虫、丝虫微丝蚴、旋毛虫早期幼虫等。蠕虫刺激 $CD4^{+}$Th2 细胞使分泌 IL-4 和 IL-5，前者诱发产生 IgE 抗体，后者促进嗜酸性粒细胞的发育和活化。嗜酸性粒细胞和 IgE 抗体组合的 ADCC 杀虫效应比其他组合要大，主要是嗜酸性粒细胞活化后产生 MBP 比中性粒细胞、巨噬细胞的蛋白分解酶、反应性氧中间产物（ROI）毒性更强。

9. ①寄生部位与免疫效应物质隔离：疟原虫、弓形虫等在靶细胞内生存和繁殖；阿米巴形成抗免疫物质的包囊；某些蠕虫寄居在免疫机制难以影响的肠腔等。②以宿主物质伪装：曼氏肺吸虫经皮肤进入肺时，将宿主的 ABO 血型糖脂组分和 MHC 分子等包装在其外层，使宿主免疫细胞误认为自身组织，幼虫得以生存。③抵御免疫效应机制的杀伤：血吸虫幼虫在肺内期，其表面结构发生改变，能抵抗补体、抗体或 CTL 的作用；枯氏锥虫合成类似 DAF 的膜糖蛋白，抑制补体的活化；利氏曼原虫前鞭毛体破坏补体 MAC，减弱补体介导的溶解作用；刚地弓形虫抑制吞噬体与溶酶体的融合，枯氏锥虫溶解吞噬体膜逸入胞质等均可逃避巨噬细胞的杀灭作用。还有，某些蠕虫分泌胞外酶降解结合在虫体膜表面的抗体，使原对抗体依赖的效应机制从敏感变为抵抗。

四、病例分析题

1. 本病的可能诊断是急性肾小球肾炎。诊断依据为：①青年女性，急性病程，起病前有感染史，无高血压病史及其家族史；②水肿、血尿，尿量减少；③ASO 升高；④血 BUN 及 Cr 升高。
2. 进一步检查：①尿红细胞位相检查；②24 小时尿蛋白定量；③监测肾功能；④血补体、抗肾小球基底膜抗体、抗核抗体谱检查；⑤肾脏 B 超检查；⑥必要时肾穿刺活检。

（任碧琼）

第十八章　免疫缺陷病

【同步习题】

一、选择题

【A1/型/题】

1. 免疫缺陷病是
   A. 免疫系统先天发育不全或后天受损致免疫功能降低或缺失的一组临床综合征
   B. 由过度而持久的自身免疫反应导致组织器官损伤的一类疾病
   C. 机体对某些抗原所产生的非正常生理性免疫应答
   D. 机体经某种抗原诱导后形成的特异性免疫无应答状态
   E. 应用免疫抑制剂导致的免疫无应答状态
2. 重症联合免疫缺陷病中最常见的类型是
   A. 腺苷脱氨酶缺陷
   B. X-性连重症联合免疫缺陷
   C. X-性连无丙种球蛋白血症
   D. 补体缺陷病
   E. 免疫失调性免疫缺陷病
3. 以抗体缺陷为主的免疫缺陷病中最常见的是
   A. 选择性 IgA 缺陷
   B. 普通变异型免疫缺陷病
   C. 腺苷脱氨酶缺陷病
   D. X 连锁无丙种球蛋白血症
   E. T-B+SCID
4. 属于补体缺陷病的是
   A. 阵发性夜间血红蛋白尿
   B. 共济失调毛细血管扩张症
   C. DiGeorge 综合征
   D. Chediak-Higashi 综合征
   E. 免疫失调性多内分泌腺病肠病
5. 免疫缺陷病最主要的临床表现及最主要的死因是
   A. 超敏反应的发病率增高
   B. 恶性肿瘤的发病率增高
   C. 对各种感染的易感性增加
   D. 自身免疫病的发病率增高
   D. 营养不良
6. 遗传性血管神经性水肿的发病机制是
   A. *C1INH* 基因缺陷
   B. *PI3K* 基因缺陷
   C. *WSAP* 基因缺陷
   D. *CD40L* 基因缺陷
   E. *JAK* 基因缺陷
7. 最常见的选择性 Ig 缺陷是
   A. 选择性 IgD 缺陷　B. 选择性 IgM 缺陷
   C. 选择性 IgG 缺陷　D. 选择性 IgE 缺陷
   E. 选择性 IgA 缺陷
8. 慢性肉芽肿的病因是
   A. 中性粒细胞、单核细胞杀伤功能受损
   B. T 细胞功能缺陷
   C. B 细胞功能缺陷
   D. 联合免疫缺陷
   E. 补体系统缺陷
9. DiGeorge 综合征属于
   A. 重症联合免疫缺陷病
   B. 淋巴细胞缺陷病
   C. 补体缺陷病
   D. 吞噬细胞缺陷病
   E. T 淋巴细胞缺陷病
10. 反复化脓性细菌（如奈瑟菌）感染，应首先考虑
    A. 补体缺陷　B. B 细胞发育缺陷
    C. T 细胞发育缺陷　D. 巨噬细胞发育缺陷
    E. NK 细胞发育缺陷
11. 血清中免疫球蛋白的含量显著降低，一般考虑哪种疾病
    A. 自身免疫病　B. 免疫缺陷病
    C. 超敏反应性疾病　D. 恶性肿瘤
    E. 重链病
12. AIDS 属于
    A. 获得性免疫缺陷病
    B. 体液免疫缺陷病
    C. 吞噬细胞缺陷病
    D. 补体缺陷病
    E. 自身炎性反应性疾病
13. 胚胎胸腺治疗有效的疾病是
    A. X-连锁无丙种球蛋白血症

B. DiGeorge 综合征
C. 慢性肉芽肿
D. Bruton 病
E. Wiskott－Aldrich 综合征

14. 白细胞黏附缺陷属于
A. B 淋巴细胞缺陷病
B. T 淋巴细胞缺陷病
C. 补体缺陷病
D. 联合免疫缺陷病
E. 吞噬细胞缺陷病

15. 编码 HIVgp120 和 gp41 的基因是
A. *gag*　　B. *pol*
C. *env*　　D. *tat*
E. *rev*

16. HIV 在体内感染的主要靶细胞是
A. $CD4^+T$ 细胞　　B. $CD8^+T$ 细胞
C. 树突状细胞　　D. 单核－巨噬细胞
E. 神经胶质细胞

17. HIV 感染后，机体的 NK 细胞
A. 数目大幅下降
B. 分泌更少的 IFN－γ
C. 分泌更多的 TNF－α
D. ADCC 的活性不受影响
E. 表型多数为 $CD16^+CD56^+$

18. HIV 中和抗体是
A. 抗 p24 抗体　　B. 抗 gp41 抗体
C. 抗 gp120 抗体　　D. 抗 HIV 核酸抗体
E. 抗 HIV 包膜蛋白抗体

19. AIDS 患者最主要的免疫异常是
A. 抗体类别发生变化
B. 补体活性降低
C. 易发生自身免疫反应
D. $CD4^+T$ 细胞绝对数下降且功能低下
E. $CD8^+T$ 细胞绝对数下降且功能低下

20. AIDS 患者主要死因是
A. 卡波西肉瘤　　B. 机会感染
C. 神经系统异常　　D. 恶性淋巴瘤
E. 肾衰竭

21. 与 HIV 复制和播散有关的免疫细胞是
A. $CD4^+T$ 细胞　　B. $CD8^+T$ 细胞
C. NK 细胞　　D. B 细胞
E. 巨噬细胞

22. 检测 HIV 的核心抗原通常是指
A. P24　　B. P9
C. P17　　D. gp41
E. gp 120

【A2/型/题】

23. 周毛毛，男，1 岁，接种卡介苗后出现弥散性、致死性感染，这种接种反应可能是由于
A. 对佐剂的过敏反应
B. NK 细胞发育缺陷
C. 联合免疫缺陷
D. IFN－γ 受体缺陷
E. 补体缺陷

24. 患儿，1 岁，反复发生严重感染。血清各类抗体水平极低，胸腺内未检测到淋巴细胞，可诊断为
A. T 细胞免疫缺陷病
B. B 细胞免疫缺陷病
C. 重症联合免疫缺陷病
D. 无丙种球蛋白血症
E. 补体缺陷病

25. 患儿邹毛毛，4 个月，临床反复发生化脓性细菌感染，注射丙种球蛋白能控制感染，该患儿很可能患有
A. 选择性 IgA 缺陷
B. X－性连锁无丙种球蛋白血症
C. 白细胞黏附缺陷病
D. 吞噬细胞缺陷
E. 补体系统缺陷

26. 患儿，10 个月，眼距增宽，双耳下移。反复感染，低钙血症。外周血 T 细胞数目大大减少，但 B 细胞数量正常，抗体水平较低。对该病最佳治疗方法是
A. Ig 替代疗法　　B. 血浆置换
C. 注射重组 IL－4　　D. 注射 IL－12
E. 胸腺移植

27. 刘某，男，大四学生，23 岁，因低热、盗汗、消瘦、腹泻等住院，检测发现其 $CD4^+T$ 细胞计数为 240/μl，该患者处于 HIV 感染的哪个时期
A. 急性期　　B. 无症状潜伏期
C. 症状期　　D. AIDS 发病期
E. 缓解期

28. 李丽，女，10 岁，因呕吐、腹泻并四肢和面部皮肤反复红肿并伴有水疱而就诊，其家庭成员也有相同病史，拟诊为遗传性血管神经性水肿，该病是由以下哪种基因缺陷导致
A. *C1INH*　　B. C1
C. C4bp　　D. C3
E. B 因子

29. 患儿，男，9月龄，易发生细菌与病毒感染，检查发现循环淋巴细胞数极度减少，血小板数目减少，各种 Ig 缺乏，还伴有耳聋及肋软骨异常，最可能的诊断为
A. T^-B^+SCID
B. T^-B^-SCID
C. X 连锁无丙种球蛋白血症
D. WAS
E. 普通变异型免疫缺陷病

30. 血清中免疫球蛋白的含量缺乏，一般应考虑以下哪种疾病
A. 轻链病　B. 重链病
C. 免疫缺陷病　D. 免疫增殖病
E. 自身免疫病

【B/型/题】

A. 急性期　B. 潜伏期
C. 症状期　D. AIDS 发病期
E. 缓解期

30. 无明显症状与体征，持续时间可长达 10 年以上，AIDS 处于
31. 血浆病毒滴度高，几乎检测不到 $CD4^+$T 细胞，并伴发恶性肿瘤等，提示 AIDS 处于
32. 血浆病毒滴度高，出现流感样症状，且具有传染性，提示 AIDS 处于
33. 出现发热、盗汗、消瘦、腹泻以及淋巴结肿大，伴随 $CD4^+$T 细胞减少，提示 AIDS 处于

A. 肌注聚乙二醇耦联的 ADA
B. 输注丙种球蛋白
C. 输注重组人源化 IFN－γ
D. 骨髓移植
E. HAART 疗法

34. HIV 治疗可采用
35. Bruton 综合征治疗可采用
36. ADA 缺陷病治疗可采用
37. SCID 治疗可采用

【X/型/题】

38. 原发性免疫缺陷病的发病原因包括
A. 胸腺发育不全
B. 吞噬细胞功能缺陷
C. 补体功能缺陷
D. 骨髓造血干细胞发育缺陷
E. 营养不良

39. 免疫缺陷病的共同特点有
A. 反复、慢性和难以控制的感染
B. 常伴发自身免疫、超敏反应和炎症性疾病
C. 易发生肿瘤，特别是淋巴系统恶性肿瘤
D. 多数原发性免疫缺陷病有遗传倾向
E. 感染的性质与缺陷的类型有关

40. 属于原发性免疫缺陷病的是
A. X 性联无丙种球蛋白血症
B. X 性连锁高 IgM 综合征
C. 多发性骨髓瘤
D. IL－2 受体缺陷病
E. SCID

41. 诱发获得性免疫缺陷病常见的因素有
A. 恶性肿瘤　B. 放射性损伤
C. 营养不良　D. 感染
E. 长期或大剂量使用免疫抑制剂

42. AIDS 主要传播途径是
A. 性接触　B. 呼吸道传播
C. 消化道传播　D. 垂直传播
E. 血液传播

43. 属于 HIV 受体或共受体的是
A. CD4　B. CXCR4
C. CCR5　D. DC－SIGN
E. gp 41

44. 与 HIV 逃逸免疫攻击有关的机制是
A. 表位序列变异与免疫逃逸
B. 树突状细胞与免疫逃逸
C. HIV 抗原表位改变与免疫逃逸
D. 潜伏感染与免疫逃逸
E. 抗 gp120 抗体与免疫逃逸

45. 典型 AIDS 发病期的症状是
A. 机会性感染　B. 恶性肿瘤
C. 神经系统异常　D. 出现艾滋相关症候群
E. 发生严重免疫缺陷

46. HIV 感染的临床分期包括
A. HIV 感染急性期　B. 潜伏期
C. 症状期　D. 典型发病期
E. 缓解期

47. HIV 感染的主要免疫学诊断方法包括
A. HIV 抗原检测
B. 抗 HIV 抗体检测
C. NK 细胞数量检测
D. HIV 核酸检测

E. $CD4^+T$ 和 $CD8^+T$ 细胞计数

48. 预防 HIV 的主要措施包括
    A. 控制并切断传播途径
    B. 对血液及血制品进行严格管理
    C. 加强个人防护和接种疫苗
    D. 防治医院交叉感染
    E. 禁止与 AIDS 患者拥抱
49. X-连锁无丙种球蛋白血症特点是
    A. 又称 Bruton 低丙种球蛋白症
    B. 多见于男性婴幼儿
    C. 患儿反复发生化脓性感染
    D. 患儿 T 细胞数目相对较低
    E. 患儿血清 Ig 水平很低
50. 属于免疫重建治疗的是
    A. 胎儿胸腺移植
    B. 骨髓移植
    C. 外周血干细胞移植
    D. 输注免疫球蛋白
    E. 脐带血干细胞移植
51. 免疫缺陷病的治疗原则包括
    A. 控制感染　　B. 免疫重建
    C. 补充免疫球蛋白　D. 免疫增强
    E. 基因治疗

二、名词解释

1. 免疫缺陷病
2. 原发性免疫缺陷病
3. SCID
4. 遗传性血管神经性水肿
5. 继发性免疫缺陷病
6. AIDS

三、填空题

1. 免疫缺陷病按病因不同分为________和________两大类。
2. X-性联重症联合免疫缺陷病是因细胞因子受体亚单位________链缺陷所导致。
3. 诱发获得性免疫缺陷病的非感染性因素有________、________和________等。
4. AIDS 的主要传播途径包括________、________和________。
5. HIV 感染的临床过程分为________、________、________和________四个时期。
6. 免疫缺陷病的治疗原则包括________、________、________和________等。
7. 遗传性神经性水肿发病机制为________基因缺陷。
8. HIV 感染的预防措施包括________、________和________。

四、简答题

1. 简述常见联合免疫缺陷病的种类及可能的发病机制。
2. 简述 HIV 感染机体后直接损伤 $CD4^+T$ 细胞的机制。
3. 简述 HIV 的免疫逃逸机制。
4. 简述 X-性连锁高 IgM 综合征的发病机制。

五、病例分析题

患儿，男，7 月龄，因发热和呼吸急促就诊，无家族史。胸片诊断为间质性肺炎，痰标本银盐染色卡氏肺孢菌阳性。实验室检查结果：Hb 和白细胞计数均在正常范围内。血清 IgM 升高，IgG 25mg/dl，IgA 和 IgE 不能测出。

问题 1：根据临床表现和实验室检查情况，可初步诊断为哪种 PIDD
    A. X 性联无丙种球蛋白血症
    B. 重症联合免疫缺陷病
    C. X 性联高 IgM 血症
    D. 补体缺陷
    E. 巨噬细胞缺陷

问题 2：如果要确诊还需进行哪些检测
    A. 分离 B 细胞免疫荧光染色
    B. *CD40L* 基因检测
    C. *ADA* 基因检测
    D. *Btk* 基因检测
    E. T 细胞抗 CD40L 染色

【参考答案及解析】

一、选择题

【A1/型/题】

1. A

［解析］免疫缺陷病包括原发性免疫缺陷病和继发性免疫缺陷病，其发病原因可能是免疫系统先天发育不全或后天受损。

2. B

［解析］重症联合免疫缺陷病是由于骨髓造血干细胞的

T、B 细胞发育障碍引起的一类疾病。最常见的是 X-性连重症联合免疫缺陷病，发病机制为 IL-2 受体基因突变，导致 T 细胞发育和分化障碍，B 细胞数目正常但产生抗体缺陷。

3. D

［解析］由 *Btk* 基因缺陷引起的 X 连锁无丙种球蛋白血症是最常见的以抗体为主的免疫缺陷病，由于 *Btk* 基因缺陷，B 细胞发育停滞，成熟 B 细胞数目减少或缺失。

4. A

［解析］阵发性夜间血红蛋白尿是因为编码 GPI 的 *pig* 基因缺陷，导致补体调节蛋白衰变加速因子（DAF/CD55）和膜反应溶解抑制物 MIRL/CD59 不能锚定在细胞膜上，使患者红细胞易发生补体介导的溶血反应。

5. C

［解析］反复发作的慢性难治愈性感染是免疫缺陷病最主要的临床表现，也是患者死亡的主要原因。

6. A

［解析］遗传性血管神经性水肿的发病机制是 *C1INH* 基因缺陷，这种补体调节蛋白缺乏引起 C2 裂解失控，C2a 产生过多，导致血管通透性增高。

7. E

［解析］选择性 IgA 缺陷是最常见的选择性 Ig 缺陷。其确切机制不清楚，血清 IgA 低，SIgA 极低，而 IgM 和 IgG 略高，细胞免疫功能正常。

8. A

［解析］慢性肉芽肿病是常见的吞噬细胞功能缺陷性疾病，是细胞色素 b-β 亚单位（CYBB）基因突变，导致中性粒细胞、单核巨噬细胞缺乏 NADPH 氧化酶，杀菌过程受阻所导致。

9. E

［解析］DiGeorge 综合征是因先天性无胸腺或胸腺发育不全，属于原发性 T 细胞缺陷病。

10. B

［解析］B 细胞发育缺陷会导致成熟 B 细胞、浆细胞及 Ig 缺乏，临床表现为反复化脓性细菌感染。

11. B

［解析］免疫球蛋白含量极低主要是因为 B 细胞缺陷或 T 细胞发育缺陷造成。

12. A

［解析］AIDS 为获得性免疫缺陷综合征，是因 HIV 感染导致的免疫缺陷病。

13. B

［解析］DiGeorge 综合征是因为胸腺发育不全导致，因此胸腺治疗有疗效。而 X-连锁无丙种球蛋白血症是因 IL-2 受体共有链缺陷，慢性肉芽肿病是吞噬细胞功能缺陷，Bruton 病是因 *Btk* 基因缺陷，Wiskott-Aldrich 综合征是因编码 WAS 的基因缺陷。

14. E

［解析］白细胞黏附缺陷病是因 CD18 基因缺陷，导致白细胞黏附功能障碍，属于吞噬细胞功能缺陷。

15. C

［解析］HIV 有三个结构基因，其中 *env* 结构基因编码包膜蛋白 gp120 和 gp41。

16. A

［解析］HIV 攻击的靶细胞主要是 $CD4^+T$ 细胞，HIV 通过 gp120 与靶细胞膜上的 CD4 分子结合，侵入靶细胞。

17. B

［解析］HIV 感染后，NK 细胞数目并不减少，但其 ADCC 活性及 IFN-γ、TNF-α 分泌能力下降。

18. E

［解析］HIV 的中和抗体一般针对病毒包膜蛋白。中和抗体对 HIV 有抑制作用，可阻断病毒向淋巴器官播散。

19. D

［解析］AIDS 是 HIV 感染的终末期，此时血液中 $CD4^+T$ 细胞绝对数低于 200 个/mm^3，HIV 病毒载量急剧上升，患者出现机会性感染、肿瘤、恶病质、肾衰竭以及中枢神经系统变性等各种并发症。

20. B

［解析］AIDS 发病期，血液中 $CD4^+T$ 细胞绝对数急剧下降，患者易出现机会感染、肿瘤等，机会感染是 AIDS 患者死亡的主要原因。

21. E

［解析］由于 Mφ 能被 HIV 感染但不易被 HIV 杀死，使其成为 HIV 的庇护所。HIV 可随 Mφ 游走至全身许多组织细胞，造成多脏器损害。

22. A

［解析］HIV 的核心抗原 p24 出现于急性感染期和 AIDS 晚期，可作为早期或晚期病毒量的间接指标。在潜伏期，该抗原检测常为阴性。

【A2/型/题】

23. C

［解析］卡介苗是由减毒牛型结核分枝杆菌悬浮液制成的活菌苗，接种后出现弥散性致死性感染，说明男孩存在免疫功能缺陷。

24. C

［解析］患儿各类抗体水平极低，说明体液免疫缺陷；

而胸腺内检测不到淋巴细胞，说明 T 细胞发育障碍，细胞免疫缺陷。

25. B

[解析] 患儿反复发生化脓性细菌感染，且注射丙种球蛋白有效，符合 X－性联无丙种球蛋白血症的特点。

26. E

[解析] 患儿面容异常，低钙血症，T 细胞数目减少，符合先天性胸腺缺陷综合征，可以通过胸腺移植进行治疗。

27. C

[解析] 患者表现出了 AIDS 相关症候群：发热、盗汗、消瘦等，且 $CD4^+$T 细胞数目下降。

28. A

[解析] 遗传性神经性水肿是因 *C1INH* 缺陷，不能调控 C2 的裂解，使得 C2 大量裂解，C2a 产生过多，导致血管通透性增高。

29. B

[解析] 该患儿循环淋巴细胞数目极度减少，各种 Ig 缺乏等症状符合 T、B 细胞都缺乏的严重联合免疫缺陷病。

30. C

[解析] 血清中免疫球蛋白减少，一般考虑免疫缺陷病，而属于哪种缺陷，需要根据临床症状和检测结果进一步确定。

【B/型/题】

30. B　31. D　32. A　33. C　34. E　35. B　36. A　37. D

【X/型/题】

38. ABCD　39. ABCDE　40. ABDE　41. ABCDE
42. ADE　43. ABCD　44. ABCD　45. ABCE
46. ABCD　47. ABDE　48. ABCD　49. ABCE
50. ABCE　51. ABDE

二、名词解释

1. 是因遗传因素或其他原因造成免疫系统先天发育障碍或后天损伤所致的综合征。
2. 又称为先天性免疫缺陷病（CIDD），由免疫系统遗传缺陷或先天发育不全所致，多于幼年起病。
3. 即重症联合免疫缺陷病，由 T 细胞发育异常和/或 B 细胞发育不成熟引起，包括 T^-B^+SCID、T^-B^-SCID 等 20 多种疾病。SCID 多见于新生儿和婴幼儿，易发生肺炎、脑膜炎等严重感染。
4. 为常见补体缺陷病，由 *C1INH* 基因缺陷所致。这种补体调节蛋白缺乏引起 C2 裂解失控，C2a 产生过多，导致血管通透性增高。患者表现为反复发作的皮肤黏膜水肿，若水肿发生于喉头可导致窒息死亡。
5. 又称获得性免疫缺陷病，是因感染、肿瘤、理化等因素导致暂时或永久性免疫功能受损，人群发病率较高，各年龄组人群均可发病。
6. 获得性免疫缺陷综合征（acquired immunodeficiency syndrome，AIDS）是因人类免疫缺陷病毒（HIV）感染并破坏机体 $CD4^+$T 细胞和单核巨噬细胞，引起细胞免疫严重缺陷，导致的以机会性感染、恶性肿瘤和神经系统病变为特征的临床综合征。

三、填空题

1. 原发性免疫缺陷病；继发性（获得性）免疫缺陷病
2. γc
3. 恶性肿瘤；射线和药物；营养不良
4. 性接触传播；血液传播；母－婴传播
5. HIV 感染急性期；潜伏期；症状期；典型 AIDS 发病期
6. 抗感染；免疫重建；免疫增强；基因治疗
7. *C1INH*
8. 宣传教育；切断传播途径；疫苗研制

四、简答题

1.（1）X－性联 SCID，是 SCID 中最为常见者，该病发病机制是 IL－2Rγ 链基因突变。γc 基因突变使 T 细胞发育停滞于 pro－T 阶段，从而发生 SCID。

（2）常染色体隐性遗传 SCID ①ADA 和 PNP 缺陷引起的 SCID：由 *ADA* 基因缺陷或 *PNP* 基因缺陷所致。*ADA* 或 *PNP* 基因缺陷导致两种相应酶缺乏，使对淋巴细胞有毒性作用的核苷酸代谢产物 dATP 或 dGTP 积聚，它们抑制 DNA 合成所需的核糖核苷还原酶，影响淋巴细胞生长和发育。该病主要表现为 T、B 细胞受损，患者反复出现病毒、细菌和真菌的感染。②MHC－Ⅰ类分子或 MHC－Ⅱ类分子缺陷引起的 SCID：MHC－Ⅰ类分子缺陷发生的机制是，由于 *TAP* 基因突变，内源性抗原不能经 TAP 转运至内质网中。未结合抗原肽的 MHC－Ⅰ类分子很少能表达于淋巴细胞表面，使 $CD8^+$T 细胞介导的免疫应答缺乏。MHC－Ⅱ类分子缺陷发病机制是：Ⅱ类反式活化子基因缺陷导致 MHC－Ⅱ类分子表达障碍，或因 *RFX5* 和 *RFXAP* 基因突变，不能合成与 MHC－Ⅱ类分子 5’启动子相结合的蛋白质。

（3）其他 SCID ①伴湿疹血小板减少的免疫缺陷病：发病机制是 X 染色体短臂编码 WAS 蛋白的基因缺陷。②毛细血管扩张性共济失调综合征：发病机制可能为 TCR 和 Ig 重链基因断裂，DNA 修复障碍及磷脂酰肌醇 3－激酶（PI3－kinase）基因缺陷。

2. HIV 感染机体后导致患者体内 $CD4^+T$ 细胞数量减少，功能低下。表现为 IL-2 分泌能力下降，IL-2 受体减少，对各种抗原刺激应答能力减弱等。①HIV 感染 $CD4^+T$ 细胞后以出芽方式从细胞释放而损伤细胞。②HIV 抑制细胞膜磷脂合成从而影响了细胞膜的功能。③HIV 增殖时产生大量未整合病毒 DNA 与核心蛋白聚集于细胞内，干扰细胞代谢过程。④HIV 能促进多个 $CD4^+T$ 细胞融合成多核巨细胞，加速细胞死亡。⑤HIV 感染损害骨髓造血干细胞，导致造血细胞生成障碍。

3. HIV 感染机体后主要通过以下方式逃避机体免疫系统识别与攻击。

(1) 表位为序列变异。HIV 抗原表位可发生高频变异，从而影响 CTL 对其的识别作用；另外 HIV 抗原表位改变使其能逃避中和抗体的结合。

(2) 潜伏感染。处于潜伏感染的细胞不表达 HIV 蛋白，从而有利于 HIV 逃避机体免疫系统对其的识别和攻击。HIV 的 Nef 蛋白可使细胞表面 CD4 和 MHC 分子表达下调，从而影响 CTL 识别和攻击被感染的细胞。

(3) 树突状细胞与免疫逃逸。树突状细胞表面的 DC-SIGN（dentritic cell specific intracellular adhesion molecule-grabbing nonintegrin，DC-SIGN）能特异性、高亲和力地与 gp120 结合，使树突状细胞能完整包裹病毒颗粒，保护 HIV 免于失活以及被吞噬。在适当条件，树突状细胞能将病毒颗粒传递给 $CD4^+T$ 细胞等靶细胞，从而提高病毒感染率并有效保持病毒的传染活性。

4. X 性连锁高 IgM 综合征（X-linked hyperimmunoglobulin M syndrome，XHM）是一种罕见的免疫球蛋白缺陷病，为 X 性连锁隐性遗传。该病发病机制是 X 染色体上 *CD40L* 基因突变，使 T 细胞表达 CD40L 缺陷，T 细胞与 B 细胞相互作用受阻，导致 B 细胞因缺乏活化第二信号而不能发生增殖以及 Ig 类别转换。患者 IgG、IgA、IgE 缺乏，但 IgM 升高，有时高达 10mg/ml（正常约为 1.5mg/ml）；外周血和淋巴组织中有大量分泌 IgM 的浆细胞；血清中有大量抗中性粒细胞、血小板和红细胞的自身抗体。患儿易反复感染，尤其是呼吸道感染。

五、病例分析题

1. C

［**解析**］该患儿 IgM 升高，而 IgG、IgA 和 IgE 极低，这些结果可以排除 X 性联无丙种球蛋白血症。白细胞计数正常，可排除重症联合免疫缺陷病（SCID），因为 SCID 患者的淋巴细胞计数低。根据这些数据和临床表现，初步诊断为 X 性联高 IgM 血症。

2. ABE

［**解析**］取血标本分离 B 淋巴细胞，在高 IgM 免疫缺陷症中，B 细胞只能被抗 IgM 和 IgD 荧光抗体染色。在正常婴儿中，除了 IgM^+ 和 IgD^+B 细胞外，还有 IgA^+ 和 IgG^+ 染色 B 细胞。此外，血标本中的 PBMC 应用 PHA 刺激半小时后，细胞作抗 CD40L 染色，正常 T 细胞有 50%的染色阳性，而高 IgM 免疫缺陷血症中，T 细胞不着色。高 IgM 血症一般为 *CD40L* 基因缺陷，导致免疫球蛋白类别转换障碍。

（王芙艳）

第十九章　肿瘤免疫

【同步习题】

一、选择题

【A/型/题】

1. 肿瘤的特异性免疫治疗是
   A. 注射麻疹疫苗
   B. 注射干扰素
   C. 注射短棒状杆菌疫苗
   D. 注射利妥昔单抗
   E. 注射肿瘤坏死因子
2. 属于肿瘤相关抗原的分子是
   A. TNF　B. LPS
   C. IFN　D. CEA
   E. HBsAg
3. NK 细胞杀瘤有关叙述错误的是
   A. 无特异性
   B. 不预先活化可直接杀瘤
   C. 依赖补体
   D. 可依赖抗体
   E. 无 MHC 限制性
4. 介导 ADCC 杀伤肿瘤细胞的抗体主要是
   A. IgG　B. IgM
   C. IgE　D. IgA
   E. IgD
5. 能直接杀伤肿瘤细胞的细胞因子是
   A. IFN　B. TNF
   C. TGF-β　D. IL-2
   E. GM-CSF
6. 关于肿瘤的免疫诊断下列错误的是
   A. 检测血清抗 AFP 抗体，协助诊断原发性肝细胞性肝癌
   B. 检测抗 EBV 抗体有助于鼻咽癌诊断
   C. 用放射免疫显像诊断肿瘤所在部位
   D. 检测 CEA 有助于诊断直结肠癌
   E. 检测 CA125 有助于卵巢癌诊断
7. 关于肿瘤逃避免疫监视的机制，下列错误的是
   A. 抗原调变
   B. 肿瘤细胞的“漏逃”
   C. 肿瘤细胞不是抗原提呈细胞，不能提呈抗原
   D. 宿主免疫抗原提呈细胞功能低下
   E. 某些细胞因子对机体免疫应答的抑制
8. 已鉴定出特异性抗原的肿瘤细胞是
   A. 宫颈癌细胞　B. 胰腺癌
   C. 肝癌　D. 鼻咽癌细胞
   E. 黑色素瘤细胞
9. 抗体抗肿瘤的机制不包括
   A. CDC　B. ADCC
   C. 调理作用　D. 增强抗体
   E. 封闭肿瘤细胞上的转铁蛋白受体
10. 用于被动特异免疫治疗肿瘤的是
    A. 独特型抗体瘤苗　B. 短小棒状杆菌
    C. IL-2、INF-α　D. 放射免疫疗法
    E. 输入肿瘤特异性 T 淋巴细胞
11. 抗体靶向治疗肿瘤在临床上具有一定的应用价值，以下表述错误的是
    A. 抗体靶向治疗能治愈具有靶向抗原的肿瘤患者
    B. 抗体偶联物可以用放射性同位素
    C. 该疗法具有一定的副作用
    D. 鼠源性单抗会引起宿主抗鼠源抗体反应
    E. 转移的抗体在体内半衰期短
12. 关于肿瘤相关抗原，下列描述正确的是
    A. 肿瘤相关抗原是肿瘤细胞特有的
    B. 肿瘤相关抗原是正常组织上没有的
    C. 肿瘤相关抗原在肿瘤患者与正常情况相比，只表现出量的变化
    D. 肿瘤相关抗原有严格的肿瘤特异性
    E. 肿瘤排斥抗原是肿瘤相关抗原的典型代表
13. 属于主动免疫治疗肿瘤的方法是
    A. CAR-T　B. PD-1/PD-L1 拮抗剂
    C. 肿瘤疫苗输入　D. 注射 IL-2
    E. 输入 LAK 细胞
14. 能特异杀伤肿瘤细胞的免疫细胞是
    A. 巨噬细胞　B. 细胞毒性 T 细胞
    C. 中性粒细胞　D. NK 细胞
    E. 树突状细胞
15. 肿瘤治疗不包括

A. 主动免疫治疗　B. 非特异性免疫治疗
C. 抗肿瘤靶向治疗　D. 血浆置换
E. 过继免疫治疗

16. 机体的抗肿瘤免疫效应机制中起主导作用的是
A. 巨噬细胞杀伤肿瘤
B. 细胞因子杀瘤作用
C. 中性粒细胞杀伤肿瘤
D. 体液免疫
E. 细胞免疫

17. NK 细胞杀伤肿瘤细胞的机制不包括
A. ADCC　B. CDC
C. 释放穿孔素　D. 释放 IL－1、IFN－γ
E. 诱导靶细胞凋亡

18. 关于肿瘤免疫诊断，错误的是
A. 检测血清中 AFP，协助诊断原发性肝细胞癌
B. 检测血清中 CEA，协助诊断结直肠癌
C. 检测抗 EBV 抗体效价，有助于诊断鼻咽癌
D. 检测 CA－125，有助于诊断卵巢癌
E. 检测 CA－199，有助于诊断 B 细胞淋巴瘤

19. 与宫颈癌发病有关的病原体是
A. HPV　B. HCV
C. HIV　D. EBV
E. HTLV－1

20. HTLV－1 与下列哪种疾病密切相关
A. 鼻咽癌　B. 原发性肝癌
C. 胰腺癌　D. 成人 T 细胞性白血病
E. 艾滋病

【B/型/题】

A. 灭活瘤细胞疫苗　B. IL－2
C. TNF　D. LAK
E. PD－1/PD－L1 抗体
F. CTL 细胞

21. 抗 T 细胞抑制性受体/配体，从而拮抗肿瘤的是
22. 抗肿瘤免疫最重要的效应细胞是
23. 肿瘤主动免疫疗法是
24. 淋巴因子激活的杀伤细胞是
25. 对 T/B/NK 细胞具有很好活化作用的细胞因子是

A. EB 病毒
B. 人类乳头瘤病毒 16、18 等血清型
C. 乙型肝炎病毒
D. 人类嗜 T 细胞病毒
E. 水痘－带状疱疹病毒

26. 成人 T 细胞白血病病原体
27. 宫颈癌病原体
28. 鼻咽癌病原体
29. 原发性肝癌病原体
30. 人类 burkitt 淋巴瘤病原体

A. 甲胎蛋白 AFP　B. 癌胚抗原 CEA
C. CA125　D. CA199
E. 黑色素瘤相关排斥抗原 MARA

31. 与黑色素瘤相关的
32. 与卵巢癌相关性高的
33. 与胰腺癌相关性高的
34. 与结直肠癌相关性高的
35. 与原发性肝癌相关性高的

A. NK 细胞　B. $CD8^+$ T 淋巴细胞
C. $CD4^+$ T 淋巴细胞　D. DC
E. IL－10

36. 辅助 B 细胞活化，从而产生肿瘤特异性抗体
37. 机体抗肿瘤的关键细胞是
38. 固有免疫中抗肿瘤作用最强的
39. 肿瘤免疫抑制因子
40. 可以摄取加工并提呈肿瘤抗原

【X/型/题】

41. 下列哪些病原体感染会导致肿瘤的发生
A. EB 病毒　B. HBV
C. HCV　D. HPV
E. 梅毒螺旋体

42. 肿瘤细胞通过哪些机制逃避免疫应答
A. 肿瘤组织没有特别抗原表位
B. 肿瘤抗原表位被封闭
C. 肿瘤抗原诱导宿主免疫耐受
D. 肿瘤细胞诱导免疫细胞凋亡
E. 共刺激分子表达异常

43. 参加抗肿瘤作用的细胞有
A. 中性粒细胞　B. 巨噬细胞
C. NK 细胞　D. CTL
E. γδT 细胞

44. CTL 杀伤肿瘤细胞的机制有
A. 分泌 IFN－γ、TNF 杀瘤
B. 分泌穿孔素
C. 释放颗粒酶
D. 通过 Fas－FasL 机制诱导肿瘤细胞凋亡

E. 分泌 NO

45. 肿瘤细胞产生的免疫抑制性分子有

A. IL－4　　B. IL－10

C. TGF－β　　D. TNF

E. CSF

46. 关于 TSA，下列描述正确的是

A. 胚胎性抗原主要是 TSA

B. MAGE－1 蛋白是 TSA

C. 自发性肿瘤主要为 TSA

D. TSA 诱导机体产生细胞免疫应答

E. 病毒诱发的肿瘤抗原多为 TSA

47. 下列哪种肿瘤细胞表面分子表达降低会使其逃避免疫监视

A. B－7　　B. MHC－Ⅰ

C. FasL　　D. CD40L

E. IL－2R

48. 肿瘤抗原包括

A. 突变基因编码抗原

B. 病毒基因编码抗原

C. PD－1

D. 组织特异性分化抗原

E. 过表达的抗原

49. 肿瘤的免疫治疗包括

A. 肿瘤疫苗

B. 细胞因子注射

C. 拮抗 PD－1/PD－L1

D. 抗体导向疗法

E. TIL 过继

50. 肿瘤的免疫诊断，可以做以下哪些项目

A. T 细胞及其亚群的数量和功能

B. 巨噬细胞功能评测

C. IL－2 水平

D. 肿瘤标志物

E. NK 细胞功能评测

二、名词解释

1. 肿瘤抗原（tumor antigen）
2. 肿瘤特异性抗原（tumor－specific antigen，TSA）
3. 肿瘤相关抗原（tumor－associated antigen，TAA）
4. 抗原调变（antigen modulation）
5. 过继免疫治疗
6. 胚胎抗原（fetal antigen）

三、填空题

1. 肿瘤免疫学是研究__________、__________以及__________、__________的科学。

2. 肿瘤的诊断非常重要，常见的肿瘤标志物有__________、__________、__________、__________和__________等。

3. 肿瘤患者的免疫功能评价对治疗和预后判断很重要，主要可以评测________、________和________等。

4. 研究发现，许多病毒的感染会引起肿瘤的发生，如__________感染能导致宫颈癌；__________感染能导致原发性肝癌；__________感染能导致鼻咽癌。

四、简答题

1. 试述机体抗肿瘤免疫机制。
2. 目前肿瘤的免疫治疗方法有哪些?
3. 以细胞为基础的免疫治疗有哪些？有何特点？
4. AFP 对肝癌诊断和治疗的意义。
5. 目前认为肿瘤细胞是通过什么方式逃避免疫系统的监视和杀伤？
6. 进入临床抗肿瘤治疗的细胞因子类药物有哪些？

五、病例分析题

1 例确诊为 B－ALL 的 20 岁男性患者，治疗前流式细胞术提示原发病处于分子学复发阶段。在采用人源化 CD19 CAR－T 治疗 12 天后患者出现发热，血清 C 反应蛋白、IL－6 及血清铁蛋白水平明显升高。14 天出现恶心呕吐、头晕、头痛、肢体痉挛等神经系统症状，头颅 CT 未显示明显异常，脑脊液分析提示潘氏试验阳性，蛋白显著升高，免疫球蛋白 IgG、IgA 和 IgM 明显升高，细胞计数正常，IL－6 水平极度升高，头颅 MRI 提示两侧大脑半球白质异常信号，经脱水降颅压等对症治疗后症状缓解。治疗 24 天 CAR－T 细胞占 CD3＋T 细胞比例 19%，1 月复查血常规、骨髓细胞学、微小残留病灶（MRD）等提示原发病处于细胞学和分子学持续缓解状态。

问题

（1）人源化 CD19 CAR－T 治疗 B－ALL 的原理

A. CD19 为 T 淋巴细胞特异性分化抗原

B. CD19 为 NK 细胞特异性分化抗原

C. CD19 为巨噬细胞特异性分化抗原

D. CD19 为 B 淋巴细胞特异性分化抗原

E. CD19 为中性粒细胞特异性分化抗原

（2）治疗过程中可出现发热、神经系统等症状，可能的原因是

A. 细胞因子释放反应

B. CAR－T 治疗无效

C. 对肿瘤的治疗前景失望

D. 肿瘤太复杂了，免疫治疗也无法攻克

E. 因为免疫排斥反应

【参考答案及解析】

一、选择题

【A/型/题】

1. D

［解析］利妥昔单克隆抗体是针对 CD20 的特异性抗体，可以用于复发或耐药的 CD20 阳性的滤泡性中央型淋巴瘤（国际工作分类 B、C 和 D 亚型的 B 细胞非霍奇金淋巴瘤）的治疗。

2. D

［解析］CEA 即癌胚抗原，是一种 MW 为 150KD～300KD 的糖蛋白，45%为蛋白质。CEA 的编码基因位于 19 号染色体。1965 年 Gold 和 Freedman 首先自人结肠癌组织发现，是胚胎性抗原。正常成人血清中 CEA 含量极低，而失去极性的癌细胞分泌 CEA 进入血液和淋巴，导致血中 CEA 水平增高。结肠癌、大肠癌、胰腺癌等患者大多可见 CEA 升高。

3. C

［解析］NK 细胞是固有免疫杀灭肿瘤细胞的第一道重要防线，不依赖补体。

4. A

［解析］ADCC 作用又名抗体依赖的细胞介导的细胞毒作用，NK 细胞借助其膜表面的 FcγR 结合 IgG，从而识别肿瘤细胞，并将肿瘤细胞杀伤。

5. B

［解析］TNF 为肿瘤坏死因子，因能通过细胞表面 TNFR 在体内和体外直接杀伤肿瘤细胞而得名。

6. A

［解析］由于 AFP 是胚胎抗原，人体对 AFP 是耐受的，不会产生免疫应答，也就不会产生抗 AFP 的抗体。

7. C

［解析］肿瘤细胞有多种方式逃避免疫应答，但它仍然有提呈内源性抗原的能力。

8. E

［解析］黑色素瘤相关排斥抗原（MARA）可见于不同个体的黑色素瘤细胞上，但正常黑色素细胞不表达此抗原。

9. D

［解析］CDC 是补体依赖的细胞毒效应，是抗体与抗原结合后通过经典途径激活补体溶解靶细胞的方式；在抗体的调理吞噬作用下，巨噬细胞等吞噬肿瘤细胞的能力大大增强；肿瘤细胞上的转铁蛋白受体促进肿瘤细胞生长，故抗体封闭能抑制肿瘤。

10. E

［解析］被动免疫是给患者输入抗体、细胞因子或者效应细胞等，但细胞因子不属于特异性治疗物质。肿瘤特异性 T 淋巴细胞能更好地识别肿瘤抗原，能应用于抗肿瘤治疗。

11. A

［解析］抗体靶向治疗是目前免疫治疗肿瘤的重要领域之一，受人瞩目，但其疗效会受到某些因素的影响，导致并非百分百有效，某些抗体及其偶联物还会引起人体较大的不良反应。

12. C

［解析］肿瘤相关抗原，在正常情况下也有产生，所以临床检测这一类抗原时，必须检测其具体的含量。

13. C

［解析］除了注射肿瘤疫苗，其他方法均为被动免疫治疗或者免疫检查点治疗肿瘤的方法。

14. B

［解析］CD8+的 T 淋巴细胞能被肿瘤抗原激活，特异性杀伤肿瘤细胞。

15. D

［解析］肿瘤治疗方法较多，目前除了手术、放疗、化疗以外，免疫治疗是新的希望，但不包括血浆置换。

16. E

［解析］免疫抗肿瘤机制中，T 淋巴细胞杀伤肿瘤细胞的能力是主要力量。

17. B

［解析］NK 细胞杀伤肿瘤细胞不需要依赖补体辅助。

18. E

［解析］肿瘤标志物的检测，有助于临床对某些相关肿瘤的诊断，因此在临床常用。但要说明的是，肿瘤的这些相关抗原，与肿瘤的发生并非绝对的一一对应关系，必须结合其他依据，谨慎诊断。CA-199 与胰腺癌肝胆系癌等相关性强。

19. A

［解析］人类乳头瘤病毒 HPV 的高危型和中危血清型，能引起宫颈细胞异常增生。

20. D

［解析］人类嗜 T 细胞白血病病毒 HTLV-1 能引起成人 T 细胞白血病。

【B/型/题】

21. E

［解析］程序性死亡受体-1（programmed cell death protein-1，PD-1 /CD279）是重要的免疫检查点，通过与其两个配体 PD-L1（B7-H1/CD274）和 PD-L2（B7-DC/CD273）的作用而抑制 T 细胞的活化及细胞因子的产生，在维持机体的外周耐受上发挥至关重要的作用。利用抗 PD-1 / PD-L1 的单克隆抗体阻断 PD-1/PD-L1 信号通路，在多种实体瘤中显示出卓越的抗肿瘤疗效。

22. F

［解析］CTL 是 $CD8^+$T 细胞经过抗原刺激后激活而成的效应细胞。

23. A

［解析］主动免疫就是给机体进行抗原刺激。

24. D

［解析］LAK 细胞就是淋巴因子激活的杀伤细胞。

25. B

［解析］IL-2 是淋巴细胞、抗原提呈细胞、吞噬细胞的最为重要的活化性细胞因子之一。

26. D　27. B　28. A　29. C　30. A

［解析］某些病毒能比较特异性地诱发某组织器官肿瘤，了解这些，就能更好地了解和预防肿瘤的发生，所以需要大家掌握。

31. E　32. C　33. D　34. B　35. A

［解析］肿瘤标志物是肿瘤细胞产生的，或者与肿瘤存在关系密切的物质，在临床上可以作为肿瘤诊断的辅助指标，必须掌握。

36. C　37. B　38. A　39. E　40. D

［解析］机体许多细胞和分子都参与了抗肿瘤免疫。NK 细胞是固有免疫抗肿瘤的重要细胞，$CD8^+$T 细胞是适应性免疫抗肿瘤的关键细胞，$CD4^+$T 细胞辅助 B 细胞活化，产生抗体对抗肿瘤，IL-10/TGF β 是免疫抑制因子。

【X/型/题】

41. ABCD

［解析］多种感染的病原体能直接或间接诱发肿瘤的产生，因此，有效抗感染，提高免疫力，是对抗肿瘤发生最有力的武器。

42. ABCDE

［解析］肿瘤之所以能成为人类死亡的重要疾病，原因之一是肿瘤细胞能逃避免疫应答。选项中列举的逃避机制，都是肿瘤细胞为了使免疫系统无法及时有效消灭自己，而进化得到的逃逸机制。

43. ABCDE

［解析］本题所有选项的细胞均能参与抗肿瘤免疫。

44. ABCD

［解析］前四个选项是 CTL 杀灭肿瘤细胞的重要方式。

45. BC

［解析］IL-10 和 TGF-β 是重要的免疫抑制因子，肿瘤细胞也有分泌这两种抑制性细胞因子的能力。

46. BCDE

［解析］胚胎性抗原由于是自身抗原，对于自己而言，这些抗原对自身免疫系统不具备免疫原性，更不是肿瘤特异性抗原。

47. ABCDE

［解析］五个选项所提及的分子，均为细胞活化和效应的重要信号之一，肿瘤细胞调低表达，会有助于其逃避免疫应答。

48. ABDE

［解析］PD-1 是 T 淋巴细胞活化后表达出来的抑制性受体，以阻止 T 细胞过度活化，又称为程序性细胞死亡蛋白，并非肿瘤抗原。其他都是肿瘤抗原。

49. ABCDE

［解析］肿瘤的免疫治疗方法很多，本题的选择均为科学家多次反复验证，具有一定的抗肿瘤治疗作用。

50. ABCDE

［解析］肿瘤的免疫诊断是在根据患者症状和体征，以及合适的影像法基础上，通过对血液中的指标检测，从而观察免疫细胞、免疫分子的数量、功能的方法。

二、名词解释

1. 是指细胞在癌变过程中所出现的与肿瘤相关联的抗原物质的总称。
2. 指只在肿瘤组织中表达而不存在于正常组织的抗原。
3. 在正常机体中有表达，但在肿瘤发生时其表达部位改变或表达量异常升高，如胚胎性抗原、某些糖蛋白等。
4. 宿主对肿瘤抗原发生免疫应答导致肿瘤细胞表面抗原减少或丢失，使其逃避免疫识别和杀伤的现象，称为抗原调变。
5. 把具有抗肿瘤活性的免疫血清或免疫细胞转输给免疫功能低下的肿瘤患者，在其体内发挥抗肿瘤作用，以此达到治疗肿瘤的目的。
6. 在胚胎分化发育阶段由胚胎组织产生的正常成分，出生后因编码该抗原的基因关闭而逐渐消失或表达量极低，但当细胞发生恶性转化时，相应基因被激活，抗原重新合成并大量表达。胚胎抗原免疫原性弱，不能引起宿主免疫系统对该抗原的免疫应答，但可用于肿瘤辅助诊断。

三、填空题

1. 肿瘤抗原的种类和性质；机体对肿瘤的免疫效应机制；肿瘤的免疫逃逸方式与机制；肿瘤的免疫诊断和防治
2. AFP；CEA；CA125；CA199；CSA（答 PAP\TPA 均可）
3. T 淋巴细胞及其亚群的数量和功能；细胞因子水平；巨噬细胞和 NK 细胞功能等
4. HPV 的某些血清型；HBV 和/或 HCV；EB

四、简答题

1. （1）机体固有免疫的抗肿瘤作用：①补体的溶细胞作用；②NK 细胞的杀瘤效应：抗肿瘤的第一道防线，无须致敏，不受 MHC 限制；③巨噬细胞的杀瘤效应。

（2）机体适应性免疫的抗肿瘤作用：①抗肿瘤的细胞免疫机制：$CD4^+$ T 细胞和 $CD8^+$ T 细胞。其中后者是抗肿瘤效应的关键细胞，通过识别肿瘤抗原肽－MHC Ⅰ类分子复合物高效特异性杀伤肿瘤细胞。②抗肿瘤的体液免疫机制：抗体依赖的细胞介导的细胞毒作用（ADCC）和抗体的免疫调理作用。

2. （1）主动免疫治疗：①非特异主动免疫治疗：卡介苗、短小棒状杆菌、左旋咪唑等。②特异主动免疫治疗：灭活肿瘤细胞疫苗、肿瘤抗原肽疫苗等抗独特型抗体疫苗。

（2）被动免疫治疗

①过继免疫疗法：把具有抗肿瘤活性的免疫血清或者免疫细胞转输到免疫功能低下的肿瘤患者。

淋巴因子（主要为 IL－2）活化的杀伤细胞（LAK）

肿瘤浸润性淋巴细胞（TIL）：在实体瘤或周围淋巴结中，分离出肿瘤抗原致敏而具有特异性抗肿瘤作用的 T 细胞

细胞因子：IL－2，IL－12，IFN－α 等

嵌合抗原受体 T 细胞：CAR－T

免疫抑制分子程序性死亡蛋白 1 及其配体拮抗：PD－1/PD－L1 拮抗抗体

②抗体靶向治疗：人源化单抗、嵌合抗体

抗体耦联：抗癌药物耦联到抗体上

双特异抗体：抗肿瘤抗体与免疫细胞抗体组合

3. 以细胞为基础的免疫治疗是通过分离获取的患者自身免疫细胞，在细胞因子的诱导下，大量扩增出具有高度抗肿瘤活性的免疫细胞，再回输到患者体内，此类细胞包括 LAK 细胞、TIL 细胞、CIK 细胞、DC 细胞、CD3AK 细胞、AKM 细胞等，此疗法对恶性黑色素瘤、肾癌、非何杰金氏淋巴瘤等多种肿瘤及癌性胸腹水具有不错的疗效，且毒副反应相对轻。

CAR－T 是近几年来细胞免疫治疗的新技术，全称是 Chimeric Antigen Receptor T－Cell Immunotherapy，指的是嵌合抗原受体 T 细胞免疫疗法。嵌合抗原受体（CAR）是 CAR－T 的核心部件，赋予 T 细胞 HLA 非依赖的方式识别肿瘤抗原的能力，这使得经过 CAR 改造的 T 细胞相较于天然 T 细胞表面受体 TCR 能够识别更广泛的目标。CAR 的基础设计中包括一个肿瘤相关抗原（tumor－associated antigen，TAA）结合区（通常来源于单克隆抗体抗原结合区域的 scFv 段），一个胞外铰链区，一个跨膜区和一个胞内信号区。目标抗原的选择对于 CAR 的特异性、有效性以及基因改造 T 细胞自身的安全性来讲都是关键的决定因素。目前在急性白血病和非霍奇金淋巴瘤的治疗上有着显著的疗效，被认为是最有前景的肿瘤治疗方式之一。

4. 甲胎蛋白（AFP）是一种糖蛋白，属于白蛋白家族，主要由胎儿肝细胞及卵黄囊合成。甲胎蛋白在胎儿血液循环中具有较高的浓度，出生后则下降，至生后 2～3 个月甲胎蛋白基本被白蛋白替代，血液中较难检出，故在成人血清中含量极低。甲胎蛋白具有很多重要的生理功能，包括运输功能、作为生长调节因子的双向调节功能、免疫抑制、T 淋巴细胞诱导凋亡等。甲胎蛋白与肝癌及多种肿瘤的发生发展密切相关，在多种肿瘤中均可表现出较高浓度，可作为多种肿瘤的阳性检测指标。目前临床上主要作为原发性肝癌的血清标志物，用于原发性肝癌的诊断及疗效监测。

之所以要动态观察 AFP 检测的诊断和治疗意义，在于：①检测可能为假阳性：任何检查都不可能达 100%正确，AFP 测定也会出现假阳性的问题，即没有发生肝癌，但 AFP 呈阳性。此时应动态观察 AFP，并结合影像学和其他化验检查排除之。②其他非肿瘤疾病也可表现出 AFP 的动态升高，如某些良性肝病如急性肝炎、慢性活动性肝炎、肝硬化等肝脏疾病，因病毒在肝细胞内复制增殖，使肝细胞处于损伤、修复和再生的过程，AFP 会升高，但浓度一般不太高，多低于 200μg/L，且随着肝炎的好转，AFP 亦随之下降，进而逐渐恢复正常。AFP 升高呈一过性、低浓度阳性的特点。这有助于与肝癌的持续性、高浓度阳性相鉴别。但也有少数良性肝病患者，由于肝细胞持续大量受损并过度再生，再生的肝细胞分化不成熟而合成大量的胎甲球，AFP 也会呈高浓

度阳性，其值大于 400μg/L，甚至有高达 6000μg/L 的报道。但如果肝脏损伤程度较轻（可通过 ALT、AST 等肝酶变化去观察），而 AFP 持续高浓度阳性，则应高度警惕肝癌的发生。③AFP 的升降可作为判断肝癌预后或手术及各种抗癌治疗效果观察的指标：确诊肝癌后采取手术切除或各种治疗措施，AFP 大幅度下降说明治疗有效，若下降后再次升高，则预示肝癌有复发、转移迹象。但是 AFP 升高的幅度与病情严重并不成正比，判断肿瘤的治疗效果要多项检查谨慎判断，AFP 只是其中一个参考值。

5.（1）肿瘤抗原的免疫刺激效应异常：①肿瘤抗原的免疫原性弱：抗原调变——在某些情况下，肿瘤抗原可发生表位减少或丢失，从而逃避免疫系统的识别和杀伤。②MHC 分子表达减少甚至缺失。③肿瘤抗原被覆盖或封闭。④抗原加工处理递呈障碍。⑤共刺激分子表达异常：某些肿瘤细胞表面的 CD80 等共刺激分子低下或缺乏。

（2）肿瘤细胞“漏逸”：肿瘤细胞一旦生长迅速并形成集团后，肿瘤抗原编码基因发生突变，从而干扰或逃避机体的免疫识别。

（3）肿瘤抗原诱导免疫耐受。

（4）肿瘤细胞诱导免疫细胞凋亡。

（5）肿瘤细胞分泌免疫抑制因子 IL－10/TGF－β 等。

6. 主要有细胞因子 IL－2，IL－12，IFN－α，IFN－γ 等。

IL－2：T/B/NK 的细胞的重要活化细胞因子。与其他治疗手段合用，治疗实体肿瘤，对肾细胞癌、黑色素瘤、非霍奇金淋巴瘤、结肠直肠癌有较显著的疗效。

IL－12：可刺激活化型 T 细胞增殖，促进 Th0 细胞向 Th1 细胞分化；诱导 CTL 和 NK 细胞的细胞毒活性并促进其分泌 IFN－γ、TNF－α、GM－CSF 等细胞因子；促进 NK 细胞和 IL－2、TNF 受体及 CD56 分子的表达，增强对肿瘤细胞的 ADCC 效应。所以在肿瘤治疗中有较重要的作用。

IFN：干扰素有广谱的抗病毒和免疫调节作用。主要用于治疗晚期毛细胞白血病、肾癌、黑色素瘤、Kaposi 肉瘤、慢性粒细胞性白血病和中低度恶性非霍奇金淋巴瘤，其他曾用于骨肉瘤、乳腺癌、多发性骨髓瘤、头颈部癌和膀胱癌等。也适用于急、慢性丙型病毒性肝炎，慢性活动性乙型肝炎。

五、病例分析题

（1）D

[解析] CD19 为 B 淋巴细胞的共受体复合物之一，也是 B 淋巴细胞系白血病治疗的重要靶分子。

（2）A

[解析] 在治疗过程中，淋巴细胞大量活化、溶解，会释放很多细胞因子，引起全身免疫风暴，导致以上症状，所以治疗过程中必须密切观察。

（张　冉）

第二十章　移植免疫

【同步习题】

一、选择题

【A型题】

1. 关于正常人体 T 细胞库中同种异型反应性 T 细胞（allo–T）描述正确的是
   A. Allo–T 细胞不识别 MHC–Ⅰ类分子
   B. Allo–T 细胞不识别 MHC–Ⅱ类分子
   C. Allo–T 细胞数量是一般 T 细胞的 1%～10%
   D. Allo–T 细胞数量是总 T 细胞的 1%～10%
   E. Allo–T 细胞不能识别非己的 MHC 分子
2. 由受者体内预存的抗供者特异性抗体引发的早期器官移植排斥反应是
   A. 超急性排斥反应　B. 急性排斥反应
   C. 亚急性排斥反应　D. 慢性排斥反应
   E. 急性移植物抗宿主反应
3. 器官移植后给患者注射抗 CD3 单克隆抗体预防排斥反应，可能会产生何种不良反应
   A. 并发恶性肿瘤
   B. 并发自身免疫病
   C. 并发高丙种球蛋白血症
   D. 并发超敏反应
   E. 并发血清病
4. 引起器官移植超急性排斥反应的免疫学机制是
   A. 中性粒细胞产生大量蛋白水解酶
   B. CTL 细胞大量克隆扩增
   C. 超抗原大量激活多克隆 T 细胞
   D. 浆细胞大量分泌高亲和力的增强抗体
   E. 激活补体引起移植物急性血管炎症反应
5. 移植器官存活时间与供/受者的 HLA 抗原匹配程度成正相关，在同种异体肾移植时，下列哪种抗原的匹配是最重要的
   A. HLA–A　B. HLA–B
   C. HLA–C　D. HLA–DR
   E. HLA–DQ
6. 对白血病患者进行骨髓移植时，具有 GVL 效应的处理方法是
   A. 确保供受者所有 HLA 基因完全相同
   B. 确保清除供者骨髓内所有免疫细胞
   C. 确保清除受者骨髓内所有造血细胞
   D. 抑制受者体内免疫细胞
   E. 供/受 HLA 等位基因少量的错配
7. GVHR 主要见于以下哪种移植
   A. 肝移植　B. 肺移植
   C. 心脏移植　D. 肾移植
   E. 角膜移植
8. 临床肝移植未进行 HLA 配型，可能原因是
   A. 肝细胞属于隐蔽抗原
   B. 肝脏器官有免疫耐受的作用
   C. 肝细胞不表达任何 HLA 抗原
   D. 肝细胞不参与免疫应答
   E. 肝脏是免疫豁免区
9. 处理临床器官移植急性排斥反应时，用抗 CD3 单克隆抗体进行治疗，其作用机制是
   A. 抗体的中和作用
   B. ADCC
   C. 调理作用
   D. 激活补体溶解 T 淋巴细胞作用（CDC）
   E. T 细胞的活化诱导细胞死亡（AICD）
10. 为患者做肾移植 HLA 配型时，下列供者中哪个最合适
    A. 患者的父母　B. 患者的妻子
    C. 患者子女　D. 异卵双生的同胞
    E. 患者的同胞中具有 HLA 单倍型完全相同者
11. 有关应用抗 CD25 人源化单克隆抗体治疗疾病的描述不正确的是
    A. 可用于抗移植排斥反应
    B. 可用于抗肿瘤
    C. 可用于抗超敏反应
    D. 可用于治疗自身免疫病
    E. 能阻断 IL–2 的作用
12. 引起同胞兄弟之间移植排斥反应的抗原是
    A. 异种抗原　B. 异嗜性抗原
    C. 自身抗原　D. 同种异型抗原
    E. TD 抗原
13. 骨髓移植时，为最大限度减小 GVHD 反应的发生，

对移植的细胞进行预处理以去除
A. 成熟T细胞　B. 成熟B细胞
C. 中性粒细胞　D. 单核细胞
E. 内皮细胞

14. 临床上公民逝世后的器官捐献的器官移植属于
A. 异种移植　B. 同种同基因移植
C. 同种异体移植　D. 自身移植
E. 亲体移植

15. 抗排斥药物环孢素A的作用机制是
A. 抑制IL-2基因的转录效应
B. 诱生Treg细胞
C. 将机体转为Th2型应答
D. 下调HLA分子的表达水平
E. 直接杀伤T细胞

16. 下列供-受体关系的肾移植发生排斥反应较轻的是
A. 异卵双胞胎之间　B. 母亲与子女之间
C. 夫妻之间　D. 兄弟之间
E. HLA单倍型全相合的同胞之间

17. 对于移植排斥反应说法错误的是
A. 移植抗错配越多，排斥反应越严重
B. 只要供受者ABO血型相容和HLA基因完全匹配，就一定不会发生排斥反应
C. 移植排斥反应具有记忆效应
D. 本质上与机体对外来异物的免疫应答相同
E. T细胞是参与移植排斥的主要细胞

18. 避免移植排斥反应最理想的方法是
A. 给予受者大剂量免疫抑制剂
B. 诱导受者对移植物产生免疫耐受
C. 给予受者大量IL-10等负调节因子
D. 射线辐射以除去移植物中的成熟T细胞
E. 注射大剂量封闭抗体以防止被受者免疫细胞识别

19. 使用免疫抑制剂最大的不良反应是
A. 并发自身免疫病
B. 并发超敏反应
C. 药物对肝肾等器官毒性
D. 并发机会性感染与肿瘤
E. 诱发免疫性疾病

20. Allo-反应性T淋巴细胞的直接识别指的是
A. 直接识别完整的抗原
B. 受者T细胞识别供体APC完整的同种异型的MHC分子
C. 受者T细胞识别经加工过的同种异型错配的MHC分子多肽
D. 受者T细胞TCR不需要MHC分子介导而直接结合抗原表位
E. 识别过程中与MHC限制理论相矛盾

21. 下列哪种抗原属于内皮细胞组织特异性抗原
A. 性别相关的抗原　B. ABO血型抗原
C. 自身抗原　D. MICA
E. 血小板抗原

22. T细胞分泌的哪种细胞因子可诱导慢性排斥反应
A. IL-4　B. IL-6
C. IFN-γ　D. TGF-β
E. IL-17

23. 受者体内产生的抗HLA抗体主要属于
A. IgM　B. IgG
C. IgA　D. IgE
E. IgD

24. 最适合清除受者体内T细胞的抗体是
A. 抗CD3单克隆抗体
B. 抗CD4单克隆抗体
C. 抗CD8单克隆抗体
D. 抗CD16单克隆抗体
E. 抗CD20单克隆抗体

25. 关于Th17细胞在移植排斥反应中的作用说法错误的是
A. 产生IL-17
B. 辅助招募中性粒细胞产生炎症反应
C. 可直接杀伤移植物的组织细胞
D. 促进局部组织产生炎症因子
E. 促进局部组织产生趋化因子

26. 关于急性排斥反应说法正确的是
A. 是同种异型移植中最常见的排斥反应
B. 急性排斥反应不包括抗体介导的排斥反应
C. 临床常用的免疫抑制剂对急性排斥反应治疗效果较差
D. 此类型排斥反应发生于移植后数小时内
E. 一旦发现急性排斥反应，不可逆转

27. 关于肾移植慢性排斥反应说法正确的是
A. 绝大部分患者发生于术后1个月内
B. 病理改变类似于慢性肾炎
C. 临床常用免疫抑制剂效果较好
D. 以CTL为主要的效应细胞
E. 与抗体介导的排斥反应无关

28. 受者体内产生抗HLA抗体与下列无关的是
A. 妊娠　B. 多次输血
C. 器官移植　D. 输血小板
E. 服用中药

29. 肾移植超急性排斥反应常见于下列受者，不正确的是
A. 再次移植的个体 B. 反复输血的个体
C. 多次妊娠的个体 D. ABO 血型不相容的个体
E. 年龄偏大的个体
30. 下列哪种组织器官移植不产生排斥反应
A. 角膜移植 B. 肝脏移植
C. 肺移植 D. 心脏移植
E. 肾移植
31. 下列哪种方法可阻断 T 细胞共刺激信号通路
A. 用细胞因子诱导体内 Treg 细胞的生成
B. 应用 CTLA－4 Ig 阻断 CD28 与 B7 之间的结合
C. 封闭同种反应性 T 细胞的 TCR
D. 造血干细胞移植诱导同种异基因嵌合体
E. 用未成熟 DCs 诱导移植耐受状态
32. 判断肾移植排斥反应发生极其严重强度的关键检测指标是
A. 血清中细胞因子水平
B. 受者体内 T 细胞活化状态
C. 移植物细胞 HLA 抗原表达水平
D. 受者血液中免疫抑制剂的药物浓度
E. 血清肌酐水平

【A2/型/题】

33. 5 岁患儿，诊断为急性髓系白血病，化疗后给予造血干细胞移植（HLA 型别基本匹配），移植后小孩出现高热、休克等反应，给予抗生素和抗病毒治疗无效，临床诊出为急性 GVHD，最可能的原因是
A. 移植物中含有大量 B 细胞
B. 移植物中含有大量 T 细胞
C. HLA 基因配型错配
D. 患儿白血病病情出现进展
E. 发生感染
34. 男性患者，45 岁，因严重角膜病变出现视力障碍而行角膜移植，该患者术后需要怎样的治疗
A. 终身使用皮质类固醇药物，如泼尼松
B. 终身使用真菌代谢物，如环孢素 A
C. 终身使用有丝分裂抑制剂，如环磷酰胺
D. 终身使用抗 IL－2R 单克隆抗体
E. 无须治疗
35. 在临床心肺移植中，由于供者脑死亡后无法对移植组织的维持，需要在很短时间内进行器官移植，在移植手术前不便于组织配型。移植术后使用抗 CD28 抗体 IgG 的 Fab 部分，后续每隔一个月使用一次，这样治疗的目的是
A. 清除 T 细胞
B. 诱导 T 细胞无应答
C. 抑制 B 细胞有丝分裂
D. 抑制 T 细胞有丝分裂
E. 抑制炎症
36. 男性患者，57 岁，因患尿毒症需进行肾移植，在移植物血管接通后 5 分钟即发现移植肾有出血点，该患者于一年前因车祸受伤接受多次输血，据此判断出现这些症状最可能的原因是
A. 超急性排斥反应 B. 急性排斥反应
C. 亚急性排斥反应 D. ABO 血型不符
E. Rh 血型不符
37. 男性患者，26 岁，患有非霍奇金淋巴瘤而进行骨髓移植，移植前已确保供受者 ABO 血型相容，与 HLA－A、B、C、DRB1 和 DQB1 等位基因 10/10 相合，但依然发现了 GVHR，最可能的原因是
A. 检测结果有误
B. HLA 基因发生了突变
C. Rh 血型不同
D. 组织特异性抗原不同
E. 次要组织相容性抗原不同
38. 男性患者，47 岁，患有严重的肝硬化，进行肝移植时发现虽然 HLA 完全匹配，但 ABO 不符合，一时找不到其他合适供者，为了防止排斥反应的发生，下列措施不正确的是
A. 术前输注供者特异性血小板
B. 血浆置换去除抗 A 或抗 B 凝集素
C. 切除受者脾脏
D. 输注大量丙种球蛋白
E. 注射大剂量免疫抑制剂
39. 男性患者，15 岁，患有 T 细胞白血病，进行骨髓移植后，为了防止 GVHD，对移植细胞预处理，下列最不适宜的药物是
A. 抗 CD3 单克隆抗体
B. 抗 CD4 单克隆抗体
C. 抗 CD8 单克隆抗体
D. 抗 CD20 单克隆抗体
E. 抗 CD2 单克隆抗体

【B/型/题】

A. 自体移植 B. 同系移植
C. 同种异体移植 D. 异种移植
E. 干细胞移植

40. 同卵双胞胎个体间进行的移植属于
41. 从大腿根部取一部分皮肤移植到脸部属于
42. 临床上最多见的移植类型为
43. 将猪胰岛细胞移植给糖尿病患者属于

A. 超急性排斥反应　B. 急性排斥反应
C. 慢性排斥反应　D. GVHR
E. HVGR

44. 造血干细胞移植后最易出现
45. 肾移植后最易出现
46. 免疫抑制剂治疗效果较好的是针对
47. 影响移植物长期存活的主要原因是

A. 抗 CD28 单抗　B. 抗 CD40 单抗
C. 环孢素 A　D. 抗胸腺细胞球蛋白
E. 抗 CD25 单抗

48. 能阻断 T 细胞第二信号的是
49. 能阻断 B 细胞第二信号的是
50. 能清除体内 T 细胞的是
51. 能抑制 T 细胞增殖分化的是
52. 能阻断 IL－2 细胞因子作用的是

二、名词解释

1. HVGR
2. GVHR
3. 移植免疫耐受
4. 直接识别
5. DSA
6. 抗体介导排斥反应（AMR）

三、简答题

1. 简述根据移植物来源及遗传背景将移植分类的种类。
2. 简述同种移植排斥反应中的抗原种类。
3. 简述同种移植中直接识别和间接识别的区别。
4. 简述超急性排斥反应的发病机制。
5. 简述临床器官移植 HLA 配型原则。

【参考答案及解析】

一、选择题

【A/型/题】

1. D

[解析] Allo－T 细胞数量占总 T 细胞的 1%～10%，有直接或间接识别移植物 MHC 分子的能力。在急性植排斥反应中起主要作用。

2. A

[解析] 超急性排斥反应是由受者体内预存的抗供者组织抗原的特异性抗体（如抗 ABO 血型抗体、抗 HLA 抗原的抗体和抗血管内皮细胞抗原的抗体）引发的临床器官移植早期排斥反应。急性排斥反应主要由 allo－反应性 T 细胞引起的细胞排斥反应，尽管抗体介导的排斥反应也参与急性，亚急性或慢性排斥反应的过程，但不是最佳答案。而选项 E 常见于骨髓/造血干细胞移植的不良反应。

3. A

[解析] CD3 是 T 细胞的表面特异性标记，抗 CD3 单克隆抗体在体内可靶向清除 T 细胞，全面抑制细胞免疫，使患者的免疫功能明显下降，因此易并发机会感染与恶性肿瘤。

4. E

[解析] 患者在器官移植之前预存有抗供者特异性抗体（DSA，如 ABO 血型不匹配，或预存有抗 HLA，抗 MICA 的 allo－抗体。这些抗体与移植器官的血管内皮细胞膜上的抗原结合，激活补体的经典途径，很快引起血管炎症反应，血小板栓塞等。

5. D

[解析] HLA－DR 基因的匹配与肾移植物存活最具有相关性，因此相对来说，考虑 HLA－DR 抗原匹配最重要，当然，临床肾移植配型最为优先考虑的问题是供－受者之间的 ABO 血型相容性。

6. E

[解析] 骨髓移植治疗白血病时有时使供/受者有少量的 HLA 等位基因错配，利用可控的移植物（植入的供者免疫细胞）杀伤患者体内的白血病细胞作用（GVL），防止血清肿瘤复发。

7. A

[解析] 移植器官肝含有大量的供者来源免疫细胞（T 淋巴细胞），这些供者 T 细胞可对患者组织，器官产生排斥反应（GVHR）。

8. B

[解析] 肝脏含有大量的免疫细胞，如未成熟树突状细胞（DCs），可诱导免疫耐受，临床上肝移植前常常不做 HLA 配型。

9. D

[解析] CD3 是 T 细胞特有的表面标记，抗 CD3 单抗结合 T 细胞，活化补体，溶解 T 细胞。

10. E

[解析] 同种异体肾移植的供体选择以患者家属中 HLA 单倍型完全相同的同胞为最佳供体，其他都不如 E。

11. B

[解析] CD25 分子是 IL-2 受体分子结构之一，有阻断 IL-2 的作用，可直接下降免疫应答功能，但不能应用于抗肿瘤的治疗。

12. D

[解析] 抗原可按亲缘关系来分类，同胞兄弟之间的移植抗原属于同种异型抗原。

13. A

[解析] 移植物中供体 T 细胞是介导同种异基因造血干细胞移植引起 GVHD 的关键细胞，因此去除成熟 T 细胞，可降低 GVHD 发生的风险。

14. C

[解析] 临床上绝大多数的器官移植都是发生在遗传背景不同的两人之间，属于同种异体移植。

15. A

[解析] 环孢素 A 作用机制是直接或间接抑制 T 细胞产生 IL-2 等细胞因子，并抑制 T 细胞 IL-2R 的表达。

16. E

[解析] 同卵双胞胎之间移植可能完全不发生排斥反应，除此之外，同种异体之间的器官移植均可能发生排斥反应，但上述选项中（E）HLA 单倍型全相合的同胞之间的移植发生排斥反应较轻。

17. B

[解析] 移植排斥机制非常复杂，与多种抗原有关，包括 ABO 系统、Rh 系统、MHC 系统、MICA、mH 系统、组织抗原等，尽管临床器官移植配型主要考虑 ABO 血型和 HLA 配型，但仍然不能完全解决移植排斥的问题。

18. B

[解析] 诱导受者对移植物产生免疫耐受，使得移植物与受者间建立一种嵌合共稳状态是避免移植排斥反应最理想的方法。

19. D

[解析] 免疫抑制剂能非特异性下调机体免疫力，使患者机会性感染与肿瘤发病率显著增加。

20. B

[解析] 直接识别是供体过继的 APC 细胞被受者的 Allo-反应性 T 细胞直接识别引起的细胞排斥反应。

21. D

[解析] MICA 抗原是表达在血管内皮细胞表面的组织特异性抗原，外周血淋巴细胞膜上没有表达。

22. C

[解析] 在移植排斥反应中，Th1 细胞通过分泌 IL-2、IFN-γ 等 Ⅰ 型细胞因子聚集单核巨噬细胞，诱导迟发型超敏反应性炎症损伤。

23. B

[解析] 与自身抗体 IgM 不一样，受者产生的抗 HLA 抗体多属于 IgG。

24. A

[解析] 抗 CD3 单克隆抗体（OKT3）与 T 细胞表面 CD3 分子结合，借助补体介导的细胞毒作用（CDC）和 ADCC 效应杀伤 T 细胞，对所有 T 细胞都有杀伤效应，故使用抗 CD3 单克隆抗体能最大化地清除受者体内 T 细胞。

25. C

[解析] Th17 细胞通过细胞因子 IL-17 的作用招募中性粒细胞产生炎症与组织破坏。

26. A

[解析] 急性排斥反应是同种异型移植中最常见的排斥反应，绝大部分发生于术后 1 个月内，常用的免疫抑制剂治疗效果较好，处理及时可以逆转。

27. B

[解析] 肾移植慢性排斥反应的病理改变类似于慢性肾炎和肾小球血管纤维化，发生于移植后数周、数月甚至数年，主要是由抗体介导的体液排斥反应，$CD4^+$ Th 细胞介导迟发性超敏反应的损伤，常用的免疫抑制治疗效果欠佳。

28. E

[解析] 抗 HLA 抗体产生与妊娠、输血和器官移植有关，与服用中草药无关。

29. E

[解析] 超急性排斥反应是由受者体内预存的抗供者组织抗原的抗体引发的早期排斥反应，反复输血、再次移植、多次妊娠及 ABO 血型不符合预存有 HLA 抗体的可能性较大。

30. A

[解析] 角膜是免疫豁免部位，角膜移植一般不会产生排斥。

31. B

[解析] CTLA-4-Ig 可阻断 B7 与 CD28 结合，阻断 T 细胞活化的第二信号。

32. E

[解析] 细胞因子水平、受者体内 T 细胞活化状态及淋巴细胞亚群百分比和功能、移植物细胞 HLA 抗原表达水平等在诊断移植排斥意义不大，E 选项血清肌酐水平是反映肾功能的直接指标。

【A2/型/题】

33. B

[解析] 造血干细胞移植可导致HVGR和GVHR，以后者为主，引起GVHD，因此移植前必须进行严格的HLA配型，并进行移植物中成熟T细胞的预处理。

34. E

[解析] 角膜抗原属于免疫豁免区的抗原，通常不引起移植排斥反应。

35. B

[解析] 抗CD28抗体可与CD28结合，阻断T细胞活化的第二信号，诱导T细胞无应答，因使用的抗体IgG去除了Fc片段，不会引起ADCC和补体活化。

36. A

[解析] 超急性排斥反应是由受者体内预存的抗供者组织抗原的抗体（针对ABO血型抗原、血小板抗原、HLA抗原及内皮细胞抗原）引发的早期排斥反应，发生于移植后数分钟至24小时，常见于以往输血、妊娠产生的预存HLA抗体者。

37. E

[解析] 在ABO血型系统与HLA系统完全匹配时，次要组织相容性抗原是引发术后GVHR的主要抗原成分。

38. E

[解析] 诱导ABO血型不符的移植耐受方法包括：术前输注供者特异性血小板（有ABO血型抗原）吸收抗体、血浆置换去除抗A或抗B凝集素、切除受者脾脏等；输注大量丙种球蛋白可减轻排斥反应，但注射大剂量免疫抑制剂对ABO血型不相容的排斥反应效果不理想。

39. D

[解析] 清除反应性T细胞需要特异性针对T细胞表面标志物，包括CD2、CD3、CD4、CD8等，CD20是B细胞表面标志，不表达于T细胞。

【B/型/题】

40. B　41. A　42. C　43. D

[解析] 自体移植指移植物取自受者自身，不发生排斥反应；同系移植指遗传基因完全相同或基本近似的个体间进行的移植，一般不发生排斥反应；同种异体移植是临床上最常见的移植，绝大部分发生排斥反应；异种移植指不同种属个体间的移植，由于不同动物间遗传背景差异很大，移植后可能发生严重排斥反应。

44. D　45. E　46. B　47. C

[解析] 考察常见移植排斥反应的定义。

48. A　49. B　50. D　51. C　52. E

[解析] 抗CD28单抗能阻断CD28–B7信号，即T细胞活化的第二信号；抗CD40L能阻断CD40　CD40L信号，即B细胞活化的第二信号；抗胸腺细胞球蛋白能特异性地清除体内胸腺细胞。

二、名词解释

1. 宿主抗移植物反应是宿主免疫系统对供者移植物的免疫应答反应，导致移植物被排斥的现象，临床上包括超急性排斥反应、急性排斥反应和慢性排斥反应三类。
2. 移植物抗宿主反应是由移植物中淋巴细胞识别宿主组织抗原所致的免疫应答反应，如：骨髓移植后出现的GVHD。
3. 受者免疫系统对同种异体移植物抗原的特异性无应答，而对其他抗原保持正常应答的现象。
4. 指受者的同种异型反应性T细胞直接识别供者APC表面的MHC分子或由供者APC提呈的抗原肽–MHC复合物，并产生免疫应答。
5. 供者特异性抗体，器官移植中，受者产生的抗体是特异性针对给定的供者的抗原，并与之相结合的抗体。如受者含有抗HLA–A2抗体，供者错配的抗原正好为HLA–A2，此抗HLA–A2抗体称为DSA。
6. 由抗体结合供体组织细胞的抗原，引起的体液免疫答的排斥反应。

三、简答题

1. 根据移植物的来源及其遗传背景不同，可将移植分为4类。①自体移植：指移植物取自受者自身，不发生排斥反应；②同系移植：指遗传基因完全相同或基本近似的个体间进行的移植，一般不发生排斥反应；③同种异体移植：指同种动物间基因不同个体的移植，是临床上最常见的移植，绝大部分发生排斥反应；④异种移植：指不同种属个体间的移植，由于不同动物间遗传背景差异很大，移植后可能发生严重排斥反应。
2. 引起移植排斥反应的抗原称为移植抗原或组织相容性抗原：①人类ABO血型抗原；②主要组织相容性抗原（HLA抗原）；③次要组织相容性抗原（mH）；④组织特异性抗原。
3. （1）识别的分子形式不同：直接识别中是识别完整的供者细胞上的MHC分子，间接识别则为经受者APC加工处理的供者MHC分子多肽。

   （2）APC来源不同：直接识别中的APC来源于供者，而间接识别中的APC则来源于受者。

   （3）激活的T细胞不同：直接识别中有大量$CD8^+$ CTL细胞被激活，可直接杀伤供者移植物细胞，也可激活Th细胞分泌细胞因子间接识别主要由$CD4^+$ Th细胞识别。

（4）直接识别主要引起急性排斥反应，对免疫抑制剂敏感，间接识别可引起急性和慢性排斥反应。

4. 超急性排斥反应主要是由存在与受者体内的抗供者组织抗原的抗体，如ABO血型不相容（IgM抗体），预存的HLA-DSA抗体（IgG），在移植过程中开放血流时，这些抗体与血管内皮细胞表面的相应抗原结合，通过激活补体，引起血管壁损伤、炎症、血小板活化、血栓、血管内凝血等急性血管炎，从而导致移植物发生不可逆性缺血、变性及坏死。

5.（1）ABO血型相容性原则：ABO血型抗原在血管内皮细胞上也有表达，Rh阴性患者接受Rh阳性的供体器官可能性非常大，因此，临床上器官移植首次考虑的是ABO血型相容。

（2）HLA组织相容性原则：HLA-A、B和DR抗原错配数目尽可能少。由于供体器官来源严重短缺，加上临床免疫抑制剂降低了急性排斥反应，目前临床接受HLA错配的器官移植，如果有条件选择分配供体器官移植时，应尽可能将捐献的供体器官分配给HLA错配数较少的受者移植，以提高移植器官的存活时间。

（3）交叉配型原则：肾移植、胰腺和小肠移植前应坚持做交叉配型，而心肺肝移植时间紧，不做移植前的交叉配型。交叉配型实验是用供体来源的T/B淋巴细胞（抗原）与受者的血清（抗体）进行抗原-抗体结合反应。

（4）检测HLA抗体的原则：在器官移植中心等待移植的名单中的患者应提前做HLA抗体检测和抗体特异性分析。

（邹义洲）

第二十一章　免疫学防治

【同步习题】

一、选择题

【A/型/题】

1. 下列不属于疫苗的是
   A. 细菌性制剂　　B. 病毒性制剂
   C. 类毒素　　D. 免疫球蛋白制剂
   E. DNA 疫苗
2. 类毒素是采用什么物质制备的
   A. 细菌内毒素　　B. LPS
   C. 细菌外毒素　　D. 细胞壁肽聚糖
   E. 甘露糖残基
3. 未来疫苗的首要任务是
   A. 抗感染　　B. 抗肿瘤
   C. 计划生育　　D. 防止病理损伤
   E. 脱敏治疗
4. 下列哪项不是死疫苗的特点
   A. 接种剂量较大
   B. 免疫效果好
   C. 一般需接种 2～3 次
   D. 疫苗较易保存
   E. 不能诱导局部免疫
5. 人工主动免疫的主要用途是
   A. 紧急治疗　　B. 治疗免疫缺陷病
   C. 治疗自身免疫病　　D. 预防疾病
   E. 治疗肿瘤
6. 人工主动免疫的免疫力多久出现
   A. 2～3 天　　B. 0～96 小时
   C. 即刻　　D. 1～4 周
   E. 一年以后
7. 人工被动免疫的免疫力效果能维持多久
   A. 数月　　B. 数年
   C. 一年　　D. 4 小时
   E. 2～3 周
8. 以下哪种是人工主动免疫
   A. 给机体注射抗毒素
   B. 给机体注射类毒素
   C. 给机体注射丙种球蛋白
   D. 给机体注射细胞因子
   E. 给机体注射胎盘球蛋白
9. 母体 IgG 穿过胎盘进入胎儿体内属于
   A. 自然主动免疫　　B. 自然被动免疫
   C. 自然垂直免疫　　D. 人工主动免疫
   E. 人工被动免疫
10. 正常人免疫球蛋白制剂用于被动免疫，主要用于下列哪个疾病的紧急预防
    A. 流感　　B. 麻疹
    C. 百日咳　　D. 结核病
    E. 乙型脑炎
11. 张某，男，33 岁，与李某发生口角后用酒瓶砸破李某头部，自己手指也被酒瓶划伤，且伤口接触到李某的血液。后得知李某为乙型肝炎病毒（HBV）携带者，为预防乙型肝炎病毒感染，张某应当
    A. 注射抗生素
    B. 注射丙种球蛋白
    C. 注射乙肝免疫球蛋白（HBIg）
    D. 接种乙肝疫苗
    E. 注射 α-干扰素
12. 黄某，男，22 岁，装修工人，因不慎踩到钉子而就诊。医生建议其注射“破伤风针”，请问此制剂属于
    A. 抗毒素　　B. 抗生素
    C. 类毒素　　D. 死疫苗
    E. 减毒活疫苗
13. 对于主动免疫和被动免疫的区别，下列说法错误的是
    A. 主动免疫使用的是抗原，被动免疫使用的是抗体
    B. 免疫力的产生主动免疫较慢
    C. 主动免疫产生的免疫力维持时间较长
    D. 被动免疫主要用于紧急预防和治疗
    E. 被动免疫只能由人工方式获得
14. 对于死疫苗和减毒活疫苗的区别，下列说法错误的是
    A. 死疫苗接种效果较差，需要多次加强接种
    B. 死疫苗不会发生回复突变
    C. 减毒活疫苗免疫力维持时间较长
    D. 减毒活疫苗易保存
    E. 减毒活疟苗的接种反应较轻

15. 免疫抑制剂不能用于治疗
A. 自身免疫病　B. 免疫缺陷病
C. 超敏反应　D. 移植排斥反应
E. 炎症

16. 下列哪项不是免疫增强剂
A. 卡介苗　B. 短小棒状杆菌
C. 黄芪多糖　D. 雷公藤多苷
E. 枸杞子多糖

17. 为增强肿瘤患者的免疫力，可使用
A. 雷公藤多苷　B. 烷化剂
C. 环孢素 A　D. 短小棒状杆菌
E. 抗代谢药物

18. 免疫毒素指的是
A. 抗肿瘤单抗与毒素的交联物
B. 抗肿瘤单抗与抗癌药物的交联物
C. 抗肿瘤单抗与放射性核素的交联物
D. 抗肿瘤单抗与特定细胞因子的交联物
E. 抗肿瘤单抗与肿瘤疫苗的交联物

19. 免疫增强疗法不适用于
A. 治疗肿瘤　B. 治疗免疫缺陷病
C. 治疗自身免疫病　D. 治疗慢性感染
E. 感染性疾病紧急治疗

20. 免疫抑制剂适用于下列哪种情况
A. 白血病治疗　B. 艾滋病治疗
C. 系统性红斑狼疮　D. 乙肝抗病毒治疗
E. 肝癌治疗

21. 免疫抑制药物不包括
A. 左旋咪唑　B. 环孢素 A
C. 糖皮质激素　D. FK-506
E. 环磷酰胺

22. 免疫抑制剂中分子制剂的作用机制不包括
A. 结合并破坏 T 淋巴细胞
B. 结合 CD3，破坏 T 淋巴细胞
C. 结合细胞因子，减轻炎症反应
D. 结合 TCR，抑制 T 细胞活化
E. 结合细胞因子受体，阻断细胞因子信号传递

23. 免疫血清在免疫治疗中的特点不包括
A. 疗效发生快　B. 疗效维持时间短
C. 特异性差　D. 易导致超敏反应
E. 属于单克隆抗体

24. 下列可用于免疫增强疗法的是
A. 系统性红斑狼疮
B. 肿瘤
C. 肾移植后排斥反应
D. 类风湿性关节炎
E. 过敏性休克

25. 抗体治疗的原理不包括
A. 中和毒素
B. 降解毒素
C. 介导溶解病原微生物
D. 介导溶解淋巴细胞
E. 中和炎症因子

26. 提取病原体中有效的免疫原成分制作的疫苗是
A. 灭活疫苗　B. 减毒活疫苗
C. 类毒素　D. 亚单位疫苗
E. 重组载体疫苗

27. 将细菌荚膜多糖链接与其他抗原或类毒素制备的疫苗是
A. 灭活疫苗　B. 减毒活疫苗
C. 结合疫苗　D. 亚单位疫苗
E. 重组载体疫苗

28. 未纳入我国计划免疫的疾病是
A. 麻疹　B. 流行性腮腺炎
C. 破伤风　D. 白喉
E. 脊髓灰质炎

29. 下列属于减毒活疫苗的是
A. 卡介苗　B. 霍乱疫苗
C. 百日咳疫苗　D. 破伤风疫苗
E. 狂犬疫苗

30. 灭活疫苗不能诱导细胞免疫产生的原因是
A. 灭活疫苗不能诱导机体形成免疫记忆
B. 灭活疫苗接种量不足以诱导细胞免疫的产生
C. 灭活疫苗属胸腺非依赖性抗原
D. 灭活疫苗不能通过内源性抗原加工提呈
E. 灭活疫苗不含有 T 细胞表位

【B/型/题】

A. 类毒素　B. 亚单位疫苗
C. 结合疫苗　D. 灭活疫苗
E. 减毒活疫苗

31. 选用免疫原性强的病原体，经理化方法灭活制成的疫苗是
32. 用减毒或无毒力的活病原微生物制备的疫苗是
33. 用细菌荚膜多糖连接于其他抗原制备的疫苗是
34. 用细菌外毒素经甲醛处理制成的疫苗是

A. 细胞因子　B. 过继免疫细胞治疗
C. 卡介苗　D. 胸腺肽

E. 糖皮质激素

35. 属于分子免疫治疗手段的是

36. 属于细胞免疫治疗手段的是

37. 属于免疫抑制剂的是

A. 母体的IgG通过胎盘进入胎儿血液中
B. 感染天花获得对天花的免疫力
C. 注射破伤风抗毒素
D. 注射卡介苗
E. 回输自体T淋巴细胞

38. 下列属于天然被动免疫的是

39. 下列属于人工被动免疫的是

40. 下列属于人工主动免疫的是

【X/型/题】

41. 人工被动免疫的主要用途是
A. 治疗感染性疾病　B. 治疗免疫缺陷病
C. 治疗自身免疫病　D. 紧急预防
E. 治疗肿瘤

42. 下列属于主动免疫的是
A. 注射BCG　B. 注射破伤风抗毒素
C. 注射百白破　D. 注射丙种球蛋白
E. 注射乙肝疫苗

43. 下列属于人工主动免疫特点的是
A. 接种物常为抗原性物质
B. 发挥作用较快
C. 免疫力维持时间较长
D. 主要用于预防
E 可增强机体的抗病能力

44. 生物应答调节剂包括
A. 免疫分子如抗体和细胞因子
B. 治疗性疫苗
C. 微生物及其产物制剂
D. 化学合成药物
E. 多糖类制剂

45. 具有免疫增强作用的化学药物是
A. 环孢素A　B. 环磷酰胺
C. 硫唑嘌呤　D. 左旋咪唑
E. 西咪替丁

46. 过继免疫疗法常用的细胞有哪些
A. NK细胞　B. LAK细胞
C. Th细胞　D. TIL细胞
E. 骨髓细胞

47. 免疫重建的方法主要有哪些
A. 骨髓移植　B. 胸导管引流
C. 胎肝移植　D. 胸腺移植
E. 输入LAK细胞

48. 人工主动免疫的制剂包括
A. 灭活疫苗　B. 活疫苗
C. 抗毒素　D. 类毒素
E. 干扰素

49. 减毒活疫苗的特点有
A. 在体内可生长繁殖
B. 可诱导体液免疫
C. 可诱导细胞免疫
D. 可形成局部免疫
E. 免疫效果持久

50. 我国计划免疫应预防的疾病有
A. 百日咳　B. 破伤风
C. 肺结核　D. 乙型脑炎
E. 脊髓灰质炎

51. 与传统疫苗比，抗独特型抗体疫苗具有下列哪些优点
A. 容易得到足够的抗原
B. 无常规疫苗的毒力回复趋向
C. 免疫效果较强
D. 疫苗较易保存
E. 不良反应较大

52. 下列哪些是活疫苗的特点
A. 接种剂量较小　B. 一般只需接种一次
C. 免疫效果较好　D. 疫苗较易保存
E. 模拟自然感染途径

53. 下列哪些情况不适于预防接种
A. 高热　B. 过敏体质
C. 免疫缺陷患者　D. 免疫抑制剂治疗患者
E. 急性传染病

二、名词解释

1. 人工主动免疫
2. 人工被动免疫
3. 免疫增强疗法
4. 免疫抑制疗法
5. 计划免疫
6. 亚单位疫苗
7. 合成肽疫苗
8. 重组载体疫苗
9. DNA疫苗
10. 抗毒素

三、填空题

1. 常用的疫苗包括______、______以及

__________。

2. 疫苗的要求是__________、__________和__________。
3. 免疫抑制药物主要用于__________、__________以及__________的治疗。
4. 免疫增强制剂主要用于__________、__________和__________的治疗。
5. 死疫苗的免疫效果有局限性，它主要诱导________的产生，而________免疫能力弱。
6. 活疫苗免疫效果较好，除诱导机体产生______外，还可产生______免疫，经自然感染途径接种还有______免疫形成。
7. 新生儿出生时应接种的疫苗是__________。
8. 对疫苗的基本要求是________、________、________。

四、简答题

1. 试述抗体在免疫治疗中的应用。
2. 简述常用的人工免疫制剂。
3. 以细胞为基础的免疫治疗有哪几类？各自的特点是什么？

五、病例分析题

患儿，男，4 个月，因低热半月而院。出生体重 2.3 kg，无窒息史，出生时即接种卡介苗。母乳喂养，无抽搐史。自出生后反复患呼吸道感染及鹅口疮，治疗效果欠佳。4 个月时在家中死亡，具体病因不详。体检：体温 37.8 ℃，意识清楚，营养发育欠佳，慢性病容。口腔黏膜有大片白色膜状物附着，不易拭去，咽部充血。左上臂有一黄豆大小创面，有脓血分泌物。全身浅表淋巴结未触及，心肺未见异常。腹胀，有脐疝，肝肋下 1 cm，质中，脾未触及。实验室检查：血红蛋白 95 g/L，白细胞 8.5×10^9/L，中性粒细胞 0.60，淋巴细胞 0.35，血小板 55×10^9/L；血 IgG 2.1 g/L，IgA 0.57 g/L，IgM 0.71g/L。入院诊断：上呼吸道感染，鹅口疮，营养不良，脐疝。

入院后第 3 天出现高热，为弛张热，体温 38.5～41 ℃，经静脉滴注先锋霉素Ⅴ、阿米卡星、大蒜素等，输血浆及新鲜全血，病情无好转。骨髓检查仅提示感染，无其他异常。血培养有表皮葡萄球菌生长，肥达氏反应阴性，血钙 1.95 mmol/L，血磷 2.02 mmol/L，PPD 皮肤试验（–）。3 次 X 线胸片均未见胸腺影，余无异常发现。入院后高热持续不退，肝脾进行性增大，全身皮肤巩膜出现黄疸并逐渐加重，颜面四肢明显水肿，腹水征阳性，并出现心衰、中毒性肠麻痹，频繁抽搐及昏迷。住院第 23 天因全身衰竭而死亡。死亡前诊断：①细胞免疫缺陷病；②粟粒性结核；③败血症；④鹅口疮；⑤营养不良；⑥脐疝。

尸检：身长 63 cm，皮肤巩膜明显黄染，浅表淋巴结无肿大。肝平髂嵴，重 485 g，肝表面及切面上有散在的 0.1～0.2 cm 大的淡黄色结节。脾重 75 g，脾表面及切面有与肝脏同样的小结节。腹膜后有三个直径约 1.5 cm 的淋巴结，切面呈灰黄色，其他部位未见肿大淋巴结。胸腺萎缩，仅重 2 g；甲状旁腺缺如。镜检：①肝脾及腹膜后淋巴结内均有粟粒样结节，有部分呈干酪样坏死，多数由上皮细胞组成，内有大量抗酸杆菌；②肾上腺、肝脾及两肺有巨细胞包涵体；③胸腺小叶不清，未见哈氏小体，淋巴细胞极少，肠内未见到集合淋巴小结。病理诊断：①先天性胸腺发育不良；②播散性卡介苗病。

1. 本病例接种的卡介苗属于
   A. 死疫苗　　B. 减毒活疫苗
   C. 类毒素　　D. 抗毒素
   E. 免疫球蛋白制剂
2. 本病例接种卡介苗后引发播散性卡介苗病的病因是
   A. 患儿先天细胞免疫缺陷
   B. 患儿先天体液免疫缺陷
   C. 卡介苗接种过量
   D. 患儿反复感染
   E. 患儿骨髓造血功能缺陷

【参考答案及解析】

一、选择题

【A/型/题】

1. D

[解析] 疫苗是免疫原性物质，目的是诱导机体针对它产生特异性抗体，而免疫球蛋白制剂主要目的是输入抗体，起到治疗或紧急预防的作用。

2. C

[解析] 类毒素是将细菌的外毒素经甲醛处理脱毒后制备成的生物制剂。

3. A

[解析] 用疫苗来防控传染病仍是未来疫苗的首要任务。

4. B
[解析] 相对于减毒活疫苗来说，死疫苗通常免疫效果较差，需要数次加强免疫方能获得强而持久的免疫力。
5. D
[解析] 人工主动免疫主要目的是获得针对相应病原体感染的保护性免疫力，主要用于对应疾病的预防。
6. D
[解析] 人工主动免疫的免疫力通常在接种后 1～4 周出现。
7. E
[解析] 人工被动免疫的免疫力通常维持 2～3 周左右。
8. B
[解析] 类毒素是用细菌外毒素制备的生物制剂，注射类毒素的主要目的是刺激机体产生细菌外毒素的抗体，故属于人工主动免疫。
9. B
[解析]这过程属于自然过程，进入胎儿体内的是抗体，胎儿接受抗体获得对应的免疫力，故为自然被动免疫。
10. B
[解析] 正常人免疫球蛋白制剂，可用于体液免疫缺陷患者的治疗，也可用于某些病毒感染性疾病如麻疹、脊髓灰质炎、甲型肝炎等的紧急预防。
11. C
[解析] 乙肝免疫球蛋白是针对乙型肝炎病毒的被动免疫制剂，主要用于乙型肝炎的紧急预防。
12. A
[解析] 该制剂为破伤风抗毒素。
13. E
[解析] 被动免疫分为自然被动免疫和人工被动免疫，如 IgG 通过胎盘是自然的被动免疫。
14. D
[解析] 相对于死疫苗，减毒活疫苗不易保存和运输。
15. B
[解析] 免疫缺陷病需要使用免疫增强疗法，不同于其他四个选项，需要免疫抑制疗法。
16. D
[解析] 雷公藤多苷属于免疫抑制剂。
17. D
[解析] 除短小棒状杆菌外，其他的均为免疫抑制剂。
18. A
[解析] 免疫毒素是靶向治疗单抗的一种，是肿瘤特异性单抗和毒素的交联物。
19. C
[解析] 自身免疫病需要进行免疫抑制疗法。
20. C
[解析] 免疫抑制剂可在自身免疫病的治疗过程中起作用，系统性红斑狼疮属于自身免疫病。
21. A
[解析] 左旋咪唑属于免疫增强剂。
22. D
[解析] 免疫抑制剂没有通过结合 TCR 来抑制免疫应答的机制。
23. E
[解析] 免疫血清属于多克隆抗体。
24. B
[解析] 肿瘤的发生属于免疫功能降低，可使用免疫增强疗法。
25. B
[解析] 抗体只能结合毒素，起到中和作用，并无降解毒素的作用。
26. D
[解析] 亚单位疫苗是去除病原体中与激发保护性免疫无关的成分，保留有效免疫原成分制作的疫苗。
27. C
[解析] 结合疫苗是将细菌荚膜多糖连接于其他抗原或类毒素而制备的疫苗，可诱导以及产生 IgG 类别抗体，从而提高免疫效果。
28. B
[解析] 我国计划免疫时期接种的疫苗预防的疾病为肺结核、脊髓灰质炎、百日咳、白喉、破伤风、麻疹和乙型肝炎，不包括流行性腮腺炎。
29. A
[解析] 预防肺结核的卡介苗为减毒活疫苗，霍乱疫苗和狂犬疫苗为灭活疫苗，百日咳和破伤风疫苗为类毒素疫苗。
30. D
[解析] 灭活疫苗不能诱导细胞免疫的主要原因与其参与的抗原提呈途径相关，不能通过内源性抗原经典提呈途径提呈。

【B/型/题】

31. D　32. E　33. C　34. A
[解析] 类毒素疫苗是用细菌外毒素经 0.3%～0.4%甲醛处理制成；亚单位疫苗是去除病原体中与激发保护性免疫无关的成分，保留有效免疫原成分制作的疫苗；结合疫苗是将细菌荚膜多糖连接于其他抗原或类毒素制备的疫苗；灭活疫苗又称死疫苗，是选用免疫原性强的病原体，经理化方法灭活制成；减毒活疫苗是用减毒或无毒力的活病原微生物制备而成。

35. A　36. B　37. E

[解析] 细胞因子治疗属于分子免疫治疗手段，过继免疫细胞治疗属于细胞免疫治疗手段，卡介苗和胸腺肽属于生物应答调节剂，糖皮质激素属于免疫抑制剂。

38. A　39. C　40. D

[解析] 天然被动免疫是自然条件下获得抗体从而获得免疫力，故胎儿从母体血液中获得 IgG 属于天然被动免疫；感染天花获得对天花的免疫力属于天然的主动免疫；人工被动免疫是给人体注射含特异性抗体制剂，故注射破伤风抗毒素属于人工被动免疫；人工主动免疫是用疫苗接种机体，使之主动产生适应性免疫应答，故注射卡介苗属于人工主动免疫。

【X/型/题】

41. ABD

[解析] 人工被动免疫主要用于感染性疾病的治疗和紧急预防，也可用于体液免疫缺陷患者的治疗。

42. ACE

[解析] 此三种均是使用抗原性物质，刺激机体产生相应的免疫力，故均为主动免疫。

43. ACDE

[解析] 主动免疫的免疫力通常要在 1 到 4 周后才会出现。

44. ABCDE

[解析] 生物应答调节剂（BRM）包括免疫分子如抗体和细胞因子、治疗性疫苗、微生物及其产物制剂、化学合成药物和多糖类制剂。

45. DE

46. BDE

[解析] 过继免疫疗法常用的细胞包括肿瘤浸润性淋巴细胞（TIL）、细胞因子诱导的杀伤细胞（CIK）和骨髓干细胞。

47. ACD

[解析] 免疫重建主要通过移植骨髓、胎肝和胸腺来完成。

48. ABD

[解析] 抗毒素属于人工被动免疫治疗制剂，干扰素属于免疫增强疗法的分子制剂。

49. ABCDE

[解析] 以上均是减毒活疫苗作用的特点。

50. ABCE

[解析] 我国计划免疫时期接种的疫苗预防的疾病为肺结核、脊髓灰质炎、百日咳、白喉、破伤风、麻疹和乙型肝炎，不包括乙型脑炎。

51. ABCD

[解析] 抗独特型抗体疫苗的不良反应较小。

52. ABCE

[解析] 活疫苗的保存条件较灭活疫苗苛刻，室温下易失活，长时间保存需冷冻干燥。

53. ABCDE

[解析] 以上情况均不适合预防接种。

二、名词解释

1. 用病原微生物及其抗原成分制备的疫苗接种机体，使之产生适应性免疫应答，从而获得针对相应病原体感染的保护性免疫力的方法。
2. 给机体注射含特应性抗体的生物制剂，使之立即获得保护性免疫力，以治疗或紧急预防疾病的免疫方法。
3. 给机体输入具有促进或调解免疫功能的生物应答调节剂或免疫细胞制剂，使低下的免疫功能得到上调。
4. 应用具有免疫抑制效应的制剂调节和抑制机体的免疫功能。
5. 是根据某些特定传染病的疫情监测和人群免疫状况分析，按照规定的免疫程序有计划地进行人群预防接种，提高人群免疫水平，达到控制以至最终消灭相应传染病的目的而采取的重要措施。
6. 是去除病原体中与激发保护性免疫无关的甚至是有害的成分，保留有效免疫原成分制作的疫苗。
7. 是根据有效免疫原的氨基酸序列设计和合成的免疫原性多肽，试图以最小的免疫原性肽来激发有效的特异性免疫应答。
8. 是将编码病原体有效免疫原的基因插入载体基因组中，接种后，随疫苗株在体内的增殖，大量所需的抗原得以表达。
9. 是用编码病原体有效免疫原的基因与细菌质粒构建的重组体直接免疫机体，转染宿主细胞，使其表达保护性抗原，从而诱导机体特异性免疫的疫苗。
10. 是将外毒素给马多次免疫后取得免疫马血清，血清中含有能中和该种外毒素的大量抗体，称为抗毒素。

三、填空题

1. 死疫苗；减毒活疫苗；类毒素
2. 安全；有效；实用
3. 自身免疫病；减轻移植排斥反应；超敏反应
4. 免疫缺陷病；慢性感染；肿瘤
5. 特异性抗体；细胞
6. 特异性抗体；细胞；黏膜局部
7. 卡介苗
8. 安全；有效；实用

四、简答题

1.（1）治疗性抗体主要包括免疫血清、单克隆抗体和基因工程抗体。免疫血清包括抗毒素血清，用于治疗和紧急预防外毒素引起的疾病，如破伤风或白喉；胎盘球蛋白主要用于某些常见传染病的预防以及丙种球蛋白缺乏症的治疗；抗菌免疫血清因防治效果不显著，临床已很少使用；现用的抗病毒免疫血清有抗麻疹免疫血清、抗狂犬病免疫血清、抗乙型脑炎免疫血清等，它们有显著的预防作用，治疗效果不显著；抗淋巴细胞丙种球蛋白是用 T 淋巴细胞免疫动物制成的免疫血清，有抑制 T 细胞的作用，用于防止移植排斥反应的发生及治疗某些自身免疫性疾病。

（2）单克隆抗体目前有三类在临床治疗中具有重要作用。抗细胞表面分子单抗，如抗 CD3 单抗可用于防止移植物抗宿主反应，用于治疗急性心、肝、肾等移植排斥反应，抗 CD4 单抗也可用于预防器官移植排斥反应，治疗类风湿性关节炎、多发性硬化症等；抗细胞因子单抗，如抗 IL－1 或抗 TNF 的单抗可以中和体液中相应的细胞因子，减轻炎症反应，用于治疗类风湿性关节炎等慢性炎症性疾病；抗体导向药物是将化疗药物、毒素、同位素等细胞毒性物质与高度特异性的单抗耦联，将细胞毒性物质靶向性的携至肿瘤病灶局部可以比较特异的杀伤肿瘤。

（3）基因工程抗体是通过对基因的剪切、插入和连接和表达等基因工程技术，用人抗体的部分氨基酸序列代替某些鼠源性的氨基酸序列，保留抗体的特异性结合部位，该抗体具有更佳的生物学活性，免疫原性降低，且对各种水解酶的抵抗力增强。

2. 用于人工主动免疫的疫苗，其中灭活疫苗选用免疫原性强的病原体，培养后用理化方法灭活制成，减毒活疫苗是用减毒或无毒的活病原微生物制成，类毒素是用细菌的外毒素经甲醛处理制成，这些人工免疫制剂主要用于传染病的预防。人工被动免疫制剂有抗毒素、人免疫球蛋白制剂、细胞因子制剂和单抗制剂。常用的抗毒素有破伤风抗毒素和白喉抗毒素，用于破伤风和白喉的紧急预防和治疗。人免疫球蛋白制剂是从大量混合血浆或胎盘血中分离制成的免疫球蛋白浓缩剂，用于常见传染病的短期预防。细胞因子制剂和单抗制剂有广阔的应用前景。

3. 以细胞为基础的免疫治疗有：骨髓移植、免疫效应细胞治疗、抗原提呈细胞为基础的免疫治疗、瘤苗。①骨髓移植是取患者自身或健康人的骨髓回输给患者，让骨髓中的干细胞进入患者体内定居、分化、繁殖，帮助患者恢复造血能力和产生免疫力，可用于治疗免疫缺陷病、再生障碍性贫血及白血病等。常用的骨髓移植包括自体骨髓移植、异体骨髓移植和脐血干细胞移植。②免疫效应细胞治疗包括同种淋巴细胞被动转移，是将有细胞免疫力的供者淋巴细胞输给受者体内，使其在受者体内繁殖和产生细胞免疫力，可用于治疗细胞免疫缺陷症，但应注意发生宿主抗移植物反应和移植物抗宿主反应；免疫效应细胞疗法还包括自体免疫效应细胞过继免疫疗法，该法是取自体淋巴细胞，经体外增殖、激活后回输，使效应细胞在患者体内发挥抗肿瘤作用。③抗原提呈细胞为基础的免疫治疗是将肿瘤抗原、肿瘤抗原多肽、肿瘤提取物载荷于抗原提呈细胞，免疫肿瘤患者，可以有效地激活机体的抗肿瘤免疫反应，达到肿瘤治疗的目的。④瘤苗是指给机体输入具有抗原性的瘤苗，刺激机体免疫系统产生抗肿瘤效应，用于治疗肿瘤。

五、病例分析题

1. B

[解析] 卡介苗属于减毒活疫苗。

2. A

[解析] 患儿由于先天胸腺发育不良导致细胞免疫缺陷，接种卡介苗后导致严重的播散性卡介苗病。

（熊 涛）

第二十二章　免疫学检测技术

【同步习题】

一、选择题

【A/型/题】

1. 凝集反应形成的反应现象
   A. 肉眼可见
   B. 肉眼不可见
   C. 必须用精密仪器测定
   D. 必须染色才可见
   E. 必须借助显微镜
2. 抗原抗体反应最适宜于的 pH 为
   A. 2.5～4.5　　B. 5～6
   C. 6～8　　D. 7～9
   E. 不须最适 pH
3. 用单向琼脂扩散法检测时，沉淀环的大小与样品内抗原的含量成
   A. 反比关系　　B. 对数关系
   C. 直线关系　　D. 正比关系
   E. 正弦关系
4. 免疫学技术中的亲和层析法，纯化抗原或抗体是利用抗原抗体反应的
   A. 特异性　　B. 比例性
   C. 可逆性　　D. 亲和力
   E. 疏水作用力
5. 抗原抗体复合物吸引在一起依靠的是
   A. 静电引力　　B. 共价键
   C. 分子间吸引力　　D. 疏水结合力
   E. 范德华引力
6. A、B 两种抗原都能与某一抗体发生特异性结合反应，这两种抗原相互称为
   A. TD－Ag　　B. TI－Ag
   C. 半抗原　　D. 完全抗原
   E. 共同抗原
7. 常见的检测细胞毒效应的方法
   A. ^{31}P 渗入法　　B. ^{125}I 释放法
   C. ^{51}Cr 释放法　　D. 形态学检测法
   E. 移动试验
8. 外周血单个核细胞主要包括
   A. 单核细胞
   B. 淋巴细胞
   C. 单核细胞和淋巴细胞
   D. 吞噬细胞
   E. 中性粒细胞以外的细胞
9. Ficoll 分离法分离人 PBMC 时，理想的 PBMC 层位于
   A. 血浆层顶部
   B. 局限在血浆层
   C. 血浆与分离液交界处
   D. 分离液中部
   E. 管底
10. Percoll 分离液法常用来分离
    A. 红细胞　　B. 白细胞
    C. 单个核细胞　　D. 单核细胞和淋巴细胞
    E. T 细胞和 B 细胞
11. T 细胞亚群功能的判定主要根据
    A. T 细胞分泌的有关细胞因子水平
    B. T 细胞亚群计数
    C. T 细胞表面标志数目的多少
    D. T 细胞质内酸性磷酸酶的水平
    E. CD4/CD8
12. ELISPOT 主要是用来检测何种细胞的功能
    A. T 细胞　　B. B 细胞
    C. 中性粒细胞　　D. 吞噬细胞
    E. NK 细胞
13. 淋巴细胞功能体内试验的方法主要是
    A. 转化试验
    B. 迟发型超敏反应
    C. 对异物排斥反应的能力
    D. 淋巴细胞计数
    E. 血清中 Ig 浓度的检测
14. 目前细胞因子最常用的免疫学测定方法
    A. ELISA
    B. 流式细胞分析法
    C. 酶联免疫斑点试验
    D. RIA
    E. 免疫印迹法
15. 检测细胞因子最可靠的方法是

A. 生物学活性检测法
B. 免疫学检测法
C. 动物体内检测法
D. 分子生物学法
E. 化学法

16. 比例合适的可溶性抗原与相应抗体在电解质存在时，两者结合出现沉淀物，称为
A. 沉淀反应 B. 凝集反应
C. 结合反应 D. 化学反应
E. 物理反应

17. 下列不属于抗原抗体反应特点的是
A. 特异性和交叉反应
B. 可逆性
C. 可见性与带现象
D. 反应的阶段性
E. 不可逆性

18. 抗原抗体反应中抗体过剩称为
A. 前带现象 B. 后带现象
C. 等带现象 D. 解离现象
E. 过剩现象

19. 下列不属于影响抗原抗体反应的环境因素的是
A. 电解质 B. 温度
C. pH D. 补体因素的参与
E. 湿度

20. 将特异性荧光抗体作为分子探针加到待检的细胞悬液、细胞涂片或组织切片上进行染色，用荧光显微镜观察与抗原结合情况的方法称为
A. 间接免疫荧光法 B. 直接免疫荧光法
C. 荧光磁珠法 D. 荧光 PCR
E. 比色法

21. 将组织或细胞上的抗原与相应的抗体（一抗）结合后，再把能与一抗特异性结合的荧光标记的第二抗加入，然后用显微镜观察的方法称为
A. 间接免疫荧光法 B. 直接免疫荧光法
C. 荧光磁珠法 D. 荧光 PCR
E. 比色法

22. 用一段已知 DNA 作为标记物，结合一抗或二抗去检测相应抗原或抗体，再用 PCR 扩增定量的方法称为
A. RT－PCR B. 荧光 PCR
C. 逆转录 PCR D. 免疫 PCR
E. 扩大 PCR

23. B 淋巴细胞增殖实验采用 PWM、SAC、LPS、抗体及病毒等刺激以下哪种细胞可转化为淋巴母细胞
A. B 淋巴细胞 B. T 淋巴细胞
C. 树突状细胞 D. NK 细胞
E. 中性粒细胞

24. 检测 T 淋巴细胞功能，借助免疫学、细胞学及分子生物学方法可检测以下哪种成分的含量、生物学活性或基因表达水平
A. 抗体 B. 抗原
C. 细胞因子 D. 神经递质
E. 补体

25. 检测细胞免疫功能可做皮肤实验，细胞免疫正常的可出现阳性，细胞免疫功能低下的则呈弱阳性或阴性反应，该反应叫
A. 迟发型超敏反应
B. 速发型超敏反应
C. 细胞毒型超敏反应
D. 抗原抗体复合物型超敏反应
E. 血管炎

26. 若两种不同抗原有相同或相似表位，则针对一种抗原的抗体可与另一种抗原发生反应，此即
A. 交叉反应 B. 竞争反应
C. 协同反应 D. 超敏反应
E. 迟发反应

27. 抗原抗体反应的最适温度为
A. 45℃ B. 28℃
C. 37℃ D. 56℃
E. 30℃

28. 患者，男性，35 岁，有乙肝病毒感染史十年，此次急性发作后入院，查乙肝表面抗原阴性，从实验室方法的角度考虑应排除以下哪种现象引起的假阴性
A. 前带现象 B. 后带现象
C. 等带现象 D. 解离现象
E. 正常现象

29. 女性，24 岁，HIV 抗体初筛为阳性，需用什么方法进行确认实验
A. 金标法 B. ELISA
C. 化学发光法 D. 放射免疫法
E. 免疫印迹法

【B/型/题】

A. 带现象 B. 等价带
C. 后带 D. 前带
E. 比例性

30. 抗原抗体分子比例合适时抗原抗体充分结合，沉淀

物出现快且多，称为
31. 抗原过量时称为
32. 抗体过剩时称为

A. 硝基四氮唑蓝试验
B. 细胞毒试验
C. 反向溶血空斑试验
D. E 花环试验
E. PHA 淋巴细胞转化试验
33. 测定抗体生成细胞数的是
34. 测定 T 细胞数量的是
35. 测定 NK 细胞杀伤性的是
36. 测定 T 细胞增殖功能的是
37. 检测中性粒细胞功能的是

A. 生物学检测法 B. 免疫学检测法
C. 分子生物学检测法 D. 内测定法
E. 对比法
38. 测定量的是
39. 测定活性的是
40. 测定产生的是

A. 简便快速 B. 操作繁琐
C. 测定基因 D. 测定突变
E. 测定敏感性
41. 免疫学检测法的特点是
42. 生物学检测法的特点是
43. 分子生物学检测法的特点是

【X/型/题】

44. 抗原抗体反应的特点包括
A. 特异性 B. 比例性
C. 阶段性 D. 可逆性
E. 电离性
45. 影响抗原抗体反应的因素包括
A. 电解质 B. 温度
C. PH D. 反应时间
E. 抗原和抗体的比例
46. 淋巴细胞亚群的分离方法有
A. 梯度离心法 B. 免疫吸附法
C. 流式细胞术 D. 磁珠分离法
E. 斑蝥敷贴法
47. 下列哪些是转化的淋巴细胞的特点
A. 细胞体积变大
B. 核仁明显，核染色质疏松
C. 可见有丝分裂
D. 胞质极少，天青色
E. 浆内可见空泡
48. 下列哪些是酶联免疫斑点试验检测 B 细胞功能的优点
A. 稳定、特异
B. 可检测抗体分泌细胞
C. 可检测抗体的分泌量
D. 可同时进行 B 细胞计数
E. 可同时检测不同抗原诱导的不同抗体的分泌
49. 下列哪些是细胞因子生物学检测法
A. 细胞增殖法
B. 靶细胞杀伤法
C. 重组细胞因子法
D. 细胞病变抑制法
E. 细胞因子诱导的产物分析法
50. 细胞因子检测主要用于
A. 特定疾病的辅助诊断
B. 机体免疫状态的评估
C. 临床疾病治疗效果的检测和指导用药
D. 疾病预防
E. 直接检测抗原

二、名词解释

1. 带现象
2. 细胞毒试验
3. PBMC
4. 细胞因子
5. 交叉反应

三、简答题

1. 简述抗原抗体反应的特点。
2. 常见的免疫标记技术包括哪些?各有何优缺点？
3. 简述 T 细胞功能的体外检测方法。
4. Ficoll 分离法分离 PBMC 的原理是什么？
5. 试述细胞因子的生物学检测方法有哪些？
6. 免疫学方法测定细胞因子的优缺点有哪些？

四、病例分析题

男，43 岁，3 个月来发热，体温最高达 39℃，常感畏寒，偶有寒战，伴干咳、无痰。时有腹泻，无黏液和脓血。体重下降约 20 公斤。服用中药和多种抗菌药治疗无效。近 3 天感呼吸困难。发病以来饮食和睡眠差。离异，有同性性行为史 20 余年。皮肤未见出血点，双腋窝及腹股沟可触及数枚淋巴结，无压痛，可移动。巩膜无黄染，口唇发绀，口腔黏膜可见白斑。双肺呼吸音粗，未闻及干湿啰音。心率 116 次/分，律齐，未闻及杂音。双下肢无水肿。实验室检查：WBC 2.8×10^9/L，Plt 100×10^9/L，Hb 122g/L，淋巴细胞分类计数：CD4 125/μl（参考范围 410～1590/μl），CD8 918/μl（参考范围 190～1140/μl）。HIV－1 抗体初筛试验阳性。

问题：

（1）本病的可能诊断是什么？请提出诊断依据。

（2）进一步进行哪些检查以明确诊断？

【参考答案及解析】

一、选择题

【A/型/题】

1. A

[解析] 凝集反应是颗粒抗原（完整的病原微生物或红细胞等）与相应抗体结合，能形成肉眼可见的凝集现象。

2. C

[解析] 最适 pH 在 6～8 之间，过高或过低都直接影响抗原抗体的理化性质，影响实验结果的可靠性。

3. D

[解析] 测定各孔周形成的沉淀环直径（mm），用参考血清各稀释度测定值绘出标准曲线（以沉淀环直径为纵坐标，以标准浓度的对数值为横坐标），再由标准曲线查出被检样品中抗原的含量。

4. C

[解析] 抗原与抗体的结合是分子表面的结合，具有可逆性。

5. C

[解析] 抗原－抗体复合物靠分子间的吸引力结合在一起。

6. E

[解析] 两种不同抗原带有相同的表位，称为共同抗原。

7. C

[解析] 细胞毒效应试验设靶细胞和效应细胞，先将同位素 ^{51}Cr 掺合到靶细胞之中，然后按靶效比例将靶细胞和效应细胞混合进行杀伤，被效应细胞杀伤的靶细胞会释放出 ^{51}Cr 到反应体系的上清中，靶细胞被杀伤越多，上清中 ^{51}Cr 含量则越高，从而可定量检测效应细胞（Tc）对靶细胞杀伤的程度。

8. C

[解析] 单个核细胞包括细胞核不分叶的细胞，外周血中单个核细胞包括淋巴细胞与单核细胞。

9. C

[解析] 比重 1.077 的分离液离心后红细胞沉于管底，多形核白细胞在红细胞表面，血小板悬浮于血浆层，PBMC 位于血浆层与分离液之间。（比重 1.077 的分离液是分离人 PBMC 的，如其他动物则不是此比重）

10. D

[解析] 通常可通过 Percoll 连续密度梯度离心法或平皿黏附法分离 PBMC 中的单核细胞和淋巴细胞。

11. A

[解析] T 细胞分泌功能测定用于 T 细胞被刺激后，检测细胞因子含量、生物学活性或基因表达水平。

12. B

[解析] 酶联免疫斑点法（ELISPOT）主要用于 B 淋巴细胞功能测定，可同时检测不同抗原诱导的抗体分泌；可检测分泌抗体的单个细胞，也可检测产生细胞因子的单个活化 T 淋巴细胞。

13. B

[解析] T 细胞功能的体内试验包括接触性超敏反应、移植物抗宿主反应、迟发型超敏反应等试验。

14. A

[解析] 细胞因子作为抗原，最常用的免疫学测定方法为 ELISA，简单、可定量或半定量。

15. A

[解析] 细胞因子是细胞活化或抑制的信号分子，生物学活性能反应细胞活化功能。

16. A

[解析] 可溶性抗原与相应抗体结合出现沉淀物，所以叫作沉淀反应。

17. E

[解析] 抗原抗体的结合是分子表面的结合，是通过非共价键结合，彼此不改变对方的理化性质和生物学活性，在一定条件下可以解离，因此具有可逆性。

18. A

[解析] 抗原抗体反应出现可见反应具有一定的量比关系，抗原或抗体过剩称为带现象，抗原过剩称为后带现象，抗体过剩称为前带现象。

19. E

[解析] 抗原抗体反应分为两个阶段，特异性结合阶段和反应的可见阶段，在反应的可见阶段，除了前面的特异性结合基础，还受电解质、温度、pH 及补体的影响。

20. B

[解析] 用特异性荧光抗体检测相应抗原的方法叫作直接免疫荧光法。

21. A

[解析] 荧光标记的二抗与结合在相应抗原上的一抗结合间接检测抗原的方法叫作间接免疫荧光法。

22. D

[解析]是将抗原抗体免疫反应的特异性与 PCR 扩增的高灵敏性结合的检测方法，所以叫作免疫 PCR。

23. A

[解析] B 淋巴细胞功能测定是检测机体免疫功能状况的重要内容，当 B 淋巴细胞受到一系列刺激时便转化为淋巴母细胞，产生相应的抗体。

24. C

[解析] T 淋巴细胞受各种丝裂原或抗原刺激后，可合成多种细胞因子，调节免疫活性，因此检测 T 细胞功能可检测其分泌的细胞因子。

25. A

[解析] 机体接受外来抗原刺激产生免疫应答后再用相同的抗原作皮肤实验可导致以局部红肿为特征的迟发性超敏反应。

26. A

[解析] 抗原抗体反应通常具有高度特异性，但分子结构互补是抗原抗体反应的基础，因此会出现相同或相似的结构之间的交叉反应。

27. C

[解析] 在一定范围内温度越高分子运动越活跃，抗原抗体碰撞的机会越多，形成可见反应的速度越快，但超过一定的温度抗原抗体会变性失活。

28. B

[解析] 乙型肝炎急性发作，而表面抗原阴性，要考虑抗原过剩的后带现象。

29. E

[解析] 目前 HIV 确认实验推荐方法为免疫印迹法。

【B/型/题】

30. B 31. C 32. D

33. C 34. D 35. B 36. E 37. A

38. B 39. A 40. C

41. A 42. B 43. C

【X/型/题】

44. ABCD

45. ABCDE

46. BCD

47. ABCE

48. ABCE

49. ABDE

50. ABCD

[解析] 细胞因子是机体免疫反应的产物，细胞因子检测可用于预防、诊断、辅助诊断及评估疾病，但只用于辅助诊断。

二、名词解释

1. 抗原抗体结合出现可见反应，具有一定的量比关系，如果抗原或抗体过剩，由于过剩一方的结合价不能被完全占据，多呈游离的小分子复合物形式，或所形成的复合物易解离，从而不出现肉眼可见的反应现象。
2. 一种检测效应细胞对靶细胞杀伤活性的试验，用于检测机体抗肿瘤、抗病毒免疫功能或移植排斥反应。具体方法包括放射性核素释放法、形态学检测法、流式细胞术、靶细胞凋亡检测等。
3. 即外周血单个核细胞的英文缩写 Peripheral blood mononuclear cells，包括淋巴细胞和单核细胞。
4. 由免疫细胞和某些非免疫细胞经刺激而合成、分泌的一类具有广泛生物学活性的小分子蛋白质，调节多种细胞生理功能。
5. 抗原抗体反应通常具有高度特异性，但分子结构互补是抗原抗体反应的基础，若两种不同抗原有相同或相似表位，则针对一种抗原的抗体可与另一种抗原发生反应，此即交叉反应。

三、简答题

1. 抗原抗体结合反应具有四大特点：①特异性和交叉反应；②可逆性；③可见性与带现象；④反应的阶段性。
2. ①免疫荧光法：直接荧光法特异性高，但检查多种抗原，需分别制备相应的多种标记抗体；间接荧光法敏感性高，克服了制备多种荧光抗体的复杂操作；②酶免疫测定：酶联免疫吸附试验特异性好，敏感度高；酶免疫组织化学技术特异性好，且具有放大作用和可见性；③放射免疫分析法：具有高灵敏度和特异性，但存在放射性防护和核素污染问题；④免疫金标技术：操作简单，有呈色反应，可用于临床快速诊断；⑤化学发光免疫技术：灵敏度高，特异性强，实现自动化分析，方法稳定快速；⑥免疫印迹技术：能分离蛋白质并确定其分子量，特异性好；⑦免疫 PCR（IM–PCR）技术：具有高度敏感性。
3. ①T 淋巴细胞增殖试验：形态学方法、MTT 法、CCK–8 法；②细胞毒试验：放射性核素释放法、形态学检测法、流式细胞术、靶细胞凋亡检测；③T

细胞分泌功能测定：T 细胞被刺激后，检测细胞因子含量、生物学活性或基因表达水平；④流式细胞术对 T 细胞功能的检测：检测 T 细胞内钙离子升高、蛋白磷酸化、细胞表面活化分子和细胞内外细胞因子表达。

4. Ficoll 分离液是聚蔗糖–泛影葡胺混合物，具有对细胞无毒，基本等渗等特性，按一定比例将两者混合使其比重在 1.077 左右，而外周血单个核细胞在 1.075～1.090 之间，红细胞和粒细胞 1.092，血小板为 1.030～1.035。分离时先将分层液置试管底层，然后将肝素抗凝全血以 Hanks 液稀释后，叠加在分层液上面，使两者形成一清晰界面，离心后，离心管中会出现几个不同层次的液体和细胞带，单个核细胞密集在血浆层和分离液的界面中，吸取该层细胞经洗涤、离心、重悬后即为 PBMC。

5. ①促进细胞增殖和增殖抑制法：将不同稀释度待测样品或细胞因子标准品与特定靶细胞共培养，然后检测增殖或增殖抑制细胞数；②抗病毒活性测定法：可用于检测干扰素含量；③靶细胞杀伤法：根据某些因子能在体外杀伤靶细胞而设计，可用乳酸脱氢酶释放法、^{51}Cr 释放法以及细胞凋亡检测判定细胞的杀伤率；④趋化活性测定法：检测细胞定向迁移能力。

6. 优点：特异性高，操作简便。

   缺点：①只能测定量，不能测定活性；②测定结果和抗体来源及亲和力有很大关系，使用不同来源和亲和力的单抗，对同一标本测定得到的结果可能不同；③敏感性不高；④标本中存在细胞因子受体，影响检测结果；⑤标本中存在细胞因子抗体或细胞因子载体可干扰其测定。

四、病例分析题

（1）本病的可能诊断是艾滋病。

诊断依据为：①中年男性，有同性性行为史；②持续发热 3 个月，伴腹泻、体重下降，浅表淋巴结肿大；③HIV–1 抗体初筛试验阳性，CD4 计数低；④发热、干咳、呼吸困难，口唇发绀，呼吸音粗；⑤口腔黏膜白斑。

（2）进一步检查：①HIV–1 抗体确认试验；②HIV 病毒载量；③胸部 X 线或 CT 检查；④肝肾功能检查；⑤真菌培养。

（任碧琼）